全国高等院校健康服务与管理专业规划教材

# 中医临床辨治

主 编 何清湖 史哲新

中国中医药出版社

·北 京·

**图书在版编目（CIP）数据**

中医临床辨治 / 何清湖，史哲新主编 . -- 北京：
中国中医药出版社，2024.2
全国高等院校健康服务与管理专业规划教材
ISBN 978-7-5132-8167-6

Ⅰ . ①中… Ⅱ . ①何… ②史… Ⅲ . ①辨证论治－高
等学校－教材 Ⅳ . ① R241

中国国家版本馆 CIP 数据核字 (2023) 第 086996 号

**中国中医药出版社出版**

北京经济技术开发区科创十三街 31 号院二区 8 号楼
邮政编码　100176
传真　010-64405721
北京盛通印刷股份有限公司印刷
各地新华书店经销

开本 850×1168　1/16　印张 16　字数 397 千字
2024 年 2 月第 1 版　2024 年 2 月第 1 次印刷
书号　ISBN 978 - 7 - 5132 - 8167 - 6

定价　69.00 元
网址　www.cptcm.com

**服 务 热 线**　010-64405510
**购 书 热 线**　010-89535836
**维 权 打 假**　010-64405753

**微信服务号**　zgzyycbs
**微商城网址**　https://kdt.im/LIdUGr
**官 方 微 博**　http://e.weibo.com/cptcm
**天猫旗舰店网址**　https://zgzyycbs.tmall.com

如有印装质量问题请与本社出版部联系（010-64405510）

# 专家指导委员会

**审定专家**（以姓氏笔画为序）

王　琦（中国工程院院士，国医大师，北京中医药大学教授）

吕文良（中国中医科学院教授，中国中西医结合学会副会长兼秘书长）

刘保延（中国中医科学院首席研究员）

孙光荣（国医大师，北京中医药大学教授）

张伯礼（中国工程院院士，国医大师，天津中医药大学名誉校长）

陈可冀（中国科学院院士，中国中医科学院首席研究员）

陈香美（中国工程院院士，中国人民解放军总医院教授、主任医师，中国中西
　　　　医结合学会会长）

武留信（中国人民解放军空军航空医学研究所研究员）

庞国明（全国名中医，河南省开封市中医院理事长）

侯卫伟（中国中医药出版社有限公司董事长）

郭　姣（广东药科大学教授，中国中西医结合学会副会长）

郭　清（浙江中医药大学教授，中华医学会健康管理专业委员会主任委员）

黄璐琦（中国工程院院士，国家中医药管理局副局长）

曾　光（中国人民解放军总医院教授，国家卫健委高级别专家组成员）

**主任委员（总主编）**

何清湖（湖南医药学院院长，湖南中医药大学教授）

**副主任委员（副总主编）**（以姓氏笔画为序）

李灿东（福建中医药大学校长、教授）

张光霁（浙江中医药大学党委副书记、教授）

赵　杰（大连医科大学校长、教授）

**委　员**（以姓氏笔画为序）

王　磊（南京中医药大学教授）

方　泓（上海中医药大学教授）

田小英（湖南医药学院教授）

史哲新（天津中医药大学教授）

朱燕波（北京中医药大学教授）

安　辉（福州理工学院教授）

孙贵香（湖南中医药大学教授）

阳吉长［谷医堂（湖南）健康科技有限公司董事长］

严小军（江西中医药大学教授）

苏　鑫（长春中医药大学教授）

李荣源（广西中医药大学教授）

李艳玲（天津中医药大学教授）

杨　芳（浙江中医药大学教授）

杨巧菊（河南中医药大学教授）

肖　炜（广东药科大学教授）

何　强（天津中医药大学教授）

沈敬国（广州柔嘉生物科技有限公司董事长）

张丽青（河南中医药大学教授）

张英杰（山东中医药大学教授）

张持晨（南方医科大学教授）

张俊杰（浙江中医药大学教授）

陈志恒（中南大学教授）

邵玉萍（湖北中医药大学教授）

尚　东（大连医科大学教授）

罗铁清（湖南中医药大学副教授）

金荣疆（成都中医药大学教授）

周尚成（广州中医药大学教授）

胡宗仁（湖南医药学院副教授）

饶利兵（湖南医药学院教授）

施洪飞（南京中医药大学教授）

骆　敏（湖南医药学院教授）

郭　清（浙江中医药大学教授）

唐春桥（湖南云医链生物科技有限公司董事长）

唐炳华（北京中医药大学教授）

曹　煜（贵州医科大学教授）

温红娟（长春中医药大学副研究员）

樊　旭（辽宁中医药大学教授）

鞠宝兆（辽宁中医药大学教授）

**学术秘书**

胡宗仁（湖南医药学院中西协同 5G 健康管理研究所副所长、副教授）

# 前　言

2016 年 8 月，习近平总书记在全国卫生与健康大会上指出："没有全民健康，就没有全面小康。要把人民健康放在优先发展的战略地位，以普及健康生活、优化健康服务、完善健康保障、建设健康环境、发展健康产业为重点，加快推进健康中国建设，努力全方位、全周期保障人民健康。"根据习近平总书记的指示精神，中共中央、国务院于 2016 年 10 月 25 日印发并实施的《"健康中国 2030"规划纲要》指出："积极促进健康与养老、旅游、互联网、健身休闲、食品融合，催生健康新产业、新业态、新模式。"应将健康融入人民衣食住行的各个产业，从而全方位、全周期地保障人民健康。

目前，医学模式已经由传统的疾病医学向健康医学转变。健康医学包含诊前、诊中、诊后的线上、线下一体化医疗服务模式。随着国民经济高质量发展，人民对健康的关注程度越来越高。加之人口老龄化加剧，慢性病发病率突增，医疗资源严重不足，目前急需从事健康服务与管理的人才。根据《"健康中国 2030"规划纲要》的要求，到 2030 年我国每千个常住人口会有医师 3 人，但即使是这个医师人数，也远不能满足人民群众对健康服务的需求。在健康医学模式下，未来需要大量的健康管理师来协助临床医师进行健康服务与管理。到 2030 年，我国健康服务业总规模将达 16 万亿元，这势必要求数量众多的具有一定医学专业知识的人才从事健康服务与管理。目前，社会对从事健康服务与管理工作的应用型人才需求急迫。

在此时代背景下，2016 年 2 月 16 日，教育部发布《教育部关于公布 2015 年度普通高等学校本科专业备案和审批结果的通知》，正式批准设立健康服务与管理专业，专业代码为120410T，学位授予门类是管理学，修业年限为 4 年。这标志着我国健康服务与管理专业正式作为独立设置专业进入本科院校，健康服务与管理专业将成为支撑健康管理产业的核心专业之一。2016—2023 年，教育部已批准全国 147 所本科院校开设健康服务与管理专业。

《"健康中国 2030"规划纲要》指出："到 2030 年，中医药在治未病中的主导作用、在重大疾病治疗中的协同作用、在疾病康复中的核心作用得到充分发挥。""实施中医治未病健康工程，将中医药优势与健康管理结合，探索融健康文化、健康管理、健康保险为一体的中医健康保障模式。鼓励社会力量举办规范的中医养生保健机构，加快养生保健服务发展。"中医药在治未病、养生与慢病调理等方面有独到的优势，国家对中医药在健康管理中的作用高度重视。健康服务与管理一定要与中医药融合，才能更好地为人民的健康服务。2021 年 5 月，习近平总书记在河南南阳考察时发表了重要讲话："中医药学包含着中华民族几千年的健康养生理念及其实践经验，是中华民族的伟大创造和中国古代科学的瑰宝。要做好守正创新、传承发展工作，积极推进中医药科研和创新，注重用现代科学解读中医药学原理，推动传统中医药和现代科学相结合、相促进，推动中西医药相互补充、协调发展，为人民群众提供更加优质的健康服务。"总书记充分肯定了中医健康养生的作用，并强调要中西医协同，为人民群众提供更加优质的健康服务。

目前，对于健康服务与管理专业，还没有贯彻中西医协同理念的规划教材，这不能满足中国健康管理行业以及医疗卫生事业发展的要求。因此，很有必要组织全国各大高校、医院的相关专家学者编写具有中西医结合特色的健康服务与管理专业的规划教材。截至 2022 年，已有 136 所院校被批准设立健康服务与管理专业，未来将会有越来越多的高校开办本专业。因此，本套教材的编写适应时代要求，以推进健康中国建设为使命，将成为全国高等院校健康服务与管理专业规划教材。本套教材将体现医与管协同、中西医协同的思想，在推动我国健康服务与管理专业的发展和学科建设、规范健康服务与管理专业的教学模式、培养新时期健康服务与管理专业人才等方面起到重要作用。

健康服务与管理专业培养具备健康监测、健康评估、健康干预、健康教育、健康管理等技能，能够胜任互联网医院、医疗服务机构、社区卫生服务机构、健康保险机构、社会福利机构、健康体检和管理中心、养生保健中心、康养中心、功能食品和保健产品生产销售等企事业单位工作的复合型专业人才。因此，本专业的教材建设应以健康监测、评估、干预的核心技能为中心，坚持中西医协同理念。在此原则下，要做到科学性、实用性、先进性、系统性与协同性的结合。

本套教材包括《基础医学概论》《临床医学概论》《中医学概论》《中医临床辨治》《健康养生学》《健康管理学》《健康心理学》《健康营养学》《健康运动学》《康复医学》《健康服务与管理技能》《互联网健康服务与管理技术》《老年照护学》《健康药膳学》《社区健康服务与管理》《健康企业管理》《内经选读》《健康教育与健康促进》等 18 本，在国家中医药管理局的指导下进行编纂，由中国中医药出版社负责组织出版，依托中国中西医结合学会教育工作委员会、世界中医药联合会慢病管理专业委员会、中华中医药学会治未病专业委员会等学术团体，邀请湖南医药学院、湖南中医药大学、浙江中医药大学、南方医科大学、北京中医药大学、上海中医药大学、山东中医药大学、广州中医药大学、广东药科大学、广西中医药大学、辽宁中医药大学、大连医科大学、福建中医药大学、南京中医药大学、长春中医药大学、天津中医药大学、河南中医药大学、江西中医药大学、湖北中医药大学、贵州医科大学、成都中医药大学等全国各大高校以及谷医堂（湖南）健康科技有限公司、湖南云医链生物科技集团、广州柔嘉生物科技有限公司等健康管理企业的相关专家学者进行编写。由于时间仓促，本套教材难免有不足之处，请业界同道多提宝贵意见，以便再版时修订完善。

何清湖

2023 年 8 月

# 编写说明

《中医临床辨治》是奠定健康服务与管理专业学生中医辨治思维的核心教材。本专业学生在经过一段时间《中医学概论》的学习后，已经掌握一定的中医哲学基础、生理观、病理观、诊法以及中药、方剂、针灸推拿等基本知识，逐渐形成一定的中医思维。在此基础上再学习《中医临床辨治》，从而进一步了解临床常见疾病的基本概念、病因病机、临床表现、辨证论治、预防调护等中医临床基本知识，具备一定的中医临床辨治能力。值得注意的是，本教材的目的不是培养健康服务与管理专业学生的中医临床能力，而是使本专业学生具备一定的中医临床思辨能力，从而为提供中西医协同健康服务与管理打下基础。

《中医临床辨治》旨在打通临床各科，病种涵盖内、外、妇、儿、骨伤、五官、男科等各科。本教材所选取病种为临床常见病、多发病，并且是健康服务与管理能发挥较好作用的优势病种，如糖尿病、高血压、肥胖症、痤疮、绝经综合征、骨质疏松症、慢性咽炎、慢性前列腺炎等。

本教材在编写过程中尽量做到科学性、实用性、先进性、系统性与协同性。

**1. 科学性**

科学性是教材编写的基本要求。本教材的内容要符合客观实际，论据充分，概念、定义、论点正确。

**2. 实用性**

实用性是主导教材编撰的决定性因素。本教材以实际需求为导向，充分考虑职业教育"简、便、廉、验"的客观要求，根据健康服务与管理行业的切实需求设置教材章目，突出其实用性。

**3. 先进性**

医学是一门不断更新的学科，在本教材的编写过程中要不断纳入最新的与健康服务与管理相关的临床辨治理念以及技术方法，保持教材的先进性。

**4. 系统性**

注意教材与教材之间的独立性、层次性与逻辑性。有针对性地设置教材章节和内容，充分考虑学科的知识结构，同时注意各章节之间的衔接性、连贯性及渗透性。

**5. 协同性**

健康服务与管理专业的定位是偏向于医学的管理学专业，因此在教材编写时要做到医与管协同。要将中医的优势、西医的优势和健康服务与管理相结合，因此还必须做到中西医协同。

本教材分为绪论、呼吸系统疾病、循环系统疾病、消化系统疾病、血液系统疾病、泌尿系统疾病、内分泌及代谢性疾病、风湿免疫病、神经精神疾病、乳腺疾病、皮肤病、肛肠疾病、妇科疾病、儿科疾病、男科疾病、骨科疾病、眼科疾病、耳鼻咽喉科疾病、口腔科疾病等19章，共计54种临床常见疾病。每个病种从疾病概述、病因病机、临床表现、鉴别诊断、中医治疗、预防调护等6个方面进行阐述，重点突出中医药特色与优势，体现中医临床的基本知识、基本理论与基本技能。值得注意的是，本教材的病名采取中西医结合的方式，既考虑到健康服务与管理一般是使用西医病名，故本教材使用的大部分病名都是西医病名；又考虑到中医辨治特色，以及临床常见症状或不适的健康服务与管理，所以少部分病名采用中医病名，如头痛、失眠、眩晕、便秘等。

本教材的具体编撰分工如下：第一章绪论由何清湖、史哲新、赵海滨编写，第二章呼吸系统疾病由胡宗仁、滕晶、代渊、孔畅编写，第三章循环系统疾病由姜醒、陈静编写，第四章消化系统疾病由王晓玉、方朝晖、李宝乐、刘子志编写，第五章血液系统疾病由张伟锋编写，第六章泌尿系统疾病由吴德鸿、张琳琪编写，第七章内分泌及代谢性疾病由赵玲、商建伟、姜俊玲、张冀东编写，第八章风湿免疫病由曹蓓编写，第九章神经精神疾病由许筱颖、叶菁、张琳琪、胡宗仁、俞红五编写，第十章乳腺疾病由李湘海编写，第十一章皮肤病由何宜荣编写，第十二章肛肠疾病由张伟锋、叶菁编写，第十三章妇科疾病由肖雯晖、谢伟编写，第十四章儿科疾病由康林之编写，第十五章男科疾病由张耀圣、赵汉青编写，第十六章骨科疾病由黄泳、杨向东编写，第十七章眼科疾病由李点、王诗敏编写，第十八章耳鼻咽喉科疾病由姚娓编写，第十九章口腔科疾病由史哲新编写，统稿由学术秘书在主编和副主编的指导下完成。

由于编者水平有限，加之编写时间仓促，本教材难免有不足之处。请广大专家学者多提宝贵意见，以便再版时进一步修订和提高。

《中医临床辨治》编委会

2023年8月

# 目录

# 第一章　绪论

## 一、为何学《中医临床辨治》

扫一扫，查阅本章数字资源，含PPT、音视频、图片等

中医药学，是以天人合一、天地人和思想为基础，经过数千年以亿万计的人体为临床实践载体而积累、发展起来的医学。中医学理论体系是以气一元论和阴阳五行学说为哲学基础，以象思维、系统思维和变易思维为主要思维模式，以整体观念为指导思想，以藏象、经络和精气血津液神等为理论核心，以辨证论治为诊疗特点，包括理、法、方、药在内的医学理论体系。中医药学理论来源于临床，中医的生命力在于临床。

健康服务与管理主要围绕健康信息收集、健康数据评估、健康干预和干预后评价四个方面进行。进行健康服务与管理的基础是具备一定的医学基本知识和技能。中医药学在健康服务与管理方面有较多的特色和明显的优势，诚如习近平总书记2021年在河南南阳考察时所强调，"中医药学包含着中华民族几千年的健康养生理念及其实践经验，是中华民族的伟大创造和中国古代科学的瑰宝"。因此，本专业学生很有必要掌握一定的中医临床思维方法和基本知识，了解临床常见疾病的基本概念、病因病机、临床表现、辨证论治、预防调护等中医临床基本知识，具备一定的中医健康服务能力。

### （一）中医临床的六大特色

中医临床展现出强大的生命力，具有个性化的辨证论治、求衡性的防治原则、人性化的治疗方法、多样化的给药途径、天然化的用药取向及"治未病"思想贯穿疾病全过程等六大特色。

**1. 个性化的辨证论治**

中医在"天人合一"思想影响下形成了基于整体观的辨证论治，通过望、闻、问、切"四诊合参"获取患者"证候"的信息，以辨认"证候"个性化特征为主进行论治，所以可以"异病同治"，也可以"同病异治"。这也正是在掌握致病因素之前，中医能够根据不同患者的"证候"个性化特征有效治疗 SARS、艾滋病等重大疑难疾病的原因所在。

**2. 求衡性的防治原则**

中医注重人体阴阳的动态平衡和生理机制的稳定，以"调之（阴阳）使平"为防治总则，以防为主，防治结合，养治结合，扶正祛邪。这对于防治传染病和疑难病、提高健康素质和生活质量极具现实意义。

**3. 人性化的治疗方法**

中医在"生命至贵"的人性理论认识下，主要研究和应用了丰富的、以无创伤为主的治疗方法，包括药物疗法、非药物疗法（针灸、推拿、按摩、食疗、药膳、情志疗法、医学气功疗法等）。

#### 4. 多样化的给药途径

中医根据"药食同源"和"合则安"的理论原则，主要研究和应用了多样化的给药途径，包括口服（煎剂、片剂、丸剂、散剂、丹剂、酒剂、滴剂、喷雾剂等）、穴位贴敷（膏剂、饼剂等）、孔窍给药（洗剂、冲剂、栓剂等）。

#### 5. 天然化的用药取向

中医根据"人法于天地"的基本原理，按照不同的季节（天）和产地（地）精选、精制各种动物、植物、矿物等作为药物，这就是"药取天然"。

#### 6. "治未病"思想贯穿疾病全过程

西医对于疾病都有统一的诊断标准，当患者有一些不适而又未到临床诊断标准时（亚健康状态），西医往往没有合适的干预手段，而中医擅长"治未病"，在未病先防、欲病救萌、已病防变、瘥后防复等疾病全过程都有诊疗优势。《黄帝内经》曰："夫圣人不治已病治未病，不治已乱治未乱，此之谓也。夫病已成而后药之，乱已成而后治之，譬犹渴而穿井，斗而铸锥，不亦晚乎？"药王孙思邈也认为"上医治未病之病，中医治欲病之病，下医治已病之病"。中医"治未病"理论在养生保健和慢病调理领域有较大的应用价值。

#### （二）中医临床的三大优势

中医药学有几千年的发展历史，积累了非常丰富的临床经验，众所周知，中医临床有疗效确切、用药相对安全、服务方式灵活等三大优势。

#### 1. 临床疗效确切

由于中医具有"个性化的辨证论治"的特色，所以中医能够针对"三高疾病"（发病率高、治疗难度高、病死率高的疾病）进行以"证候"个性化特征为主的辨证论治，什么时令、什么人、什么证候、开什么方、用什么药、采用什么给药途径都是"量身定做"的，针对性强，相对具有高效、长效、速效和临床疗效可靠的优势。中医整体观的内核符合生物－心理－社会医学模式。中医倡导"形神合一""天人合一"的健康观，认为人的五脏六腑是一个整体，人的形体与精神是一个整体，人与环境是一个整体，人与社会是一个整体。中医把生物、气象、地理、心理以及社会等诸多因素联系在一起，这与生物－心理－社会医学的观点相吻合，并且在内容上更加丰富和全面，因此中医是更具有系统思维的医学。

#### 2. 用药相对安全

由于中医具有"天然化的用药取向"的特色，既合理利用了自然资源，也相对保障了用药安全；加之中医具有"求衡性的防治原则"的特色，诊疗"以人为本"，用药相对平和，而且中医基本方剂是千百年来历代中医从亿万计患者的防病治病临床实践中筛选、积累起来的。因此，中医用药毒副作用相对较小，具有用药相对安全的优势，可以在一定程度上减少西药的使用，避免不必要的药物不良反应。目前，抗生素滥用的情况普遍存在，一般的感染性疾患可通过中医药治疗而得到控制，从而减少抗生素的使用。中医药不仅本身疗效突出，可以减少或者避免使用西医药，而且在辅助西医药减毒增效方面有可取之处。特别是对于西医放疗、化疗后出现的不良反应，中医药调理往往能起到较好的效果。

#### 3. 服务方式灵活

由于中医具有"人性化的治疗方法"和"多样化的给药途径"的特色，而且中医诊疗讲究简约、方便、快捷、灵验，所以中医的服务历来是"上可至庙堂，下可至山乡"，尤其深深植根于农村基层的人民大众之中，具有服务方式灵活的优势。得益于中华民族几千年来的临床实践以及经验积累，中医有极为丰富的治疗理论、技术以及临床案例，对于功能性、慢性、复杂性疾病有更多的治疗手段与经验。如对于失眠、带状疱疹的后遗神经痛，恶性肿瘤晚期以及中老年人常见的颈腰椎退行性病等，西医的治疗手段往往较局限，有时更是束手无策，而中医通过汤药、食疗、针灸、推拿、拔罐等综合调治方法往往能取得较好的效果，从整体上改善患者的生活质量。

### （三）中医临床思维方法

中医的生命力在于有确切临床疗效，而获得确切临床疗效的前提是具有中医临床思维，也就是具有中医对生命和疾病的认知方式，并以之认识问题、分析问题、解决问题。这种思维模式是中医固有的、独特的、实用的，也是可复制、可传承、可推广的，这就是自古迄今中医临床应用、业界内外耳熟能详的"辨证论治"，或称为"辨证施治"。然而，"辨证论治"的内涵究竟是什么？"辨证论治"究竟是如何进行的？这一"规矩"值得认真深入总结、研究、揭示。长期以来，对"辨证论治"有众多释义，国医大师孙光荣认为，归根结底，其内涵是"中医辨治六步程式"：四诊审证→审证求因→求因明机→明机立法→立法组方→组方用药。

**1. 四诊审证**

"四诊"，即中医以望、闻、问、切四种方法来了解疾病信息。"四诊"是中医必须具备的基本功，是探求病因、病机的基础过程，需要中医在临证时充分调动视觉、听觉、嗅觉及触觉，"观其脉证"，以感知患者客观情况，同时通过询问患者或知情人来全面搜集相关资料，最终为作出正确判断提供依据。当然，X线、核磁共振等现代科技手段可以作为四诊的延伸，有时也是必不可少的。

"审证"，是建立在四诊基础上对于疾病所搜集的各类资料进行审察总结。一直以来，人们对于"证"的认识有不同看法：一部分学者认为"证"就是证候，是证候群，是患者在某病程阶段出现的各个症状和体征；一部分学者则认为"证"就是证据，是有关患者发病及包括临床表现在内的各种证据。

**2. 审证求因**

基于"司外"获得患者信息，通过"揣内"探求疾病病因。中医学对于病因的认识早在古代就有了明确的分类，如张仲景在《金匮要略·脏腑经络先后病》中提到："千般疢难，不越三条。一者，经络受邪入脏腑，为内所因也；二者，四肢九窍，血脉相传，壅塞不通，为外皮肤所中也；三者，房室、金刃、虫兽所伤。以此详之，病由都尽。"中医诊病不只是追究疾病是否是细菌、病毒感染所致，理化检查虽然能够明确许多致病因素，但理化检查提供的结果并非中医的病因。中医追究的病因是风、寒、暑、湿、燥、火，喜、怒、忧、思、悲、恐、惊等的"太过"与"不及"。

**3. 求因明机**

在确认病因的基础上再明确病机。病机是疾病发生、发展、变化以及转归的机理，主要包括两方面的内容：一是疾病发生之机理，二是疾病发展、变化与转归之机理。中医学认为，人体患病及其病情发展变化的根源就是人体正气与邪气的抗争。邪正之间斗争的胜负决定了疾病发生、发展以及转归，因此中医学病机理论的核心就在于审查机体正邪相争的状况、态势。

**4. 明机立法**

在明确辨证以后，治则治法的确立就顺理成章了。治则治法是根据病机拟订的治疗方案，也是指导处方用药的圭臬，是连接病机与方药的纽带，是论治纲领。《黄帝内经》对中医临床治法提出了许多重要原则，如"治病必求于本""谨察阴阳所在而调之，以平为期""疏其血气，令其调达，以致和平""阳病治阴，阴病治阳""实则泻之，虚则补之""逆者正治，从者反治，寒因寒用，热因热用，塞因塞用，通因通用"等，并提出了"散者收之，抑者散之，急者缓之，坚者软之，脆者坚之，衰者补之，强者泻之"等治法。后世医家中，王冰在注释《素问·至真要大论》时提出的"壮水之主，以制阳光；益火之源，以消阴翳"是治疗阴阳虚证的千古名论。金元四大家对治法也多有建树，如张子和善攻，长于汗、吐、下、消、清诸法；朱丹溪确立滋阴降火法，并主张痰郁致病，注重理气化痰；李东垣立补中益气诸法。明·张景岳《景岳全书》按补、和、攻、散、寒、热、固、因八法分类方剂，命名为《古方八阵》，开创以法统方之先河。此后，程钟龄《医学心悟》正式提出汗、吐、下、和、温、清、消、补八法。

在病机明确的基础上才能确定治法。病机是辨证的核心，而辨证是对疾病本质的高度概括，综合反映了当时、当地某人的疾病在一定阶段的病因、病机、病位、病性、病势等。治法就是基于完整的辨证而采取的针对性施治方法，而依法组方是中医临床所必须遵循的原则，可见"明机立法"是确立治疗之圭臬。

**5. 立法组方**

根据确立的治法决定如何组方。历代医家在长期的临床实践中，经过无数临床验证，打磨出针对各种病证的方剂，就是根据治则治法将多味中药按照相须、相使、相畏、相杀的药性及君、臣、佐、使的结构配伍，以期最大限度地发挥方药的效能，降低或抵消部分药物的毒副作用。

**6. 组方用药**

"用药如用兵"，在立法组方之后，需要对所选定的方剂进行加减化裁，并且确定中药的剂量。这一过程如同排兵布阵，需要针对证候特点以及选定的方剂的配伍规律灵活化裁，讲究"方证对应"，最大化地发挥中药配伍的作用，这样才能做到"用药入神"。

## 二、《中医临床辨治》学什么

### （一）学中医的"大医精诚"价值观

西医的价值观追求救死扶伤，而中医"大医精诚"价值观有更丰富的内涵。中医不仅要求学者"博极医源，精勤不倦"，学成精湛的医术，更要求医者"先发大慈恻隐之心，誓愿普救含灵之苦"，养成诚心治病救人的仁术。由于中医"上以疗君亲之疾，下以救贫贱之厄，中以保身长全"的美好愿景，在历史上诞生了很多有文化、有内涵、有意义的典故，如"扁鹊见蔡桓公""悬壶济世""杏林春暖""橘井泉香"等。中医的价值观有着丰富的历史和文化底蕴，值得学习。

### （二）学中医诊治疾病的思维方法

要学好中医，需要掌握中医诊治疾病的思维方法。中医诊断的基本原理是司外揣内、见微知著、以常衡变、因发知受，基本原则是整体审查、四诊合参、病证结合、动静统一，这些都是整体观念在诊断疾病上的具体应用。辨证论治是中医治疗疾病最大的特点，辨治以病机为核心，做到病证结合。同病异治、异病同治都是在辨证论治原则下产生的治疗理论。中医讲"观其脉证，知犯何逆，随证治之"，又讲"但见一证便是，不必悉具"，这些都是中医辨治思维灵活性的体现。

**（三）学中医理法方药的基本理论**

夯实的中医基本理论是诊治疾病及确保临床疗效的基础。西医有解剖学、生理学、病理学、病理生理学、生物化学、诊断学、药理学、内科学等基础学科。中医有中医基础理论、中医诊断学、中药学、方剂学、针灸推拿学、中医治疗方法学、中医内科学等学科。要夯实中医理论基础，不能一味地追求灵丹妙药、祖传秘方、专病专方与专病专药。只有筑牢根基，才能行稳致远，使中西医融会贯通，具备中西医健康服务能力。

**（四）学中医医疗保健的适宜技术**

中医适宜技术种类较多，如灸法、推拿、拔罐、刮痧、中药熏洗、穴位贴敷等，这类外治疗法取材方便、方法简单、费用低廉、安全有效。这些简、便、廉、验的技术大多可以即学即会，培训后即可以为患者提供实用的中医医疗服务，因此很多西医医生、护士都愿意学习中医技术。此外，中医养生保健技术也非常值得学习，如药膳食疗、传统运动功法等，这对于指导人民群众进行养生保健有重要的意义。

**（五）学中医蕴藏的深厚传统文化**

中医药学是我国珍贵的文化遗产，是打开中华文明宝库的钥匙，是中华文明得以延续和发展的重要保障，经历了数千年的沉淀与发展，直至今日依然熠熠生辉。中医的精气、五行和阴阳学说、整体思维、三因制宜思想及养生思想都有着深厚的文化底蕴，是中华民族伟大智慧的体现。因此，学中医不仅是学医疗技术，也是学中国传统文化。主动接受国学、国医的熏陶，是文化自信的表现。

## 三、怎么学《中医临床辨治》

**（一）必须坚定中医文化自信**

坚定中医文化自信，有利于建立学科自信，有利于提升国民健康素养，有利于中华传统文化对外传播，有利于中医事业发展。坚定中医文化自信不仅是一个倡议，而且应当成为发展中医药事业的一项系统工程。建设这项工程，需要领悟并把握中医学的医学内涵、文化内涵及精神内涵。唯有把握内涵，才能进一步促进文化传承、中医自信乃至中医药事业的发展。坚定中医文化自信，是学好《中医临床辨治》的前提。

**（二）把握中西医思维方式的差异**

中、西医学研究的对象是一致的，都是研究的人体的生命问题、健康问题、疾病问题，二者的目标是一致的，但两种医学的哲学基础、文化背景、思维方式以及技术方法是不同的。中医、西医有各自的优势，中西医结合需充分吸收两种医学的特长，并使之相互沟通、相互融合、相互促进、相互补充，推动中医、西医两种医学体系的有机结合。所以中西医结合要做到"病证结合，优势互补，求同存异"。病证结合，即把西医辨病的优势和中医辨证的特色相结合。西医的诊断更客观和精确，快速诊断疾病以后，更有利于发挥中医的特色与优势，使之更有规律可循。在临床治疗方面，以提高临床疗效为根本目的，把中医和西医在疾病治疗上的优势进行互补，取长补短，以产生更好的疗效。中医与西医的理论不同，不能牵强附会、强行结合，更不能用西医的评价标准来评判中医。求同存异，尊重两者之间的差异，才是科学的态度。

### （三）不断加深对中医理论的理解

孙思邈说："故学者必须博极医源，精勤不倦。"只有不断加深对中医基本理论的理解，方有可能悟透中医的"医源"，做到细水长流。中医最重视临床疗效，所有的疗效都是理论指导与经验积累的结果。因此，要知行合一，在学习过程中特别强调理论与实践结合，学习理论是补充"源头活水"，不断夯实中医基本理论，方能见中医之"庐山真面目"。

### （四）多实践，多创新

纵观中医学的发展史，中医的理论始终在不断创新中完善与丰富。张仲景的《伤寒杂病论》问世后，医家们奉之为圭臬，形成了伤寒学派，自此治疗外感热证多以发汗解表为主。后来逐渐发现外感热证中有部分属温病范畴，这类疾病不适宜发汗解表，更需要寒凉清热。刘完素是寒凉派的代表，在其《伤寒标本心法类萃》中已对伤寒和温疫病进行区别治疗，提出伤寒宜解表发汗，治用麻黄、桂枝之类；温疫病宜寒凉清热，用苍术白虎汤、滑石凉膈散、双解散、益元散之类。刘河间开寒凉清热治疗温热病之先河，故后世有"伤寒宗仲景，热病崇河间"之誉。到明清温病学派形成后，才真正将伤寒与温病严格区分开，形成了温病的理论与辨治体系，这是中医学的又一伟大突破。

因此，学习中医不仅要传承精华，也要守正创新。对于健康服务与管理专业而言，如何将中医药的优势融入其中，并且在实践中不断体现其优势，是本专业亟需解决的难题。因此，在健康服务中，要多实践、多创新，在实践中出真知，在创新中立新法。

【复习思考题】

1. 中医临床的六大特色是什么？
2. 中医临床的三大优势是什么？

# 第二章 呼吸系统疾病

## 第一节 急性上呼吸道感染

扫一扫，查阅本章数字资源，含PPT、音视频、图片等

急性上呼吸道感染（acute upper respiratory tract infection）是鼻腔和咽喉部呼吸道黏膜的急性炎症的总称，70%～80%由病毒引起，少数为细菌所致。上呼吸道感染的临床表现不一，从单纯的鼻黏膜炎到广泛的上呼吸道炎症轻重不等。本病全年皆可发生，以冬春季节多发，一般病势较轻，病程较短，预后良好。

本病临床分为普通感冒、急性病毒性咽炎和喉炎、急性疱疹性咽峡炎、急性咽结膜炎、急性咽扁桃体炎五种类型。本病与中医学的"感冒"相类似，又称"伤风""冒风""冒寒""重伤风"等。

### 一、病因病机

上呼吸道感染是人体感受六淫之邪、时行毒邪所致，主要是风邪致病。感邪之后是否发病与正气盛衰有关。本病病位在肺卫，主要病因病机是外邪乘虚而入，以致卫表被郁，肺失宣肃，一般病情轻浅。因四时六气各异，或体质强弱、阴阳偏盛之不同，临床表现虚实寒热各异。

**1. 卫外功能减弱，外邪乘机袭入**

生活起居不当，寒温失调，如贪凉露宿、冒雨涉水等以致外邪侵袭而发病；过度劳累，耗伤体力，肌腠不密，易感外邪而发病；气候突变，六淫之邪肆虐，冷热失常，卫外之气未能及时应变而发病；素体虚弱，卫外不固，稍有不慎即可感邪而发病。

**2. 病邪犯肺，卫表不和**

肺主皮毛，职司卫外，而卫气通于肺，卫气的强弱与肺的功能关系密切。外邪从口鼻、皮毛而入，肺卫首当其冲，感邪之后，很快出现卫表及上焦肺系症状。卫表被郁，邪正相争，而见恶寒、发热、头痛、身痛等；肺气失宣，而见鼻塞、流涕、咳嗽等。《素问·太阴阳明论》曰："伤于风者，上先受之。"《素问·咳论》曰："皮毛者肺之合也，皮毛先受邪气，邪气以从其合也。"

**3. 病邪少有传变，病情轻重有别**

病邪一般只犯肺卫，很少有传变，病程短而易愈。但亦有少数感邪深重，或老幼体弱，或原有某些慢性疾病者，病邪从表入里，传变迅速，可引起某些并发症或继发病。

## 二、临床表现

根据病因和病变范围的不同，临床表现可有不同的类型。

**1. 普通感冒**

本病俗称"伤风"，又称急性鼻炎或上呼吸道感染，多由鼻病毒引起。起病较急，潜伏期1～3天不等。主要表现为鼻部症状，如喷嚏、鼻塞、流清水样鼻涕，也可表现为咳嗽、咽干、咽痒或灼热感，甚至鼻后滴漏感。发病同时或数小时后可有喷嚏、鼻塞、流清水样鼻涕等症状。2～3天后鼻涕变稠，常伴咽痛、流泪、味觉减退、呼吸不畅、声音嘶哑等。一般无发热及全身症状，或仅有低热、不适、轻度畏寒、头痛。体检可见鼻腔黏膜充血、水肿、有分泌物，咽部轻度充血。如无并发症，5～7天可痊愈。

**2. 急性病毒性咽炎或喉炎**

（1）急性病毒性咽炎　临床特征为咽部发痒或灼热感，咳嗽少见，咽痛不明显。当吞咽疼痛时，常提示有链球菌感染。流感病毒和腺病毒感染时可有发热和乏力。腺病毒咽炎可伴有眼结合膜炎。体检咽部明显充血水肿，颌下淋巴结肿大且触痛。

（2）急性病毒性喉炎　临床特征为声音嘶哑、讲话困难、咳嗽时疼痛，常有发热、咽痛或咳嗽。体检可见喉部水肿、充血，局部淋巴结轻度肿大和触痛，可闻及喉部的喘鸣音。

**3. 急性疱疹性咽峡炎**

本病表现为明显咽痛、发热，病程约1周，多于夏季发作，儿童多见，偶见于成年人。体检可见咽充血，软腭、悬雍垂、咽及扁桃体表面有灰白色疱疹及浅表溃疡，周围有红晕，以后形成疱疹。

**4. 急性咽结膜炎**

本病临床表现有发热、咽痛、畏光、流泪，体检可见咽及结合膜明显充血。病程4～6天，常发生于夏季，儿童多见，游泳者易于传播。

**5. 急性咽扁桃体炎**

本病多由溶血性链球菌，其次由流感嗜血杆菌、肺炎球菌、葡萄球菌等引起。起病急、明显咽痛、畏寒、发热（体温可达39℃以上）。体检可见咽部明显充血，扁桃体肿大、充血，表面有黄色脓性分泌物，颌下淋巴结肿大、压痛，肺部无异常体征。

## 三、鉴别诊断

本病须与初期表现为感冒样症状的其他疾病鉴别。

**1. 过敏性鼻炎**

过敏性鼻炎临床上很像"伤风"，不同之处包括：

（1）起病急骤、鼻腔发痒、喷嚏频繁、鼻涕呈清水样，无发热，咳嗽较少。

（2）多由过敏因素如螨虫、灰尘、动物皮毛、低温等刺激引起。

（3）如脱离过敏原，数分钟或1～2小时内症状即消失。

（4）体检可见鼻黏膜苍白、水肿。

（5）鼻分泌物涂片可见嗜酸性粒细胞增多。

**2. 流行性感冒**

流行性感冒为流感病毒所致的急性呼吸道传染性疾病，传染性强，常有较大范围的流行。临床特点：

（1）起病急，全身症状重，畏寒、高热、全身酸痛、眼结膜炎症明显，部分患者有恶心、呕吐、腹泻等消化道症状。

（2）鼻咽部症状较轻。

（3）病毒为流感病毒，必要时可通过病毒分离或血清学明确诊断。

（4）早期应用抗流感病毒药物如金刚烷胺、奥司他韦疗效显著。

（5）可通过注射流感疫苗进行预防。

**3. 急性传染病**

某些急性传染病（如麻疹、流行性出血热、流行性脑脊髓膜炎、脊髓灰质炎、伤寒、斑疹伤寒）在患病初期常有上呼吸道症状，在这些病的流行季节或流行区应密切观察，并进行必要的实验室检查，以资鉴别。

## 四、中医治疗

中医倡导防重于治，首先注意预防，应加强体育锻炼，提高机体的抗病能力。治疗应因势利导，从表而解，采用解表达邪的治疗原则。风寒证治以辛温发汗，风热证治以辛凉解表，暑湿杂感者又当清暑祛湿解表。

### （一）辨证论治

**1. 风寒证**

【证候】主症：鼻塞，流清涕，恶寒，肢体酸楚，甚则酸痛。次症：喷嚏，咽痒，咳嗽，发热，无汗，头痛。舌脉：舌苔薄白，脉浮或浮紧。

【治法】辛温解表，宣肺散寒。

【方药】荆防败毒散。

【中成药】感冒清热颗粒/片/胶囊、正柴胡饮颗粒。

**2. 风热证**

【证候】主症：发热，恶风，咽干甚则咽痛。次症：鼻塞，流浊涕，鼻窍干热，口干，口渴，咽痒，咳嗽，肢体酸楚，头痛。舌脉：舌尖红，舌苔薄白干或薄黄，脉浮或浮数。

【治法】辛凉解表，疏风清热。

【方药】银翘散合桑菊饮。

【中成药】银翘解毒颗粒/丸/片/胶囊、金莲清热颗粒/胶囊、穿心莲内酯滴丸/胶囊、风热清口服液。

**3. 风燥证**

【证候】主症：唇鼻干燥，咽干甚则咽痛，干咳。次症：口干，咽痒，鼻塞，发热，恶风。舌脉：舌尖红，舌苔薄白干或薄黄，脉浮或浮数。

【治法】辛凉宣透，润燥生津或疏风散寒、润肺生津。

【方药】桑杏汤或杏苏散。

【中成药】杏苏止咳颗粒/糖浆、桑菊感冒片/丸/颗粒、蜜炼川贝枇杷膏。

**4. 暑湿证**

【证候】主症：发热，恶风，身热不扬，汗出不畅，肢体困重，头重如裹，胸闷，纳呆，口黏腻。次症：鼻塞，流涕，头痛，无汗，少汗，口渴，心烦。舌脉：舌质红，舌苔白腻或黄腻，脉濡或滑或濡数。

【治法】清暑祛湿解表。

【方药】藿香正气散。

【中成药】藿香正气滴丸/水/片/胶囊/颗粒/口服液/软胶囊。

**5. 气虚证**

【证候】主症：鼻塞，流涕，发热，恶风寒，平素畏风寒、易感冒。次症：气短，乏力，神疲，自汗，动则加重。舌脉：舌质淡，脉沉细或细弱。

【治法】益气解表，调和营卫。

【方药】参苏饮。

【中成药】参苏丸/片/胶囊、表虚感冒颗粒、补中益气颗粒/丸。

**6. 气阴两虚证**

【证候】主症：鼻塞，流涕，发热，恶风寒，口干，口渴，平素畏风寒、易感冒。次症：气短，乏力，神疲，自汗，盗汗，手足心热。舌脉：舌体瘦小，舌质淡或红，舌苔薄或花剥，脉沉细或细数。

【治法】益气滋阴解表。

【方药】生脉散合加减葳蕤汤。

【中成药】生脉饮口服液。

（二）其他疗法

**1. 针灸疗法**

选列缺、合谷、大椎、风池、太阳等，毫针刺，用泻法。风寒感冒，大椎行灸法。配穴中足三里、关元用补法或灸法，少商、委中用点刺出血法，余穴用泻法。

**2. 拔罐法**

取大椎、身柱、大杼、肺俞。留罐10分钟，或用闪罐法。本法适用于风寒感冒。

**3. 三棱针法**

取大椎、尺泽、耳尖、少商。消毒后，用三棱针点刺，使其自然出血，大椎可加拔火罐。本法适用于风热感冒。

**4. 耳针法**

取肺、内鼻、下屏尖、额。毫针刺，用中、强刺激。适用于咽喉、扁桃体肿大引起的咽痛。

## 五、预防调护

1. 平时加强体育锻炼，适当进行室外活动，以增强体质，提高抗病能力。同时应注意防寒保暖，在气候冷热变化时，及时增减衣服，避免淋雨受凉及过度疲劳。在感冒流行季节，少去公共场所活动，防止交叉感染。

2. 在治疗期间，应注意休息，密切观察。注意煎药及服药要求，治疗本病的中药宜轻煎，不可过煮，趁温热服，服后避风取汗，适当休息。

3.在饮食方面，宜清淡，若饮食过饱，或多食肥甘厚腻，使中焦气机受阻，有碍肺气宣通，影响感冒的预后。

【复习思考题】

1.急性上呼吸道感染西医临床上常分为哪几种类型？

2.感冒有哪几种常见证型？

# 第二节 慢性支气管炎

慢性支气管炎（chronic bronchitis）是指气管、支气管黏膜及其周围组织的慢性非特异性炎症。临床上以咳嗽、咳痰或伴有喘息等反复发作的慢性过程为特征，常并发阻塞性肺气肿甚至肺源性心脏病。

慢性支气管炎是临床常见病和多发病，我国平均患病率为4%，其发病率为北方较南方高，农村较城市高，山区较平原高，随着年龄增长而发病率增高。早期症状轻微，多在冬季发作，晚期症状加重，常年存在，不分季节。有慢性气流阻塞的慢性支气管炎可归属慢性阻塞性肺疾病（chronic obstructive pulmonary disease，COPD）。本病可归属于中医学"咳嗽""喘证"等病证范畴。

## 一、病因病机

中医学认为，慢性支气管炎的发生和发展与外邪侵袭、内脏亏损有关。常因暴咳迁延未愈，邪恋伤肺，使肺脏虚弱，气阴耗伤，肺气不得宣降，故长期咳嗽、咳痰，日久累及脾肾。病情多为虚实夹杂，正虚多以气虚为主或兼阴虚，痰饮停聚为实，或偏寒，或偏热，日久夹瘀。其病位在肺，涉及脾、肾。

**1.外邪侵袭**

六淫之邪侵袭肌表，或从口鼻而入，或从皮毛而侵，或因吸入烟尘、异味气体，内合于肺，肺失肃降，肺气不宣，痰浊滋生，阻塞胸肺，故可引起咳喘、咳痰。由于外邪性质的不同，临床又有寒、热的差异。

**2.肺脏虚弱**

久咳伤肺，肺气不足，复因外邪侵袭，清肃失职而发病。肺气不足，气失所主，清肃无权，气不化津，积液成痰，痰湿阻肺，致使咳喘缠绵不愈。

**3.脾虚生痰**

"脾为生痰之源，肺为贮痰之器"。久病不愈，耗伤脾气，脾阳不足，脾失健运，水谷无以化生精微，聚湿生痰。痰浊上渍于肺，壅塞气道，肺失宣降而致咳嗽痰多。

**4.肾气虚衰**

肾主纳气，助肺以行其呼吸。肾气虚弱，吸入之气不能经肺下纳于肾，气失归藏，则肺气上逆而表现为咳嗽喘促，动则愈甚。久病不愈，必伤于阴，肾阴亏耗，津液不能上润肺金，或虚火上扰，灼伤肺阴，肺失滋润，而致咳喘。

## 二、临床表现

缓慢起病，病程长，反复急性发作而使病情加重。主要症状为咳嗽、咳痰或伴有喘息。急性加重是指咳嗽、咳痰喘息等症状突然加重。急性加重的主要原因是呼吸道感染，病原体可以是病毒、细菌、支原体和衣原体等。

### 1. 咳嗽

一般以晨间咳嗽为主，睡眠时有阵咳或排痰。

### 2. 咳痰

患者痰液一般为白色黏液或浆液泡沫性，偶可带血。清晨排痰较多，起床后或体位变动可刺激排痰。

### 3. 喘息或气急

喘息明显者可能伴发支气管哮喘。若伴肺气肿时可表现为活动后气促。

## 三、鉴别诊断

### 1. 支气管哮喘

部分哮喘患者以刺激性咳嗽为特征，灰尘、油烟、冷空气等容易诱发咳嗽，常有家庭或个人过敏性疾病史。对抗生素无效，支气管激发试验阳性。

### 2. 嗜酸性粒细胞性支气管炎

本病临床症状与慢性支气管炎类似，X 线检查无明显改变或肺纹理增加，支气管激发试验多为阴性，临床上容易误诊。诱导痰检查嗜酸性粒细胞比例增加（≥ 3%）可以诊断。

### 3. 肺结核

肺结核患者常有发热、乏力、盗汗及消瘦等症状。痰液查找抗酸杆菌及胸部 X 线检查可以鉴别。

### 4. 支气管肺癌

支气管肺癌患者多有数年吸烟史，顽固性刺激性咳嗽或过去有咳嗽史，近期咳嗽性质发生改变，常有痰中带血。有时表现为同一部位反复的阻塞性肺炎，经抗生素治疗未能完全消退。痰脱落细胞学、胸部 CT 及支气管镜等检查可明确诊断。

### 5. 特发性肺纤维化

特发性肺纤维化临床经过多缓慢，开始仅有咳嗽咳痰，偶有气短。血气分析示动脉血氧分压降低，而二氧化碳分压可不升高。高分辨率螺旋 CT 检查有助于诊断。

### 6. 支气管扩张

支气管扩张典型者表现为反复大量咯脓痰或反复咯血。X 线胸部检查常见肺野纹理粗乱或呈卷发状。高分辨率螺旋 CT 检查可确定诊断。

### 7. 其他引起慢性咳嗽的疾病

慢性咽炎、上呼吸道咳嗽综合征、胃食管反流、某些心血管疾病（如二尖瓣狭窄）等均有其各自的特点。

## 四、中医治疗

慢性支气管炎的治疗，目前多采用中西医综合治疗。急性发作期主要选择有效抗菌药物治疗，在控制感染的同时，应配合应用祛痰、镇咳药物改善症状；缓解期可应用免疫制剂，提高机体抗病能力，减少发作。中医本着急则治其标、缓则治其本的原则，在急性加重期应着重于祛痰宣肺，缓解期重在补益肺脾肾，慢性迁延期证属正虚邪恋，治宜止咳化痰，标本兼治。

### （一）辨证论治

**1. 实证（多见于急性加重期）**

（1）风寒犯肺证

【证候】主症：咳喘气急，胸部胀闷，痰白量多。次症：伴有恶寒或发热，无汗，口不渴。舌脉：舌苔薄白而滑，脉浮紧。

【治法】宣肺散寒，化痰止咳。

【方药】三物汤。

【中成药】消咳喘糖浆、风寒咳嗽丸 / 颗粒。

（2）风热犯肺证

【证候】主症：咳嗽频剧，气粗或咳声嘶哑，痰黄黏稠难出，胸痛烦闷。次症：鼻流黄涕，身热汗出，口渴，便秘，尿黄。舌脉：舌苔薄白或黄，脉浮或滑数。

【治法】清热解表，止咳平喘。

【方药】麻杏石甘汤。

【中成药】急支糖浆、蛇胆川贝液。

（3）痰浊阻肺证

【证候】主症：咳嗽，咳声重浊，痰多色白而黏。次症：胸满窒闷，纳呆，口黏不渴，甚或呕恶。舌脉：舌苔厚腻色白，脉滑。

【治法】燥湿化痰，降气止咳。

【方药】二陈汤合三子养亲汤。

【中成药】苏子降气丸、蛇胆陈皮散 / 片 / 胶囊、二陈丸、咳喘顺丸、橘红化痰丸。

（4）痰热郁肺证

【证候】主症：咳嗽，气息喘促，痰多色黄黏稠，咯吐不爽，或痰中带血，渴喜冷饮，面红咽干。次症：胸中烦闷胀痛，尿赤便秘。舌脉：苔黄腻，脉滑数。

【治法】清热化痰，宣肺止咳。

【方药】桑白皮汤。

【中成药】清气化痰丸、肺力咳胶囊 / 合剂、金贝痰咳清颗粒。

（5）寒饮伏肺证

【证候】主症：咳嗽，喘逆不得卧，咳吐清稀白沫痰，量多，遇冷空气刺激加重，甚至面浮肢肿。次症：恶寒肢冷，微热，小便不利。舌脉：舌苔白滑或白腻，脉弦紧。

【治法】温肺化饮，散寒止咳。

【方药】小青龙汤。

【中成药】小青龙颗粒 / 胶囊。

**2. 虚证 ( 多见于缓解期及慢性迁延期 )**

（1）肺气虚证

【证候】主症：咳嗽气短，痰涎清稀，反复易感。次症：倦怠懒言，声低气怯，面色㿠白，自汗畏风。舌脉：舌淡苔白，脉细弱。

【治法】补肺益气，化痰止咳。

【方药】补肺汤。

【中成药】润肺止嗽丸、润肺膏。

（2）肺脾气虚证

【证候】主症：咳嗽气短，倦怠乏力，咳痰量多易咳出，面色㿠白。次症：食后腹胀，便溏或食后即便。舌脉：舌苔薄白或薄白腻，舌体胖边有齿痕，脉细弱。

【治法】补肺健脾，止咳化痰。

【方药】玉屏风散合六君子汤。

【中成药】人参保肺丸、固本咳喘片 / 胶囊 / 颗粒。

（3）肺肾气阴两虚证

【证候】主症：咳喘气促，动则尤甚，痰黏量少难咳。次症：口咽发干，潮热盗汗，面赤心烦，手足心热，腰酸耳鸣。舌脉：舌红，苔薄黄，脉细数。

【治法】滋阴补肾，润肺止咳。

【方药】沙参麦冬汤合六味地黄丸。

【中成药】养阴清肺丸 / 膏 / 颗粒 / 口服液 / 糖浆、百合固金口服液 / 丸 / 片 / 颗粒。

（二）其他疗法

针刺疗法

实证选肺俞、列缺、合谷等穴，毫针刺，用泻法。风寒感冒者宜留针或针灸并用，或针后在背部腧穴拔罐。虚证选肺俞、中府、三阴交等，主穴用毫针平补平泻，或加用灸法。

## 五、预防调护

1. 加强身体耐寒锻炼，增强抗病能力，预防感冒和流感。

2. 戒除吸烟嗜好，减少室内空气中的灰尘和有害气体。

3. 忌食辛辣炙煿、肥腻之品，并减少食盐摄入量。

4. 腹式呼吸锻炼，有利于改善通气功能和增强体质。

5. 做好患者精神护理，使患者性情开朗，心情舒畅，愉快乐观。

【复习思考题】

1. 慢性支气管炎的病因病机有哪些？

2. 慢性支气管炎急性期和慢性期的中西医治疗分别应遵从什么原则？

3. 慢性支气管炎为什么与肺、脾、肾三脏关系密切？

4. 慢性支气管炎如何辨证应用中成药？

# 第三节　支气管哮喘

支气管哮喘（bronchial asthma）是由多种细胞（如嗜酸性粒细胞、肥大细胞、T淋巴细胞、中性粒细胞等）和细胞组分参与的气道慢性炎症性疾病，导致气道高反应性增加和可逆性的呼气气流受限，临床表现为反复发作性的喘息、气急、胸闷或咳嗽等症状，常在夜间和（或）清晨发作、加剧，可自行或经治疗后缓解，长期反复发作导致阻塞性肺气肿。本病属于中医学"哮病""喘证""哮证""哮喘""咳嗽"等范畴。

## 一、病因病机

哮喘的主要病因是宿痰内伏于肺，每因各种诱因如外邪、饮食、情志、体虚、劳累等诱发。本病病位在肺，后期涉及脾、肾。发作期的基本病机是诱因触发宿痰，痰随气升，气因痰阻，痰气搏结，阻塞气道，肺失宣降，气机上逆，而致痰鸣如吼，呼吸喘促。如《证治汇补·哮病》曰："哮即痰喘之久而常发者，因内有壅塞之气，外有非时之感，膈有胶固之痰，三者相合，闭拒气道，搏击有声，发为哮病。"病久则导致肺、脾、肾三脏亏虚，缓解期亦有轻微症状。初起病情较浅，日久则病情加重，甚至出现喘脱危候。

### （一）主因

本病主因为脏腑功能失调，宿痰内伏于肺。肺、脾、肾等脏腑功能失调，脾失于运化水湿，肺失于布散津液，肾虚水泛，导致津液凝聚，化痰生饮，内伏于肺，成为发病的"夙根"。

### （二）诱因

#### 1.外邪侵袭

肺外合皮毛，开窍于鼻，外界气候突变，常首先通过皮毛、口鼻犯肺，邪蕴于肺，或吸入花粉、烟尘、异味气体等，壅阻肺气，肺失宣降，津聚成痰，发为哮证。气候由热转寒，或深秋寒冬季节，哮证发病率较高。

#### 2.饮食不当

《难经·四十九难》云："形寒饮冷则伤肺。"过食生冷，常使肺脾受损；口味偏嗜，如过食酸咸之品或嗜食肥甘厚味，也会导致肺、脾受损，伤脾则痰浊内生，伤肺则肺失宣降，痰气交阻，壅塞气道，而致诱发哮证。

#### 3.情志刺激

忧思恼怒过度等情志刺激，常使肝失调达，肝气郁结，一方面气机升降失序，肺气上逆；一方面肝疏泄失职，津液失布，停聚成痰，或木旺克土，脾失健运，聚湿生痰，上贮于肺，痰气交阻于气道，而诱发哮喘。

#### 4.体虚病后

先天不足，肾气虚弱，易受外邪侵袭，如幼儿哮证，多由于禀赋不足所致，故有"幼稚天哮"之称。病后体弱者，常见于幼儿麻疹、顿咳，或反复感冒，咳嗽日久导致肺虚，肺不布津，痰阻气道，肺失宣降，发为哮喘。

**5. 劳倦过度**

脾主肌肉，过度劳力，耗伤脾气；思虑过度则伤脾，劳神过度，脾气亏虚；脾失健运，痰浊内生，上贮于肺，遇感即发。房劳过度则伤肾，或劳倦过度耗伤肾气，气化失常，脾肺水津不布，化痰生饮，伏留体内，遇感而发。

本病发作期的基本病机是诱因触发宿痰，痰气壅阻气道，肺失宣降，哮鸣有声，呼吸喘急，以邪实为主。若病因于寒，或素体阳虚，则痰从寒化发为冷哮；若病因于热，或素体阳甚，则痰从热化发为热哮；如因痰热内伏，而风寒外束引发者，则可表现为外寒内热的寒包热哮；若反复发作则耗伤正气，或素体肺肾不足者，可表现为虚哮。若长期反复发作，寒痰伤脾肾之阳，痰热伤肺肾之阴，则病情由实转虚，出现肺、脾、肾脏气亏虚，继而因虚生痰，因痰发病，愈发愈甚，形成恶性循环。缓解期亦有短气、疲乏，或经常有轻度持续性喘哮，难以消失。若正虚较著或病邪嚣张，致哮证大发作，持续不解，肺肾功能失调，心阳受累而发生喘脱危候。如长期不愈，反复发作，可致肺气胀满，不能敛降的肺胀重候。

## 二、临床表现

哮喘可分为急性发作期和非急性发作期。

**1. 急性发作期**

本病急性发作期主要表现为发作性呼吸困难，为可逆性呼气困难，伴有哮鸣音，或发作性咳嗽、胸闷。严重者被迫坐位或端坐呼吸，干咳或咳大量白色泡沫痰，甚至出现发绀等，有时咳嗽可为唯一的症状（咳嗽变异型哮喘）。有些青少年的哮喘症状表现为运动时出现胸闷、咳嗽和呼吸困难（运动性哮喘）。哮喘症状可在数分钟内发作，经数小时至数天，用支气管舒张药或自行缓解。夜间及凌晨发作和加重是哮喘的特征之一。发作时查体可闻及肺部有广泛的呼气相哮鸣音。哮喘急性发作时严重程度可分为轻度、中度、重度和危重4级，病情加重可在数小时或数天内出现，偶尔可在数分钟内即危及生命，故应对病情作出正确评估，以便给予及时有效的紧急治疗。

**2. 非急性发作期（亦称慢性持续期）**

患者无急性发作时可如常人，或稍感疲劳、纳差，但在相当长的时间内仍有不同频率和（或）不同程度的症状（喘息、咳嗽、胸闷等），肺通气功能下降。

## 三、鉴别诊断

本病急性发作期需与有喘息症状的其他疾病相鉴别。

**1. 左心衰竭引起的喘息样呼吸困难**

本病过去称心源性哮喘，发作时的症状与哮喘相似，不同之处在于：

（1）发病机制与病变本质不同　本病患者多有高血压、冠状动脉粥样硬化性心脏病、风湿性心脏病和二尖瓣狭窄等病史和体征。

（2）症状和体征不同　本病呈阵发性咳嗽，常咳出大量稀水样或泡沫样痰，或咳粉红色泡沫痰，胸闷，呼吸急促困难，两肺底可闻及广泛的湿啰音和哮鸣音，左心界扩大，心率增快，心尖部可闻及奔马律。

（3）辅助检查　本病病情许可作胸部X线检查时，可见心脏增大、肺水肿征，有助于鉴别。

**2. 慢性阻塞性肺疾病的临床特点**

（1）本病多见于中老年人，患者有慢性咳嗽史，喘息长年存在，有加重期。

（2）患者多有长期吸烟或接触有害气体的病史。

（3）查体有肺气肿体征，两肺或可闻及湿啰音。

如严格区分慢性阻塞性肺疾病和哮喘仍困难时，使用支气管舒张剂、口服或吸入糖皮质激素作治疗性诊断可能有帮助。慢性阻塞性肺疾病也可与哮喘同时存在。

**3. 上气道阻塞**

病变或异物压迫或侵犯上气道，使上气道管腔狭窄或不完全阻塞，或伴发感染，出现咳嗽、喘鸣或类似哮喘样呼吸困难、肺部可闻及哮鸣音，需与支气管哮喘进行鉴别。鉴别要点如下：

（1）临床病史不同　上气道阻塞可见于中央型支气管肺癌、气管支气管结核、复发性多软骨炎等气道疾病或异物气管吸入。

（2）呼吸困难特点不同　上气道阻塞是出现吸气性呼吸困难，而支气管哮喘是出现呼气性呼吸困难。

（3）辅助检查　痰液细胞学或细菌学检查，胸部 X 线摄片、CT 或 MRI 检查或支气管镜检查等，常可明确诊断。

**4. 变态反应性肺浸润**

本病可能有哮喘症状，其临床特点如下：

（1）这是一组肺嗜酸细胞浸润性疾病，包括热带嗜酸性粒细胞增多症、肺嗜酸性粒细胞增多性浸润、迁延性嗜酸细胞肺炎、多源性变态反应性肺泡炎、坏死性血管炎等。

（2）本病多与下呼吸道感染有关，致病原为寄生虫、原虫、花粉、化学药品、职业粉尘等，多有接触史。

（3）本病症状较轻，患者常有发热。

（4）辅助检查：胸部 X 线检查可见多发性、此起彼伏的淡薄斑片浸润阴影，可自行消失或再发。肺组织活检也有助于鉴别。

## 四、中医治疗

哮喘分发作期和缓解期分别治疗，《丹溪治法心要·喘》云："未发以扶正气为主，既发以攻邪气为急。"故以"发时治标，平时治本"为基本原则。发作期攻邪治标，降气祛痰平喘，要分清痰之寒热，寒痰则温化宣肺，热痰则清化肃肺，寒热错杂当温清并施，表证明显者兼以解表，风痰壅盛者祛风涤痰，日久正虚邪实则应扶正祛邪兼顾。若发生喘脱危候，当急予扶正救脱。缓解期正虚为主，应扶正固本，针对肺、脾、肾三脏阴阳气血亏虚，分别采用补肺、健脾、益肾等法，以期减少发作频次、减轻发作症状，甚至控制其发作。

（一）辨证论治

**1. 发作期**

（1）冷哮

【证候】主症：呼吸急促，喉中哮鸣有声，胸膈满闷如窒，不咳或轻微咳嗽，痰少，咳吐不爽。**次症**：口不渴，或渴喜热饮，天冷或遇寒而发，形寒怕冷，或有恶寒、喷嚏、流涕等表寒证。**舌脉**：舌苔白滑，脉弦紧或浮紧。

【**治法**】温肺散寒，化痰平喘。

【**方药**】射干麻黄汤。

【**中成药**】镇咳宁糖浆／胶囊／颗粒／口服液／含片、寒喘祖帕颗粒、小青龙胶囊／合剂／颗粒／糖浆。

（2）热哮

【**证候**】**主症**：胸闷气促，喉中哮声阵阵，张口抬肩，呼声粗促，不能躺卧，呛咳频频，痰黄黏稠，咳咯不利。**次症**：烦躁不安，面红耳赤，口渴喜饮，便秘；或伴发热，微恶风，头痛有汗等。**舌脉**：舌红，苔黄，脉滑数或弦滑。

【**治法**】清热宣肺，化痰平喘。

【**方药**】定喘汤。

【**中成药**】咳特宁片／胶囊／颗粒、止嗽立效丸、急支糖浆、咳喘宁口服液／胶囊。

（3）寒包热哮

【**证候**】**主症**：喉中哮鸣有声，胸膈烦闷，呼吸急促，喘咳气逆，咯痰不爽，痰黏色黄，或黄白相兼，发热，恶寒，无汗，身痛。**次症**：烦躁，口干欲饮，大便偏干。**舌脉**：舌苔白腻或黄腻，舌边尖红，脉弦紧。

【**治法**】解表清里。

【**方药**】小青龙加石膏汤。

【**中成药**】止嗽定喘口服液（麻杏甘石软胶囊）、桂龙咳喘宁胶囊／片／颗粒。

（4）风痰哮

【**证候**】**主症**：喉中痰涎壅盛，声如拽锯，喘急胸满，不能平卧，痰黏腻难咯，或为白色泡沫痰，无明显寒热倾向。**次症**：面色青暗，哮证反复发作，起病多急，常倏忽来去，发作前伴鼻、咽、眼、耳发痒，喷嚏、鼻塞、流涕，胸部憋塞，随之迅速发作。**舌脉**：舌苔厚浊，脉滑实。

【**治法**】祛风涤痰，降气平喘。

【**方药**】三子养亲汤。

【**中成药**】牡荆油胶丸、止喘宁口服液。

（5）虚哮

【**证候**】**主症**：喉中痰鸣，声低气短，呼吸急促，动则喘甚，发作频繁，甚至持续喘哮，咳痰无力，痰涎清稀或质黏起沫。**次症**：口唇、爪甲青紫，面色苍白或颧红唇紫，口不渴或咽干口渴，形寒肢冷或烦热。**舌脉**：舌质淡或偏红，或紫暗，脉沉细或细数。

【**治法**】补肾纳气，降气化痰。

【**方药**】平喘固本汤。

【**中成药**】蛤蚧定喘胶囊／丸、哮喘丸、苏子降气丸。

**2. 缓解期**

（1）肺脾气虚

【**证候**】**主症**：气短声低，喉中时有轻度哮鸣，痰多质稀色白。**次症**：自汗、恶风，常易感冒，倦怠乏力，食少便溏。**舌脉**：舌质淡，苔白，脉濡软。

【治法】健脾益气，补土生金。

【方药】六君子汤。

【中成药】七味葡萄散、人参保肺丸、理气定喘丸。

（2）肺肾两虚

【证候】**主症**：短气息促，动则为甚，吸气不利，咳痰质黏起沫。**次症**：脑转耳鸣，腰酸腿软，心悸，不耐劳累；或五心烦热，颧红，口干；或畏寒肢冷，面色苍白。**舌脉**：舌红少苔，脉细数；或舌淡苔白质胖，脉沉细。

【治法】补肺益肾。

【方药】生脉地黄汤合金水六君煎。

【中成药】固本咳喘片、恒制咳喘胶囊、七味都气丸、补肾防喘片、固肾定喘丸。

（二）其他疗法

**1. 针灸疗法**

治疗哮喘要区分实证和虚证。冷哮、热哮、寒包热哮均属于实证，取穴为列缺、尺泽、肺俞、膻中、天突、定喘等。冷哮加风门，热哮加丰隆。毫针刺用泻法，风寒可酌情用灸法，痰热不宜灸。虚哮属虚证，取穴肺俞、膏肓、气海、肾俞、足三里、太渊、太溪等，毫针刺用补法，可酌用灸法。缓解期可采用麦粒灸，选穴大椎、风门、肺俞、膻中，每穴每次灸 3～5 壮，10 天灸 1 次，3 次为 1 个疗程，三伏天用最佳。

**2. 皮肤针**

哮喘发作期，可用皮肤针叩击鱼际及前臂手太阴经循行部位 15 分钟，两侧胸锁乳突肌 15 分钟，有缓解作用。

**3. 三伏贴**

由于本病易在深秋寒冬季节发病，可采用三伏贴"冬病夏治"。用白芥子、甘遂、细辛、延胡索各 15g 共研细末，使用时以生姜汁调制成药饼六只，上放少许丁桂散，外敷在百劳、肺俞、膏肓等穴上，持续敷 2 小时后擦掉药物，局部皮肤发红，有时会起疱。本法在夏季初伏、中伏、末伏各进行一次，可连续敷贴 3 年。适用于儿童。

**4. 耳针**

本病发作期，取平喘、下屏尖、肺、神门、脑、下脚端，每次取 2～3 穴，中强刺激，留针 20～30 分钟。

## 五、预防调护

**1. 预防**

（1）平素注意保暖，防止感冒，防止外邪诱发。

（2）避免接触刺激性气体及易致过敏的灰尘、花粉、食物、药物和其他可疑异物。

（3）宜戒烟酒，饮食宜清淡而富营养，忌生冷、肥甘、辛辣、海鲜发物等，防止生痰生火。

（4）平素保持心情舒畅，防止情志刺激。注意劳逸结合，防止过度疲劳而诱发。

（5）鼓励患者根据个人身体情况，选择太极拳、内养功、八段锦、六字诀、散步或慢跑、呼吸体操等方法长期锻炼，逐步增强体质，提高抗病能力。

**2.调护**

（1）密切观察哮鸣、喘息、咳嗽、咯痰等病情的变化，哮鸣咳嗽痰多、痰声辘辘或痰黏难咯者，用拍背、雾化吸入等法，助痰排出。

（2）对喘息哮鸣，心中悸动者，应限制活动，防止喘脱。

（3）注意饮食清淡易消化、避免接触刺激性气体。

【复习思考题】

1.何谓支气管哮喘？

2.哪些因素是哮喘的主因和诱因？

3.哮喘发作期与缓解期的治疗大法有何不同？

# 第四节　慢性阻塞性肺疾病

慢性阻塞性肺疾病（chronic obstructive pulmonary disease，COPD）是一种具有气流受限特征的疾病，气流受限不完全可逆，呈进行性发展，与肺部对有害气体或有害颗粒的异常炎症反应有关。COPD主要累及肺部，也可导致肺外多器官损害，其急性加重和并发症影响疾病的进程，随着病情恶化可导致劳动力丧失、生活质量下降，最终发展为呼吸衰竭和肺源性心脏病。

COPD是呼吸系统常见病和多发病，病死率逐年增高。全球约有2.7亿COPD患者，发达国家患病率为5%～10%。亚太呼吸学会的调查显示，11个亚洲国家COPD的患病率为6.2%。我国40岁以上人群中，COPD患病率约13.7%，其中男性患病率11.9%，女性患病率5.4%，男性高于女性；农村患病率为9.6%，高于城市的7.4%。至2007年，COPD死亡率位于心血管疾病、脑血管疾病和急性呼吸道感染性疾病之后，COPD与艾滋病并列为全球第四大死亡原因，也是我国城市居民的第四大死亡原因，而在农村则为第一位死亡原因。

本病可归属于中医学"肺胀""喘证""咳嗽"等范畴。

## 一、病因病机

本病多由慢性咳嗽逐渐加重演变而成，发病缓慢。久病正虚或年老体弱者，更易感受外邪，致使病情加重，故本病的病因涉及内因、外因两个方面。本病病位在肺，累及脾、肾。平时以本虚为主，复感外邪则虚中夹实。病程日久，肺、脾、肾虚损更趋严重，终致喘脱。

**1.脏腑功能失调**

本病的发生主要与肺、脾、肾关系密切。由于咳嗽、咳痰经久不愈，气喘反复发作，致使肺脏虚损，肺虚则气失所主，以致气短喘促加重。子盗母气，脾脏受累，运化失职，以致痰饮内生，病久及肾而使肾虚，肾不纳气。《类证治裁》云："肺为气之主，肾为气之根，肺主出气，肾主纳气，阴阳相交，呼吸乃和。"肾虚则根本不固，摄纳无权，吸入之气不能摄纳于肾，则气逆于肺，呼多吸少，气不得续，气促不足以息，动则喘促尤甚。

**2.六淫邪气侵袭**

肺居上焦，与皮毛相合，开窍于鼻，且肺为娇脏，易受邪侵。脏腑功能失调，卫外不固，外感六淫之邪更易侵袭肺卫，导致宣降失和，肺气不利，引动伏痰，则易发生咳嗽、喘促等症。

## 二、临床表现

COPD 的主要临床表现是慢性咳嗽、咳痰和呼吸困难。早期 COPD 患者可以没有明显的症状，其症状随病情进展日益显著；咳嗽、咳痰症状通常在疾病早期出现，而后期则以呼吸困难为主要表现。根据临床分期的不同，COPD 的临床表现可有不同的类型。

### 1. 急性加重期

在疾病过程中，短期内患者咳嗽、咳痰、气短和（或）喘息加重，痰量增多，呈脓性或黏液脓性，可伴发热等炎症明显加重的表现。运动耐力下降、发热和（或）胸部影像异常可能是急性加重的征兆。

### 2. 稳定期

本病稳定期主要表现为咳嗽、咳痰、气短等症状稳定或症状轻微。

## 三、鉴别诊断

### 1. 哮喘

哮喘通常在儿童期发病，临床表现为反复发作的喘息、气急、胸闷、咳嗽等症状，每日症状变异大，夜间和清晨症状明显，常有过敏史、鼻炎和（或）湿疹，有支气管哮喘家族史，肺功能检查气道阻塞和气流受限可逆性较大。

### 2. 支气管扩张症

支气管扩张症表现为反复咳大量脓痰或咯血，而 COPD 患者多无咯血。常伴有细菌感染，查体肺部有粗湿啰音。杵状指，X 线胸片或胸部 CT 示支气管扩张、管壁增厚。

### 3. 肺结核

肺结核所有年龄均可发病，可有午后低热、乏力、盗汗等症状，X 线胸片提示肺浸润性病灶或结节状、空洞样改变，流行地区高发。微生物检查可明确区分二者。

## 四、中医治疗

中医治疗 COPD 急性发作期以化痰宣肺清热为主，稳定期则重在补益肺、脾、肾。

（一）辨证论治

**1. 急性加重期**

（1）风寒袭肺证

**【证候】主症：** 咳嗽，喘息，恶寒，痰白、清稀。**次症：** 发热，无汗，鼻塞、流清涕，肢体酸痛。**舌脉：** 舌苔薄白，脉紧或浮。

**【治法】** 宣肺散寒，止咳平喘。

**【方药】** 三拗汤合止嗽散。

**【中成药】** 通宣理肺丸、杏苏止咳颗粒、感冒疏风颗粒／丸／片／胶囊。

（2）外寒里饮证

【证候】**主症**：咳嗽，喘息气急，痰多，痰白稀薄、有泡沫，胸闷，不能平卧，恶寒。**次症**：痰易咳出，喉中痰鸣，无汗，肢体酸痛，鼻塞、流清涕。**舌脉**：舌苔白、滑，脉弦、紧或浮。

【治法】疏风散寒，温肺化饮。

【方药】小青龙汤合半夏厚朴汤。

【中成药】风寒咳嗽颗粒、小青龙颗粒。

（3）痰热壅肺证

【证候】**主症**：咳嗽，喘息，胸闷，痰多，痰黄、白黏干，咳痰不爽。**次症**：胸痛，发热，口渴喜冷饮，大便干结。**舌脉**：舌质红，舌苔黄、腻或厚，脉滑、数。

【治法】清肺化痰，降逆平喘。

【方药】清气化痰丸合贝母瓜蒌散。

【中成药】蛇胆川贝液、清气化痰丸、痰热清注射液。

（4）痰湿阻肺证

【证候】**主症**：咳嗽，喘息，痰多，痰白黏，口黏腻。**次症**：气短，痰多有泡沫，痰易咳出，胸闷，胃脘痞满，纳呆，食少。**舌脉**：舌苔白、腻，脉滑或弦。

【治法】燥湿化痰，宣降肺气。

【方药】半夏厚朴汤合三子养亲汤。

【中成药】桂龙咳喘宁胶囊／片、咳喘顺丸、苓桂咳喘宁胶囊。

（5）痰蒙神窍证

【证候】**主症**：喘息气促，神志恍惚，嗜睡，昏迷，谵妄。**次症**：喉中痰鸣，肢体瘛疭，甚则抽搐。**舌脉**：舌质暗红、绛、紫，舌苔白、腻、黄，脉滑、数。

【治法】豁痰开窍。

【方药】涤痰汤。

【中成药】苏合香丸、安宫牛黄丸、醒脑静注射液。

**2. 稳定期**

（1）肺气虚证

【证候】**主症**：咳嗽，乏力，易感冒。**次症**：喘息，气短，动则加重，神疲，自汗，恶风。**舌脉**：舌质淡，舌苔白，脉细、沉、弱。

【治法】补肺益气固卫。

【方药】人参胡桃汤合人参养肺丸。

【中成药】玉屏风颗粒、黄芪颗粒／片。

（2）肺脾气虚证

【证候】**主症**：咳嗽，喘息，气短，动则加重，纳呆，乏力，易感冒。**次症**：神疲，食少，脘腹胀满，便溏，自汗，恶风。**舌脉**：舌体胖大、有齿痕，舌质淡，舌苔白，脉沉、细、缓、弱。

【治法】补肺健脾，降气化痰。

【方药】六君子汤合黄芪补中汤。

【中成药】慢支固本颗粒、玉屏风颗粒。

（3）肺肾气虚证

【证候】**主症**：喘息，气短，动则加重，神疲，乏力，腰膝酸软，易感冒。**次症**：恶风，自汗，面目浮肿，胸闷，耳鸣，夜尿多，咳而遗溺。**舌脉**：舌体胖大、有齿痕，舌质淡，舌苔白，脉沉、弱、细。

【治法】补肾益肺，纳气定喘。

【方药】人参补肺饮。

【中成药】固肾定喘丸、固本咳喘片、百令胶囊/片。

（4）肺肾气阴两虚证

【证候】**主症**：咳嗽，喘息，气短，动则加重，乏力，自汗，盗汗，腰膝酸软，易感冒。**次症**：口干，咽干，干咳，痰少，咳痰不爽，手足心热，耳鸣，头昏，头晕。**舌脉**：舌质红，脉细、数，或舌质淡，舌苔少、花剥，脉弱、沉、缓、弦。

【治法】补肺滋肾，纳气定喘。

【方药】保元汤合人参补肺汤。

【中成药】生脉饮口服液、百合固金丸、蛤蚧定喘丸。

（5）兼证——血瘀证

【证候】**主症**：口唇青紫。**次症**：胸闷，胸痛，面色紫暗。**舌脉**：舌质暗红、紫暗、瘀斑，舌下静脉迂曲、粗乱，脉涩、沉。

【治法】活血化瘀。

【方药】可选用川芎、赤芍、桃仁、红花、莪术等。

【中成药】血府逐瘀胶囊/丸/片。

（二）其他疗法

**1. 针灸疗法**

主穴：肺俞、大椎、风门。若咳甚者，配尺泽、太渊；痰多者，配足三里、中脘；体虚易感冒者，配足三里；痰壅气逆者配天突、膻中；肾虚失纳者配肾俞、关元、太溪；心悸者配心俞、内关。急性加重期用泻法或平补平泻法，稳定期用补法，可留针 10～20 分钟，每日 1 次，10 次为 1 个疗程，或加用灸法。

**2. 穴位贴敷**

主穴：肺俞、大椎、风门、天突、膻中。将白芥子 30g、甘遂 15g、细辛 15g、延胡索 10g、干姜 10g、丁香 10g 共研细末，取药粉 2g，用鲜姜汁调和，做成直径约为 1.5cm、厚约 0.5cm 的圆饼贴于上述穴位上，用胶布固定，成人贴 4～6 小时，儿童贴 2～3 小时。

## 五、预防调护

**1. 预防**

COPD 的预防主要是避免发病的高危因素、急性加重的诱发因素，增强机体免疫力，早期发现与早期干预重于治疗。教育或劝导患者戒烟。注意气候变化，避免风寒外袭，预防感冒、流感及慢性支气管炎的发生。改善环境卫生，做好防尘、防毒、防大气污染的工作。可用冷水洗脸，以加强耐寒能力。坚持腹式呼吸及缩唇呼吸锻炼等。

**2. 调护**

注意饮食卫生，少吃咸甜、肥腻、辛辣食品，慎起居，适劳逸，节恼怒。加强个人劳动保护，消除及避免烟雾、粉尘和刺激气体对呼吸道的影响。可有目的地进行上下肢功能的锻炼，如通过哑铃操、步行、慢跑、骑自行车及太极拳等传统功法的锻炼，以提高运动耐量，改善生活质量。

【复习思考题】

1. 简述慢性阻塞性肺疾病的临床表现。

2. 简述慢性阻塞性肺疾病的预防调护措施。

# 第三章　循环系统疾病

## 第一节　冠心病

冠状动脉粥样硬化性心脏病（coronary atherosclerotic heart disease）指冠状动脉发生粥样硬化引起管腔狭窄或闭塞，导致心肌缺血缺氧或坏死而引起的心脏病，也称缺血性心脏病，简称冠心病。当冠脉的血流量不能满足心肌的代谢需要时，就可引起心肌的缺血缺氧。暂时的缺血缺氧可引起心绞痛，持续严重的心肌缺血可引起心肌梗死。

冠心病的主要病因是冠状动脉粥样硬化，但动脉粥样硬化的原因尚不完全清楚，可能是多种因素综合作用的结果。一般认为本病发生的危险因素有高脂血症、高血压、高血糖、高体重、吸烟、年龄、遗传因素，以及高热量、高动物脂肪、高胆固醇、多糖、多盐等食物的摄入等。本病多发于40岁以上的成人，男性发病早于女性，近年来呈年轻化趋势，已成为威胁人类健康的主要疾病之一。1979年，世界卫生组织将冠心病分为无症状型冠心病（隐匿型）、心绞痛、心肌梗死、缺血性心肌病、猝死五种类型。

本病与中医学"胸痹"相类似，胸痹是指多种因素导致心脉痹阻，以胸部闷痛，甚则胸痛彻背，喘息不得卧为主症的一种疾病。轻者仅感胸闷如窒，呼吸欠畅，重者则有胸痛，严重者胸痛彻背，背痛彻胸，又称"卒心痛""厥心痛"，严重者称为"真心痛"。

## 一、病因病机

本病的发生多与寒邪内侵、饮食不节、情志失调、劳倦内伤、年老体虚等因素有关。其病机分为虚和实两方面，实为寒凝、气滞、血瘀、痰浊痹阻胸阳，心脉阻滞；虚为气虚、阴亏、阳衰。大多因实致虚，亦有因虚致实，且可相间为病。病位在心，涉及肺、肝、脾、肾等脏。本病进一步发展，可致瘀血闭阻心脉，心胸猝然大痛，而发为真心痛；或心肾阳虚，水邪泛滥，水饮凌心射肺，可出现喘咳、肢肿等证。

### 1. 寒邪内侵

素体阳虚，胸阳不振，阴寒之邪乘虚而入，寒凝气滞，心脉痹阻，不通则痛，发为胸痹。《诸病源候论·心痛病诸候》云："心痛者，风冷邪气乘于心也。"《医门法律·中寒门》曰："《金匮》论胸痹心痛之脉，当取太过不及，阳微阴弦。以太过之阴，乘不及之阳，即胸痹心痛。然总因阳虚，故阴得乘之。"

### 2. 饮食不节

恣食膏粱厚味，嗜好烟酒，致脾失健运，聚湿生痰，上犯心胸清旷之区，胸阳不展，气机不畅，心脉痹阻，而成胸痹；痰浊留恋日久，痰阻血瘀，痰瘀互结，导致胸痹；嗜食辛辣，湿热内蕴成痰，热郁化火，痰火犯于心胸，心阳被遏，而致胸痹。

### 3. 情志失调

忧思伤脾，脾失健运，津液不布，遂聚为痰；或郁怒伤肝，肝郁气滞，气郁化火，灼津为痰，气滞痰阻，血行不畅，气滞血瘀；或痰瘀交阻，胸阳不运，心脉痹阻，不通则痛，而成胸痹。《杂病源流犀烛·心病源流》曰："总之，七情之由作心痛。"

### 4. 劳逸失调

劳倦久病，脾胃虚弱，气血生化乏源，无以濡养心脉，拘急而痛；或积劳伤阳，心肾阳微，鼓动无力，胸阳不展，阴寒内侵，血行不畅，导致胸痹。

### 5. 年老体虚

本病多见于中老年人，年过半百，肾气自半，精血渐衰。若肾阳虚衰则不能鼓动五脏之阳，导致心气不足或心阳不振，血脉失于温煦，鼓动无力而痹阻不通；若肾阴亏虚，则不能滋养五脏之阴，导致心阴亏虚，心脉失于濡养，而致胸痹；或因阴虚火旺，灼津成痰，痰浊痹阻心脉，发为胸痹。

## 二、临床表现

### 1. 主症

胸骨后或心前区憋闷性、压榨性钝痛，甚则痛彻左肩背、咽喉、胃脘部、肘、颈、牙齿等部位，可向颈、肩、左手尺侧放射；胸闷胸痛常呈反复发作性，逐渐加重然后逐渐缓解，一般持续数分钟，休息、停止活动或用药后可缓解，严重者可见疼痛剧烈、持续不解、汗出肢冷、面色苍白、唇甲青紫、脉微细欲绝或散乱等危候，甚至可发生猝死。

### 2. 次症

本病常伴有心悸、气短、自汗、甚则喘息不得卧等症状。

相关检查：心电图、心脏超声心动图、动态心电图监测、心肌酶系检查、放射性核素检查、冠状动脉造影和左室造影、血管镜检查有助于诊断和鉴别诊断。

## 三、鉴别诊断

### 1. 急性冠状动脉综合征

急性冠状动脉综合征的疼痛部位、性质、发作时心电图改变等与稳定型心绞痛相似，但发作的劳力性诱因不如稳定型心绞痛典型，常在休息或较轻微活动下即可诱发，1个月内新发的或明显恶化的劳力性心绞痛也属于急性冠状动脉综合征。心肌梗死的疼痛部位与稳定型心绞痛相仿，但性质更剧烈，持续时间多超过30分钟，可长达数小时，可伴有心律失常、心力衰竭或（和）休克，含用硝酸甘油多不能缓解，心电图常有典型的动态演变过程。实验室检查示心肌坏死标记物增高，可有白细胞计数增高和红细胞沉降率增快。

### 2. 其他疾病引起的心绞痛

可引起心绞痛的其他疾病包括严重的主动脉瓣狭窄或关闭不全、风湿性冠脉炎、梅毒性主动脉炎引起冠脉口狭窄或闭塞、肥厚型心肌病、X综合征等，要根据其他临床表现来进行鉴别。其中X综合征多见于女性，心电图负荷试验常阳性，但冠脉造影无狭窄病变且无冠脉痉牵证据，预后良好，被认为是冠脉系统微循环功能不良所致。

### 3. 肋间神经痛和肋软骨炎

肋间神经痛疼痛常累及 1 ～ 2 个肋间，但并不一定局限在胸前，为刺痛或灼痛，多为持续性而非发作性，咳嗽、用力呼吸和身体转动可使疼痛加剧，沿神经行径处有压痛，手臂上举活动时局部有牵拉疼痛；肋软骨炎则在肋软骨处有压痛。

### 4. 心脏神经症

心脏神经症患者常诉胸痛，但为短暂（几秒钟）的刺痛或持久（几小时）的隐痛，患者常喜欢不时地吸一大口气或作叹息性呼吸。胸痛部位多在左胸乳房下心尖部附近，或经常变动。症状多于疲劳之后出现，而非疲劳当时，轻度体力活动后反觉舒适，有时可耐受较重的体力活动而不发生胸痛或胸闷。含用硝酸甘油无效或十几分钟后才"见效"，常伴有心悸、疲乏、头昏、失眠及其他神经症的症状。

### 5. 不典型疼痛

不典型疼痛还需与反流性食管炎、膈疝、消化性溃疡、肠道疾病、颈椎病等疾病相鉴别。

## 四、中医治疗

本病的病理性质为本虚标实、虚实夹杂，发作期以标实为主，缓解期以本虚为主。其治疗原则是先治其标，后治其本，必要时可根据虚实、标本、主次，兼顾同治。发作期治标，以祛邪为主；缓解期以扶正固本为主；若虚实夹杂者，可分清主次，适当兼顾。对于真心痛的治疗，应尽早投用益气固脱之品，或采用中西医结合治疗。

### （一）辨证论治

#### 1. 心血瘀阻证

【证候】**主症**：心胸疼痛，如刺如绞，痛有定处，入夜尤甚；甚至心痛彻背，背痛彻心，或痛引肩背。**次症**：面色紫暗，口唇紫暗，肢体麻木，胸闷心悸，常因劳累或暴怒加重。**舌脉**：舌质紫暗或有瘀斑，苔薄，脉弦涩或沉涩。

【治法】活血化瘀，通脉止痛。

【方药】冠心 2 号方。

【中成药】血栓心脉宁、血塞通胶囊、冠心舒通胶囊、地奥心血康、银杏叶片。

#### 2. 气滞血瘀证

【证候】**主症**：心胸满闷，疼痛阵作，情志不遂时容易诱发或加重。**次症**：善太息，胃脘胁肋胀闷，得嗳气或矢气则舒。**舌脉**：舌紫或暗红，脉弦涩。

【治法】理气活血，通络止痛。

【方药】血府逐瘀汤。

【中成药】血府逐瘀胶囊、复方丹参片／滴丸／注射液、心可舒片、麝香保心丸、速效救心丸、柴胡舒肝散／丸。

#### 3. 痰浊闭阻证

【证候】**主症**：心胸窒闷疼痛，闷重痛轻。**次症**：多形体肥胖，肢体沉重，痰多气短，头晕多寐，遇阴雨天诱发或加重，倦怠乏力，恶心纳呆，口黏，咯吐痰涎，大便黏腻不爽。**舌脉**：舌体胖大、边有齿痕，苔白腻或白滑，脉滑。

【治法】通阳泄浊，豁痰宣痹。

【方药】瓜蒌薤白半夏汤合涤痰汤。

【中成药】丹蒌片、心通口服液。

**4. 寒凝心脉证**

【证候】主症：猝然心痛如绞，心痛彻背，喘不得卧，多因气候骤冷或骤感风寒而发病或加重。次症：形寒肢冷，冷汗自出，心悸气短，面色苍白。舌脉：苔薄白，脉沉紧或促。

【治法】宣痹通阳，散寒止痛。

【方药】枳实薤白桂枝汤合当归四逆汤。

【中成药】苏合香丸、宽胸气雾剂、理气活血滴丸、冠心苏合滴丸。

**5. 气虚血瘀证**

【证候】主症：胸痛胸闷，遇劳则发。次症：气短乏力，倦怠懒言，心悸自汗，面色淡白或晦暗。舌脉：舌淡暗，舌体胖大，少苔或无苔，脉沉涩无力。

【治法】益气活血，补虚止痛。

【方药】保元汤合血府逐瘀汤。

【中成药】参芪益气滴丸、通心络胶囊、脑心通胶囊、养心氏片、舒心口服液、活心丸。

**6. 气阴两虚证**

【证候】主症：心胸隐痛，时作时止，动则益甚。次症：气短口干，眩晕失眠，心悸倦怠，自汗盗汗。舌脉：舌胖嫩红少津，脉虚细缓或结代。

【治法】益气养阴，活血通脉。

【方药】生脉散合人参养营汤。

【中成药】心悦胶囊、养心生脉颗粒、灯盏生脉胶囊、参松养心胶囊、通脉养心丸。

**7. 心肾阴虚证**

【证候】主症：心痛憋闷，时作时止。次症：五心烦热，潮热盗汗，腰膝酸软，头晕耳鸣，虚烦不寐，咽干口燥，尿黄便干。舌脉：舌红少苔或剥苔，脉细数或促代。

【治法】滋阴清火，养心和络。

【方药】天王补心丹合炙甘草汤。

【中成药】滋心阴口服液、心元胶囊、天王补心丸。

**8. 心肾阳虚证**

【证候】主症：心胸闷痛，心悸气短，动则尤甚。次症：畏寒肢冷，神倦自汗，面色㿠白，四肢肿胀厥冷，便溏。舌脉：舌质淡胖或紫暗，苔白或腻或水滑，脉沉迟或沉微。

【治法】温补阳气，振奋心阳。

【方药】参附汤合右归饮。

【中成药】心宝丸、芪苈强心胶囊、济生肾气丸。

（二）急性发作期用药

胸痛发作时，部分中成药可迅速发挥作用，有效缓解心痛症状，并可改善心功能和减少不良事件发生，以下中成药可供选择应用。

**1. 速效救心丸**

含服 10～15 粒/次。

**2. 复方丹参滴丸**

含服 10 粒 / 次，5 分钟后未缓解可再服 10 粒。

**3. 麝香保心丸**

含服 1 ～ 2 粒 / 次。

**4. 宽胸气雾剂**

将瓶口倒置，喷口对准舌下喷 2 ～ 3 次。

（三）其他疗法

**1. 针灸疗法**

主穴：心俞、厥阴俞。每次取主穴一对或一侧，不留针，每日 1 次，12 ～ 15 天为 1 个疗程，疗程间休息 3 ～ 5 天。虚寒者配内关、通里，针后加灸；寒重时加灸肺俞、风门；肢冷重时加灸气海或关元；痰浊者配巨阙、膻中、郄门、太渊、丰隆，针用泻法；瘀血者配膻中、巨阙、膈俞、阴郄，针用泻法。

**2. 耳针法**

主穴取心俞。配穴：痰浊闭阻证加脾、胃、三焦；心脉瘀阻证加皮质下、交感、肝；寒凝心脉证加神门、肾上腺。运用毫针，发作期予强刺激，缓解期予中等刺激，留针 0.5 ～ 1 小时。或用王不留行籽贴压穴法。

**3. 穴位贴敷**

细辛、制附子、补骨脂、肉桂等研末，用醋或温水调匀，取适量一次性医用敷料贴敷心俞、内关穴，睡前贴敷一次，晨起去除，适用于心肾阳虚之胸痹。

**4. 推拿疗法**

按揉内关、神门、心俞、肺俞、肾俞、命门、腰阳关、膻中、中脘、丰隆、太渊、涌泉，以及前胸部、腹部、背部、督脉、膀胱经循行部位，每日 1 次。

**5. 刮痧疗法**

取心俞进行刮痧疗法，瘀浊阻胸加中脘 – 天枢、足三里 – 丰隆、脾俞 – 胃俞；肝郁气滞加行间 – 太冲、期门；寒阻胸阳加大椎、膻中、巨阙刮诊后加灸，暑湿热闭加阴陵泉、脾俞、大椎、委中、曲泽；邪火扰心加行间 – 太冲、前臂心经及心包经循行部位，每日 1 次。

## 五、预防调护

**1. 预防**

注意寒温适宜，避免感受风寒；避免大喜、大怒及忧思过度，保持心情舒畅；注意饮食调控，不宜过食肥甘厚味，戒烟限酒，多吃水果、蔬菜，饮食宜清淡、低盐，保持大便通畅；注意休息，保证充足的睡眠。

**2. 调护**

发作期应立即卧床休息，缓解期要注意适当休息，保证充足睡眠，坚持力所能及的活动，做到动中有静，动而有节。心痛发作时应加强巡视，密切观察舌脉、体温、呼吸、血压及精神情志变化，必要时给予吸氧、心电监护及保持静脉通道通畅，并做好抢救准备。

【复习思考题】

稳定型心绞痛与急性冠脉综合征如何鉴别？

# 第二节　高血压病

高血压是一种以体循环动脉血压升高为主要特征的临床综合征，临床可分为原发性和继发性两大类。原因不明者，称为原发性高血压，又称高血压病，占高血压患者的95%以上；有明确独立病因者，血压升高一般是某些疾病的临床表现之一，称为继发性高血压。

高血压病的主要临床表现为血压（收缩压和／或舒张压）升高，伴见头晕头痛，时发时止，或头重脚轻，耳鸣心悸等。长期高血压会影响重要脏器，尤其是心、脑、肾的功能，最终导致脏器功能衰竭。本病多属于中医学"眩晕""头痛"范畴。

## 一、病因病机

本病多因七情过度、饮食劳倦及年老体衰引起机体阴阳平衡失调，脏腑、经络、气血功能紊乱，导致风、火、痰、瘀扰乱清窍；或气血、髓海不足，脑失所养，形成头晕、头痛。病位在心、肝、脾、肾，病性有实有虚，也有虚实夹杂。多属本虚标实之证。

### 1. 肝火亢盛

素体阳盛，加之恼怒过度，肝阳上亢，阳盛风动，发为眩晕；或因长期忧郁过度，气郁化火，使肝阴暗耗，阳亢风动，上扰清窍，发为本病。

### 2. 痰湿内阻

饮食不节或嗜食肥甘，饥饱劳倦，脾胃健运失司，聚湿生痰，痰湿中阻，清阳不升，浊阴不降，引起本病。

### 3. 瘀血内阻

头部外伤，或久病迁延不愈，病久入络，气滞血瘀，痹阻清窍，发为本病。

### 4. 阴虚阳亢

肾阴素亏，肝失所养，以致阴虚阳亢，发为本病。

### 5. 肾精不足

先天禀赋不足，房劳过度，使肾精亏损，年老肾亏，髓海不足，不能充脑，发为本病。

## 二、临床表现

临床大多数为缓进性高血压，其起病缓慢，缺乏特殊临床表现，仅在测量血压时或发生心、脑、肾等并发症后才被发现。常见症状有头晕、头痛、耳鸣、心悸、疲劳等。长期高血压患者还有可能出现受累器官的症状，如胸闷、气短、心绞痛、多尿、视物模糊等。

此外临床可见特殊类型高血压，包括急进性或恶性高血压、高血压危象、老年高血压、儿童青少年高血压、妊娠高血压。

### 1. 急进性或恶性高血压

本病发病急，进展迅速，多见于中、青年。舒张压＞130mmHg。可见头痛、视力模糊、

眼底出血 / 渗出等，肾脏损害明显，出现蛋白尿、血尿、肾功能不全。

### 2. 高血压危象

高血压危象包括高血压急症和高血压亚急症。高血压急症是指血压突然明显升高，伴有进行性重要靶器官功能不全的表现。高血压亚急症是指血压明显升高但不伴有严重临床症状和进行性靶器官损害。

### 3. 老年高血压

超过 60 岁的高血压患者，半数以上以收缩压升高为主，即单纯收缩期高血压（收缩压 ≥ 140mmHg，舒张压 < 90mmHg）。部分患者则表现为收缩压和舒张压均升高的混合型。

### 4. 儿童青少年高血压

儿童青少年高血压通常为轻中度血压升高，没有明显的临床症状。但近一半儿童青少年高血压可发展为成人高血压，左心室肥厚是最常见的靶器官受累表现。

### 5. 妊娠高血压

既往存在高血压者与妊娠并存，或妊娠 20 周前发现收缩压 ≥ 140mmHg，舒张压 ≥ 90mmHg，或妊娠 20 周后首次诊断高血压并持续至产后 12 周以后，伴或不伴蛋白尿和水肿。个别患者病情进展迅速，会出现抽搐、昏迷等症状。

## 三、鉴别诊断

高血压病须与继发性高血压相鉴别。

### 1. 慢性肾脏疾病

患者有多年慢性肾脏疾病病史。慢性肾脏疾病早期先有明显的肾脏病变的临床表现，在病程的中后期才出现高血压。

### 2. 肾血管疾病

肾动脉狭窄是继发性高血压的常见原因之一，其高血压特点为病程短，呈进展性或难治性，舒张压升高明显（常大于 110mmHg），腹部或肋脊角连续性或收缩期杂音。可行超声检查、静脉肾盂造影、血浆肾素活性测定、放射性核素肾显像、肾动脉造影等以明确诊断。

### 3. 嗜铬细胞瘤

本病典型病例常表现为高血压的不稳定和阵发性发作。发作时除血压骤然升高外，还有头痛、心悸、恶心、多汗、四肢冰冷和麻木感、视力减退、上腹或胸骨后疼痛等。可由情绪改变如兴奋、恐惧、发怒而诱发。测定血和尿儿茶酚胺及其代谢产物、胰高血糖素激发试验、酚妥拉明试验、可乐定试验等有助于作出诊断。

### 4. 原发性醛固酮增多症

原发性醛固酮增多症的典型症状和体征有：①轻至中度高血压；②多尿尤其是夜尿增多、口渴、尿比重偏低；③发作性肌无力或瘫痪、肌痛、搐搦或手足麻木感等。凡高血压者合并上述 3 项临床表现，并有低钾血症、高血钠症而无其他原因可解释的，应考虑本病之可能。实验室检查可见血和尿醛固酮升高、血浆肾素活性降低。

### 5. 皮质醇增多症

本病为垂体瘤、肾上腺皮质增生或肿瘤所致，表现为满月脸、多毛、皮肤细薄、血糖增高。24 小时尿游离皮质醇和 17- 羟类固醇或 17- 酮类固醇增高。肾上腺超声可有占位性病变。

**6. 主动脉缩窄**

本病多表现为上肢高血压、下肢低血压。如患者血压异常升高，或伴胸部收缩期杂音，应怀疑本病存在。CT 和 MRI 有助于明确诊断，主动脉造影可明确狭窄段范围及周围有无动脉瘤形成。

## 四、中医治疗

本病中医治疗以辨证论治为主，治疗原则是补虚泻实，调整阴阳。

### （一）辨证论治

**1. 肝火亢盛证**

【证候】主症：眩晕，头痛，急躁易怒。次症：面红，目赤，口干，口苦，便秘，溲赤。舌脉：舌红，苔黄，脉弦数。

【治法】清肝泻火，疏肝凉肝。

【方药】龙胆泻肝汤。

【中成药】牛黄降压丸 / 片 / 胶囊。

**2. 痰瘀互结证**

【证候】主症：头昏或头如裹。次症：形体肥胖，面色晦暗，胸闷，胸痛，呕吐痰涎，心悸，失眠，口淡，肢体麻木或偏瘫，脉络瘀血，皮下瘀斑。舌脉：舌胖苔腻或舌质紫暗有瘀斑瘀点，脉滑或涩。

【治法】祛痰化浊，活血通络。

【方药】半夏白术天麻汤。

【中成药】心脉通胶囊 / 片。

**3. 阴虚阳亢证**

【证候】主症：头晕目眩，头痛，腰酸，膝软，五心烦热。次症：面色潮红，心悸，失眠，耳鸣或耳聋、健忘。舌脉：舌红少苔，脉弦细而数。

【治法】滋阴补肾，平肝潜阳。

【方药】天麻钩藤饮。

【中成药】松龄血脉康胶囊、柏艾胶囊、六味地黄丸、杞菊地黄丸 / 片 / 胶囊。

**4. 肾气亏虚证**

【证候】主症：头晕目眩，腰脊酸痛（外伤性除外），膝软或足跟痛、耳鸣或耳聋。次症：心悸或气短，发脱或齿摇，夜尿频或尿后有余沥，或失禁。舌脉：舌淡苔白，脉沉细弱。

【治法】平补肾气，调和血脉。

【方药】二仙汤。

【中成药】金匮肾气丸 / 片。

### （二）其他疗法

**1. 针刺**

体针主穴百会、曲池、合谷、太冲、三阴交。肝火亢盛者，加风池、行间；痰湿内阻者，加丰隆、足三里；瘀血内阻者，加血海、膈俞；阴虚阳亢者，加太溪、肝俞；阴阳两虚者，加关元、肾俞。实证针用泻法，虚证针用补法。

耳针取穴皮质下、降压沟、脑、心、肾、神门、交感、肝、内分泌、眼、心。每次选取3～4穴，毫针轻刺激或王不留行籽贴压，每日1次，两耳交替。

**2. 气功**

调心、调息和调身可起到降压和辅助治疗作用，能稳定血压、心率及呼吸频率，调节神经系统，提高生活质量。

**3. 穴位贴敷**

根据证型选取贴敷药物，一般以吴茱萸敷涌泉穴或神阙穴，每天敷4～6小时。

## 五、预防调护

中医"治未病"理论主要包括"未病先防"和"既病防变"两方面。在"治未病"理论指导下的预防调摄对高血压患者降低血压、保护靶器官、提高远期生存率、延缓疾病进展具有重要作用。

"未病先防"，即高血压的预防包括保持健康的生活方式：调情志，避免情绪波动；慎起居，生活起居规律；劳逸结合，"坚持适当运动；合理饮食，低盐低脂饮食；保持大便通畅等。

"既病防变"，即高血压的调护包括定期测量血压，监测血压水平；遵照医嘱按时按量服药，不可随意减药停药；戒烟，不喝或少喝酒；控制体重，少吃甜食，增加水果、蔬菜、低脂奶制品、植物来源蛋白质的摄入；平衡膳食，限盐，增钾；坚持体育锻炼，强度适中，可选择太极拳、八段锦等传统健身方式。

【复习思考题】

如何在中医"治未病"理论指导下预防调护高血压病？

# 第四章　消化系统疾病

## 第一节　慢性胃炎

慢性胃炎（chronic gastritis，CG）是多种病因引起的胃黏膜慢性炎症或者萎缩性病变，其本质是胃黏膜上皮反复受到损害而使黏膜发生炎性改变，最终导致不可逆的胃固有腺体的萎缩。部分慢性胃炎无明显症状，有症状者主要表现为上腹痛、腹胀、恶心、呕吐、嗳气、反酸、食欲不振等，部分患者可伴有焦虑、抑郁等精神心理症状。本病可见于任何年龄段，以中老年多见，常反复发作。

基于内镜和病理改变是否有萎缩，慢性胃炎分为慢性萎缩性胃炎、慢性非萎缩性胃炎（又称为慢性浅表性胃炎）两类。基于病因分类，慢性胃炎分为幽门螺杆菌（helicobacter pylori，HP）胃炎和非幽门螺杆菌胃炎、自身免疫性胃炎、应激性胃炎及特殊类型胃炎等

本病属于中医学的"胃痛""胃痞""嘈杂""呕吐"等病范畴。

### 一、病因病机

慢性胃炎多因外邪犯胃、饮食伤胃、情志失调、久病体虚及药物损害等导致胃气郁滞或者脾胃亏虚。本病病位在胃，与脾、肝等脏腑功能失调有关，主要病机是胃气郁滞，失于和降，或者脾胃虚弱。

**1. 外邪侵犯**

寒邪、热邪、湿邪等外感诸邪内客于胃，都可导致胃脘气机阻滞，胃失和降，不通则痛。其中以寒邪犯胃最为常见，寒性收引，寒邪伤胃易使胃气阻滞，胃失和降而发病；而脾胃亏虚尤其脾胃素有阳虚者，更易因感受寒邪而发病。

**2. 内伤饮食**

饮食不节，或饥饱无度，损伤脾胃，致胃失和降，不通则痛；过食生冷、辛辣、肥甘厚腻，以及饮酒无节，则易蕴生寒湿或湿热，致脾胃气机壅滞，失于和降；脾胃虚弱，运化无力，宿食积滞胃脘，郁而化热，湿热相搏，阻遏气机，升降失和；此外，过食寒凉、温燥药物，也会损胃阴，耗胃气，使脾失健运，胃失和降。

**3. 情志失调**

忧思恼怒，伤肝损脾，肝失疏泄，横逆犯胃，使胃失和降；或忧思伤脾，脾气受损，运化不利，胃腑失和，气机不畅，均可致发病。肝气郁久，化火伤阴，瘀血内阻，则胃痛等症状加重，缠绵难愈。

**4. 久病体虚**

脾胃互为表里，为仓廪之官，主受纳及运化水谷。禀赋不足，后天失调，劳倦过度，以及久病不复等，均能引起脾胃虚弱。脾胃素虚，运化失司，气机不畅，或脾阳不足，中焦虚寒，胃失温养，或胃阴亏虚，胃失濡养，或久病正虚，脾胃虚弱，均可发病。

## 二、临床表现

1. 以反复胃脘部近心窝处疼痛或胀满不舒为主症。疼痛可表现为胀痛、闷痛、灼痛、隐痛、刺痛、剧痛等不同性质。

2. 常伴食欲不振、恶心呕吐、嘈杂泛酸、嗳气吞腐等症状。

3. 以中老年居多，常反复发作，发病前多有明显的诱因，如恼怒、劳累、暴饮暴食、饥饿、进食生冷辛辣、饮酒，或有不合理用药史等。

4. 胃镜、上消化道造影、幽门螺杆菌检查等有助于本病的诊断。

慢性非萎缩性胃炎内镜下可见黏膜红斑、粗糙或出血点，可有水肿、充血、渗出等表现；慢性萎缩性胃炎内镜下表现为黏膜红白相间，白相为主，皱襞变平，血管透见，伴有颗粒或结节状。

幽门螺杆菌胃炎：HP（＋）。非幽门螺杆菌胃炎：HP（－）。

## 三、鉴别诊断

本病须与表现为胃脘疼痛的其他疾病相鉴别。

**1. 真心痛**

部分真心痛常表现为胃脘部疼痛，容易与慢性胃炎混淆，造成误诊。不同之处包括：

（1）典型症状为胸膺部闷痛、刺痛或绞痛，疼痛剧烈，痛引肩背，常伴有心悸、气短、汗出，甚则喘息不得卧。

（2）一般持续几秒至几十分钟，休息或用药后可缓解。

（3）多见于中年以上，常有胸痹病史。

（4）常因气候变化、情志刺激、暴饮暴食或过度饮酒诱发，亦有无明显诱因或安静时发病者。

（5）病情危急，预后险恶。《灵枢·厥病》曰："真心痛，手足清至节，心痛甚，旦发夕死，夕发旦死。"

（6）心电图、心肌标志物、动态心电图、心脏彩色多普勒、冠状动脉CTA、冠状动脉造影检查和平板运动试验等有助于诊断。

**2. 胁痛**

胁痛可兼有胃脘部不适甚至胃脘疼痛，慢性胃炎可表现为疼痛攻冲两胁，甚至伴有胸胁疼痛，不同之处包括：

（1）以一侧或两侧胁肋部疼痛为主要表现，可伴有胸闷、腹胀、嗳气、呃逆、急躁易怒、口苦纳呆、厌食恶心等。

（2）常有情志内伤、感受外湿、跌仆闪挫、饮食不节等病史。

（3）血液分析、肝功能、肝炎病毒标志物、血脂分析、甲胎球蛋白等血液学检查和上腹部 B 超、CT、MRI 等影像学检查有助于本病的诊断。

## 四、中医治疗

中医倡导防重于治，在日常生活中应该注意保护脾胃功能。本病的治疗以缓解症状、提高生活质量、预防复发和并发症为主。主要干预手段有药物、针灸疗法等，临床可根据具体情况选择，并配合饮食调理、心理疏导等综合治疗。

### （一）辨证论治

**1. 肝气犯胃证**

【证候】**主症**：胃脘胀满或胀痛，胸胁部胀满不适或疼痛。**次症**：症状因情绪因素诱发或加重，善太息，嗳气频作。**舌脉**：舌淡红，苔薄白，脉弦。

【治法】疏肝理气和胃。

【方药】柴胡疏肝散。

【中成药】气滞胃痛颗粒、胃苏颗粒、金胃泰胶囊。

**2. 肝胃郁热证**

【证候】**主症**：胃脘灼痛，两胁胀闷不舒或疼痛。**次症**：烦躁易怒，反酸，口干口苦，大便干燥。**舌脉**：舌质红，苔黄，脉弦或弦数。

【治法】清肝和胃。

【方药】化肝煎合左金丸。

【中成药】达立通颗粒、东方胃药胶囊。

**3. 脾胃湿热证**

【证候】**主症**：胃脘痞满或疼痛，身体困重。**次症**：精神困倦，食少，纳呆，口苦，口臭，小便黄，大便不畅。**舌脉**：舌质红，苔黄腻，脉滑数。

【治法】清热化湿。

【方药】黄连温胆汤。

【中成药】三九胃泰颗粒。

**4. 脾胃气虚证**

【证候】**主症**：胃脘隐痛或胀满，进食或劳累后加重，疲倦乏力。**次症**：少气懒言，纳呆，大便溏薄。**舌脉**：舌淡或有齿印，苔薄白，脉虚弱。

【治法】益气健脾。

【方药】香砂六君子汤。

【中成药】健胃消食口服液、摩罗丹。

**5. 脾胃虚寒证**

【证候】**主症**：胃脘隐痛，绵绵不休，喜温喜按。**次症**：劳累或受凉后发作或加重，精神疲倦，四肢倦怠，泛吐清水，纳呆，大便溏薄。**舌脉**：舌淡胖，边有齿痕，苔白滑，脉沉弱。

【治法】温中健脾。

【方药】黄芪建中汤合理中汤。

【中成药】虚寒胃痛颗粒、温胃舒胶囊。

**6. 胃阴不足证**

【证候】**主症**：胃脘灼痛，嘈杂似饥，饥而不欲食。**次症**：口干咽干，大便干结。**舌脉**：舌红少津或有裂纹，苔少或无，脉细或数。

【治法】养阴益胃。

【方药】一贯煎。

【中成药】养胃舒胶囊。

**7. 胃络瘀阻证**

【证候】**主症**：胃脘痞满或刺痛，痛有定处。**次症**：胃痛日久不愈，甚或呕血、黑便。**舌脉**：舌质紫暗或有瘀点、瘀斑，脉弦涩。

【治法】活血化瘀。

【方药】失笑散合丹参饮。

【中成药】荜铃胃痛颗粒、胃康胶囊。

（二）其他疗法

**1. 针刺疗法**

常用腧穴有足三里、中脘、胃俞、内关等。肝胃不和者加肝俞、太冲；伴郁热者加天枢、丰隆；脾胃虚弱者加脾俞、气海；胃阴不足者加三阴交、太溪；痛甚加梁门、公孙；消化不良者加合谷、天枢、三阴交；气滞血瘀者加太冲、血海；胃络瘀阻者加血海、膈俞。

**2. 灸法**

常用腧穴有足三里、脾俞、中脘、胃俞等。脾胃气虚者灸脾俞、胃俞、气海、足三里，脾胃虚寒重者灸足三里、上脘、中脘、下脘。

**3. 耳针法**

肝胃郁热者，取肝、胃、交感、艇中、脾等耳穴贴敷中药王不留行；脾胃虚寒者，取脾、胃、口、皮质下、交感、神门等耳穴贴敷中药王不留行。用拇指、食指相对按压，揉捏至耳穴局部发热、红润、疼痛，留置 3 ～ 5 天，每天按压 2 ～ 3 次。

**4. 推拿疗法**

多采用按法、揉法、摩法等推拿手法。平时可以点按足三里 30 ～ 40 次 / 天，以调理脾胃功能；慢性胃炎急性发作时点按足三里、揉内关和中脘各 200 次，以改善胃脘部胀痛不适。或者实证按照顺时针、虚证按照逆时针的方向，在胃脘部进行环形摩腹 15 ～ 20 分钟。

## 五、预防调护

**1. 饮食调摄非常重要**

平时要养成良好的饮食习惯，规律进食。避免暴饮暴食、饥饱失度，避免长期食用肥甘、生冷、辛辣食物，避免服用苦寒、燥热的药物。患病后的饮食以少食多餐、清淡易消化为宜，避免服用浓茶、咖啡及食用辛辣、生冷等刺激性食物。必要时进食流质或半流质饮食。

**2. 重视精神调摄**

精神刺激是引起慢性胃炎的重要因素，加强对慢性胃炎患者的心理疏导，引导患者保持精神愉快、性情开朗，可以减少慢性胃炎的发病及缓解发病后的症状，提高患者的生活质量。

**3. 加强体育锻炼**

平时进行适当的室外活动，如练习八段锦、五禽戏、太极拳及散步、慢跑等以增强体质，对慢性胃炎的预防调护也有一定作用。

【复习思考题】

简述慢性胃炎的预防调护方法。

# 第二节 消化性溃疡

消化性溃疡（peptic ulcer，PU）是指在各种致病因子的作用下，黏膜发生的炎性反应和坏死性病变深达黏膜肌层，常发生于与胃酸分泌有关的消化道黏膜，其中以胃和十二指肠最为常见，即胃溃疡（gastric ulcer，GU）和十二指肠溃疡（duodenal ulcer，DU），因溃疡形成与胃酸、胃蛋白酶的消化作用有关而得名。溃疡的黏膜缺损超过黏膜肌层，不同于糜烂。临床表现常起病缓慢，病程迁延，上腹痛具有周期性、节律性等特点，伴反酸、嗳气，体征可见上腹部有局限性压痛，是消化系统的一种常见疾病。

本病多属于中医学"胃痛""痞满""吐酸""胃疡"等范畴。

## 一、病因病机

消化性溃疡发病主要与外邪犯胃、饮食不节、情志失调、脾胃素虚等因素相关。疾病起初多由外邪、饮食、情志等单独致病，亦可是多病因相兼为病。发病日久或反复致病，常导致脾胃虚弱，甚或出现夹痰夹湿、郁而化热及气滞血瘀等情况，使疾病呈寒热兼夹、虚实夹杂的病机。本病病位在胃，与肝脾二脏关联密切，基本病机为胃之气机阻滞或络脉失养，致胃失和降，不通则痛，或者失荣则痛。

**1. 外邪犯胃**

外感寒、热、湿诸邪，内客于胃，皆可致胃脘气机阻滞，不通则痛。其中尤以湿邪为多，湿邪较易侵犯脾胃，阴虚之人易感湿热，阳虚之人易受寒湿，邪气所犯，阻滞气机，胃气不和，乃发本病。

**2. 饮食伤胃**

饮食不节，或过饥过饱，损伤脾胃，胃气壅滞，致胃失和降，不通则痛。五味过极，辛辣过度，肥甘厚腻，饮酒如浆，则蕴湿生热，伤脾碍胃，气机壅滞。

**3. 情志不畅**

忧思恼怒，伤肝损脾；肝失疏泄，横逆犯胃，脾失健运，胃气阻滞，均致胃失和降，而发胃痛。气滞日久或久痛入络，可致胃络血瘀。若肝郁化热，郁热耗伤胃阴，胃络失于濡润，致胃脘隐隐灼痛。若气郁日久，血行不畅，血脉凝滞，瘀血阻胃，致胃脘刺痛。

**4. 素体脾虚**

脾胃为仓廪之官，主受纳及运化水谷。若素体脾胃虚弱，或劳倦内伤，或久病不愈，延及脾胃，或用药不当，皆可损伤脾胃，脾胃虚弱，运化失职，气机不畅，或中阳不足，中焦虚寒，失其温养而发生疼痛。

## 二、临床表现

本病临床表现为上腹痛，具有周期性、节律性等特点，性质可分为钝痛、灼痛、胀痛、剧痛、饥饿样不适。主要特点：①慢性过程，病史可达数年甚至 10 余年；②反复或周期性发作，发作期可为数周或数月，发作有季节性，典型者多在季节变化时发生，如秋冬和冬春之交发病；③部分患者有与进餐相关的节律性上腹痛，餐后痛多见于胃溃疡，饥饿痛或夜间痛、进餐缓解多见于十二指肠溃疡；④部分病例仅表现为上腹胀、上腹部不适、厌食、嗳气、反酸等消化不良症状。还有一类无症状性溃疡，患者无腹痛或消化不良症状，而以消化道出血、穿孔等并发症为首发症状，可见于任何年龄。

## 三、鉴别诊断

### 1. 胃癌

诊断胃癌的主要手段为内窥镜活组织病理检查。对于怀疑恶性溃疡的患者，应行多处内窥镜下活检。内镜下恶性溃疡形状不规则，底凸凹不平，苔污秽，边缘结节样隆起。X 线钡餐为鉴别诊断提供一定依据，龛影位于胃腔之内，边缘不整，龛影周围胃壁僵硬，呈结节状隆起，向溃疡聚集的皱襞有融合和中断现象。

### 2. 功能性消化不良

此类患者常表现为上腹疼痛、反酸、嗳气、胃灼热、上腹饱胀、恶心、呕吐、食欲减退等，部分患者症状与患消化性溃疡类似，易与消化性溃疡相混淆。内镜检查则完全正常或示轻度胃炎。

### 3. 慢性胆囊炎和胆石症

该病腹痛与进食油腻有关，位于右上腹并放射至背部且伴发热、黄疸，此类典型病例不难与消化性溃疡相鉴别。对于不典型的患者，鉴别需借助腹部 B 超或内镜下逆行胆管造影检查。

### 4. 胃泌素瘤

胃泌素瘤又称卓－艾综合征，由胰腺非 B 细胞瘤分泌大量胃泌素所致，肿瘤往往较小，生长慢，多为恶性。大量胃泌素导致胃酸分泌量显著增高，引起顽固性多发溃疡、不典型部位溃疡（如十二指肠降段、横段或空肠近端等），易并发出血、穿孔，多伴有腹泻和明显消瘦。胃液分析、血清胃泌素检测和激发试验（胰泌素试验或钙输注试验阳性）有助于胃泌素瘤定性诊断，而超声检查（包括超声内镜）、CT、MRI、选择性血管造影术等有助于定位诊断。

### 5. 慢性胃炎

慢性胃炎主要症状为慢性上腹部不适或疼痛，其症状可类似消化性溃疡，但发作的周期性与节律性一般不典型，胃镜检查是主要的鉴别方法。

## 四、中医治疗

中医倡导辨证论治，针对消化性溃疡的病因机制，以疏肝健脾、和胃止痛为主要治疗原则。本病初起活动期，以实证为主要表现者，主要采用理气导滞、清热化瘀等法。溃疡日久，反复发作不愈者，多为本虚标实之候，临床宜标本兼顾，健脾与理气并用，和胃与化瘀同施。对有幽门螺杆菌（Hp）感染、巨大溃疡或有上消化道出血等并发症者，宜采用中西医结合方法进行综合治疗。

### （一）辨证论治

#### 1. 肝胃不和证

【证候】**主症**：胃脘胀满或疼痛，胁肋部胀满不适或疼痛。**次症**：每因情志不畅而发作或加重，心烦，嗳气频作，善太息。**舌脉**：舌淡红，苔薄白，脉弦。

【治法】疏肝理气，和胃止痛。

【方药】柴胡疏肝散。

【中成药】气滞胃痛颗粒、胃苏颗粒、健胃愈疡片。

#### 2. 脾胃虚寒证

【证候】**主症**：胃痛隐隐，绵绵不休，喜温喜按，得食痛减。**次症**：四肢倦怠，畏寒肢冷，便溏，纳少。**舌脉**：舌淡或舌边齿痕，舌苔薄白，脉虚缓无力。

【治法】温中健脾，和胃止痛。

【方药】黄芪建中汤。

【中成药】安胃疡胶囊、小建中胶囊 / 颗粒、虚寒胃痛冲剂。

#### 3. 脾胃湿热证

【证候】**主症**：脘腹痞满或疼痛，口干或口苦。**次症**：口干不欲饮，纳呆，恶心或呕吐，小便短黄。**舌脉**：舌质红，苔黄腻，脉滑或数。

【治法】清利湿热，和胃止痛。

【方药】连朴饮。

【中成药】三九胃泰颗粒。

#### 4. 肝胃郁热证

【证候】**主症**：胃脘灼痛，口干口苦。**次症**：胸胁胀满，反酸，烦躁易怒，大便秘结。**舌脉**：舌红，苔黄，脉弦数。

【治法】清胃泻热，疏肝理气。

【方药】化肝煎合左金丸。

【中成药】胃热清胶囊。

#### 5. 胃阴不足证

【证候】**主症**：胃脘隐痛，饥不欲食。**次症**：口干渴，消瘦，五心烦热。**舌脉**：舌红少津或有裂纹，苔少或无，脉细。

【治法】养阴益胃。

【方药】益胃汤。

【中成药】养胃舒胶囊。

#### 6. 胃络瘀阻证

【证候】**主症**：胃脘胀痛或刺痛，痛处不移。**次症**：夜间痛甚，口干不欲饮，可见呕血或黑便。**舌脉**：舌质暗红或有瘀点、瘀斑，脉弦涩。

【治法】活血化瘀，行气止痛。

【**方药**】失笑散合丹参饮。

【**中成药**】元胡止痛片、康复新液、荆花胃康胶丸。

（二）其他疗法

**1. 穴位埋线疗法**

选中脘、胃俞（双）、脾俞（双）、足三里（双）、肝俞（双），将羊肠线埋于这些穴位皮下。治疗间隔及疗程根据所选部位对线的吸收程度而定，通常每 2 周治疗 1 次，3 次为 1 个疗程。

**2. 针灸疗法**

根据不同症状、证型选择相应的腧穴进行针灸治疗，主穴取中脘、足三里，再根据不同证型配穴。

## 五、预防调护

消化性溃疡的复发是综合因素造成的，季节因素、饮食因素、精神情志因素、环境因素、体质因素、药物因素及一些未知因素等都可导致溃疡病复发，避免这些负性因素对于预防本病的复发具有重要意义。

1. 生活方面，按时规律进餐，忌进食过饱及睡前进食，戒烟酒，忌大量饮用浓茶或咖啡，忌辛辣等刺激性食物，避免过度劳累及精神紧张。

2. 药物方面，慎用对胃黏膜有损害的药物，如非甾体抗炎药、肾上腺皮质激素、利血平等。

3. Hp 是消化性溃疡重要发病原因和复发因素之一，故对消化性溃疡 Hp 阳性者，无论溃疡是活动期还是静止期，都应行 Hp 根除治疗。

【**复习思考题**】

1. 消化性溃疡的中医辨证论治分为哪些常见证型？

2. 消化性溃疡的中医病因为哪些？

# 第三节　肝硬化

肝硬化（liver cirrhosis）是一种或多种病因引起的、长期反复形成的，以肝组织弥漫性纤维化、假小叶和再生结节形成为特征的进行性肝病。肝硬化早期无明显症状，后期则以肝功能减退和门静脉高压为主要表现，晚期常出现上消化道出血、肝性脑病、腹腔积液、癌变等并发症而危及生命。在我国，大多数患者为病毒性肝炎后肝硬化，少部分与血吸虫感染、酒精中毒、药物和毒物损伤、胆道疾患、遗传代谢缺陷、自身免疫性损伤等相关。本病是消化系统的常见病，发病高峰年龄为 35 ～ 48 岁，男性明显多于女性。

临床上将肝硬化分为肝功能代偿期和失代偿期，但两期界限很难截然分开。肝硬化代偿期多属于中医学"积聚""胁痛"等病范畴，而肝硬化失代偿期因其出现腹腔积液、肝细胞性或阻塞性黄疸、消化道出血等并发症的不同，多属于中医学"臌胀""黄疸""血证"等病范畴。

## 一、病因病机

本病病因复杂，主要是由情志失调、酒食不节、饮食伤脾、感受外邪或虫毒、病后体虚，或黄疸、疟疾等经久不愈。初期因肝脾受损、脏腑失和，以致气滞、血瘀、痰凝于腹内，日久结为积块。久病则累及肾，水湿不化，则胀满愈甚，致肝脾肾俱损或功能失调，气血搏结，水湿内停。病位主要在肝脾，久则及肾。气滞、水停、血瘀三者错杂为患，壅结渐甚，邪愈盛而正愈虚，故多为本虚标实，病情错综复杂，病势日益深重。

### （一）肝硬化代偿期

#### 1. 肝胆湿热

湿热之邪偏盛，由表及里，内蕴中焦，湿郁热蒸，不得泄越，蕴结中焦；长期嗜酒无度，或过食肥甘厚腻，或饮食污染不洁，脾胃损伤，运化失司，湿浊内生，郁而化热，湿热互结中焦，发为本病。

#### 2. 肝郁脾虚

情志所伤，如抑郁忧思，可致肝失条达，气机疏泄不利，肝郁气滞；饮食不节，过食肥甘，或恣食生冷，或劳倦太过，脾失健运，损伤脾阳，中焦运化失常，肝脾受损，气机运化无力，气血运行涩滞，发为本病。

#### 3. 肝肾阴虚

久病耗伤或劳欲过度，使精血亏虚，肝肾之阴不足，血虚不能养肝，肝络失养，气机不畅，气、血、津液失于输布，气滞血瘀，发为本病。

### （二）肝硬化失代偿期

#### 1. 气滞湿阻

忧思郁怒，损伤肝脾，肝气郁结不舒，气机不畅，气不行水，或横逆犯脾胃，脾胃受克，运化失司，以致水湿停留，日久不化，痞塞中焦，发为本病。

#### 2. 水湿困脾

饮食不节，脾失健运，水湿内生，蕴阻中焦，清浊相混，壅阻气机，水谷精微失于输布，湿浊内聚，脾土壅滞则肝之疏泄失常，气血瘀滞，湿邪与气血交阻日久，发为本病。

#### 3. 湿热蕴结

外感湿热疫毒之邪，损伤肝脾，气机阻滞，内湿由生，湿热互结，蕴结中焦，浊水内停；嗜酒过度，或恣食肥甘厚味，酿湿生热，湿热相合，阻滞中焦，浊水停聚，发为本病。

#### 4. 肝脾血瘀

肝为藏血之脏，性喜条达，若情志不舒，肝失疏泄，气机不利，则血液运行不畅，致肝脉瘀阻，进而横逆犯脾，络脉滞涩，水气停留；或因血吸虫感染，虫毒阻塞经隧，脉道不通，日久失治，肝脾两伤，形成癥积；气滞络瘀，清浊相混，水液停聚，发为本病。

#### 5. 脾肾阳虚

肝脾渐虚，病延及肾，肾火虚衰，不但无力温助脾阳，蒸化水湿，且开阖失司，气化不利，而致阳虚水盛，发为本病。

#### 6. 肝肾阴虚

若阳伤及阴，或湿热内盛，湿聚热郁，热耗阴津，则肝肾之阴亏虚，肾阴既损，阳无以化，则水津失布，阴虚水停，发为本病。

## 二、临床表现

肝硬化通常起病隐匿，病程发展缓慢，根据症状、体征和辅助检查的不同，临床上分为肝功能代偿期和失代偿期。

**1. 代偿期**

肝硬化代偿期无症状或症状较轻，往往缺乏特异性，可有轻度乏力、食欲减退、体重减轻、恶心、腹胀、腹泻等非特异性症状。上述症状常因劳累、精神紧张或伴随其他疾病而出现，经休息或治疗可缓解。肝功能正常或轻度异常，肝脏可轻度肿大，影像学、生化学检查可发现肝细胞合成功能障碍或门静脉高压症等证据，或组织学符合肝硬化诊断，脾脏可因门静脉高压出现轻、中度肿大。

**2. 失代偿期**

肝硬化失代偿期以肝功能减退和门静脉高压为特征，出现黄疸、出血、贫血、水肿、尿少等症状。

（1）肝功能减退

1）全身表现　一般情况较差，可出现乏力、消瘦、皮肤干枯、面色晦暗、小便减少、下肢水肿等。

2）消化道症状　食欲不振、腹胀、恶心、呕吐、易腹泻、消化吸收不良综合征，以及因肝源性糖尿病出现的多尿、消瘦等症状。

3）出血和贫血　可有鼻腔或齿龈出血、皮肤黏膜出血点、紫癜、贫血。凝血因子是反映肝脏合成功能受损的早期指标，可出现凝血酶原时间延长、凝血酶原活动度降低等症状。

4）内分泌失调　肝脏是多种激素转化、降解的重要器官，肝功能减退时雌激素、醛固酮、抗利尿激素因灭活作用减弱而增高，雄激素、糖皮质激素则减少，可出现蜘蛛痣、肝掌、皮肤色素沉着，男性患者往往出现性欲减退、睾丸萎缩、毛发脱落、乳房发育，女性患者则月经失调、闭经、不孕等。

5）不规则低热　可能与肝脏对致热因子灭活降低或继发性感染有关。

6）低蛋白血症　可出现下肢水肿、腹腔积液、尿量减少等。

（2）门静脉高压

1）脾功能亢进及肿大　脾大是肝硬化门静脉高压较早出现的体征。脾脏因长期瘀血而肿大，多呈轻、中度肿大，部分可达脐下。脾功能亢进时，患者外周血象呈白细胞减少、增生性贫血、血小板减低等，容易并发感染，若有脾周围炎时可有触痛。

2）腹腔积液　为肝硬化门静脉高压最突出的临床表现之一，腹腔积液的出现可使患者发生腹胀、腹部膨隆、脐疝，甚至因大量腹水抬高横膈而致呼吸困难和心悸，部分患者同时伴有胸腔积液。

3）门－腔侧支循环的建立和开放　是肝硬化门静脉高压的特征性表现，当门静脉压力增高≥10mmHg时，消化器官回心血流经肝脏受阻，而门静脉系统与腔静脉系统之间的交通支则大量建立、开放，并扩张成曲张的静脉，主要包括食管－胃底静脉曲张、腹壁静脉曲张、痔静脉扩张、腹膜后吻合支静脉曲张等主要的侧支循环，门静脉高压是导致曲张静脉出血的主要原因。

### 三、鉴别诊断

1.结核性腹膜炎、充血性心力衰竭、慢性肾小球肾炎、腹膜肿瘤等疾病均可引起腹腔积液，不同之处在于：

（1）结核性腹膜炎引起的腹水多为渗出液，并可在腹水中检出结核分枝杆菌。

（2）充血性心力衰竭引起的腹水，往往为心输出量减少所导致，还可出现全身水肿、肝脾肿大、胸腔积液、颈静脉充盈等表现，多伴有血清脑钠肽升高。

（3）慢性肾小球肾炎引起的腹水，可出现血尿、蛋白尿、肢体浮肿、血压升高等表现，上述症状为体内水钠潴留所引起，以眼皮和脚踝处水肿最为明显。

（4）腹膜肿瘤引起的腹水，多为血性腹水，内含大量红、白细胞，腹水病理可找到肿瘤细胞，往往是胃癌、卵巢癌、肝癌等转移至腹膜所致。

2.脂肪肝、酒精性肝病、原发性肝癌、血吸虫病等疾病均可引起肝脏肿大，不同之处在于：

（1）脂肪肝可引起肝脏肿大，常伴有血清转氨酶等指标升高，经超声、CT等影像学检查可见脂肪性肝病的密度改变。

（2）酒精性肝病可引起肝脏不同程度的肿大，患者常有长期饮酒史，一般超过5年，折合酒精量男性≥40g/d，女性≥20g/d。

（3）原发性肝癌多在肝硬化基础上产生，除引起肝脏肿大外，可发现占位性病变及肝脏活检阳性，并结合甲胎蛋白（AFP）＞400μg/L等指标明确诊断。

3.消化性溃疡、胃癌、贲门黏膜撕裂综合征等均可引起上消化道出血，需要结合胃镜下表现来鉴别，症状不同之处在于：

（1）消化性溃疡不仅引起上消化道出血，还常伴有慢性、周期性、节律性上腹痛的病史。

（2）中年以上的患者出现上消化道出血，伴有上腹痛、厌食、消瘦等症状者，应警惕由胃癌所引起。

（3）贲门黏膜撕裂综合征引起的上消化道出血，常有出血前大量呕吐的病史，呕吐物常为鲜红色。

### 四、中医治疗

本病以辨证论治为主，结合中医外治疗法，注重病因预防及起居调护。本病属肝、脾、肾三脏失调，根据气滞、水停、血瘀的基本病理变化，确定相应治法。本病总属本虚标实，治疗应当攻补兼施，补虚不忘实，泻实不忘虚。

（一）辨证论治

**1.肝硬化代偿期**

（1）肝胆湿热证

【证候】主症：胁胀或痛，纳呆，胃脘胀闷，倦怠乏力，巩膜、皮肤黄染。次症：口干苦或口臭，大便黏滞秽臭或干结。舌脉：舌质红，苔黄腻，脉弦数或弦滑数。

【治法】清热祛湿。

【方药】茵陈蒿汤加味。

【中成药】护肝宁片/胶囊、茵栀黄颗粒。

（2）肝郁脾虚证

【证候】**主症**：胁肋胀满疼痛，胸闷，善太息，精神抑郁或性情急躁，纳食减少，脘腹痞闷。**次症**：神疲乏力，面色萎黄，大便不成形或溏泻。**舌脉**：舌质淡，有齿痕，苔白，脉沉弦。

【治法】疏肝健脾。

【方药】逍遥散加减。

【中成药】护肝片/胶囊/颗粒。

（3）肝肾阴虚证

【证候】**主症**：胁肋隐痛，遇劳加重，腰膝酸软。**次症**：口燥咽干，头晕目眩，两目干涩，心中烦热，失眠多梦。**舌脉**：舌质红，苔薄白少津，脉弦细数。

【治法】滋养肝肾。

【方药】一贯煎合六味地黄丸加减。

【中成药】复方鳖甲软肝片、复方益肝灵胶囊。

**2. 肝硬化失代偿期**

（1）气滞湿阻证

【证候】**主症**：腹胀按之不坚，胁下胀满或疼痛。**次症**：饮食减少，食后胀甚，得嗳气、矢气稍减，小便短少。**舌脉**：舌苔薄白腻，脉弦。

【治法】疏肝理气，运脾利湿。

【方药】胃苓汤合柴胡疏肝散。

【中成药】和络舒肝胶囊。

（2）水湿困脾证

【证候】**主症**：腹大胀满，按之如囊裹水，脘腹痞胀，得热则舒，精神困倦。**次症**：甚则颜面微浮，下肢浮肿，怯寒懒动，小便少，大便溏。**舌脉**：舌苔白腻，脉缓。

【治法】温中健脾，行气利水。

【方药】实脾饮。

【中成药】臌症丸。

（3）湿热蕴结证

【证候】**主症**：腹大坚满，脘腹胀急，腹痛拒按，身目发黄。**次症**：烦热口苦，渴不欲饮，小便赤涩，大便秘结或溏垢。**舌脉**：舌边尖红，苔黄腻或兼灰黑，脉象弦数。

【治法】清热利湿，攻下逐水。

【方药】中满分消丸。

【中成药】强肝胶囊。

（4）肝脾血瘀证

【证候】**主症**：脘腹坚满，青筋显露，胁下癥结，痛如针刺。**次症**：面色晦暗黧黑，或见赤丝血缕，面、颈、胸、臂出现血痣或蟹爪纹，口干不欲饮水，或见大便色黑。**舌脉**：舌质紫暗或有瘀斑，脉细涩。

【治法】活血化瘀，行气利水。

【方药】调营饮。

【中成药】扶正化瘀胶囊、鳖甲煎丸、安络化纤丸、大黄蟅虫丸、肝爽颗粒。

（5）脾肾阳虚证

【证候】**主症**：腹大胀满，形似蛙腹，朝宽暮急，神倦怯寒，肢冷浮肿。**次症**：面色苍黄或苍白，脘闷纳呆，小便短少不利。**舌脉**：舌体胖，舌质紫，苔薄白，脉沉细无力。

【治法】温补脾肾，化气利水。

【方药】附子理苓汤。

【中成药】五苓胶囊。

（6）肝肾阴虚证

【证候】**主症**：腹大胀满，或见青筋暴露，腰膝酸软，目睛干涩。**次症**：面色晦滞，唇紫，口干而燥，心烦失眠，时或鼻衄，牙龈出血，小便短少。**舌脉**：舌质红绛少津，苔少或光剥，脉弦细数。

【治法】滋肾柔肝，养阴利水。

【方药】一贯煎合六味地黄丸。

【中成药】复方鳖甲软肝片、复方益肝灵胶囊。

### （二）其他疗法

**1. 针灸疗法**

肝郁脾虚证选期门、内关、太冲，用泻法，兼水湿内停加阴陵泉，水分、气海，平补平泻；水湿困脾证选脾俞、中脘、足三里、阴陵泉、水分，平补平泻；脾肾阳虚证选脾俞、肾俞、水分、足三里、气海，平补平泻；肝肾阴虚证选肝俞、肾俞、阴陵泉、三阴交、足三里，平补平泻。

**2. 保留灌肠**

灌肠可以改善肠道环境，减少肠源性内毒素的产生与吸收，促进腹腔积液吸收。一般以健脾调肠、化湿解毒为主。也可配合通泄药物，选用大黄、郁金、金钱草、赤芍等，每日2次，每次200mL，保留灌肠20分钟。

**3. 脐火疗法**

将药饼置于脐部，再将药筒置于药饼之上，正对脐中在上端点燃，自然燃烧，燃尽后换第2根，7根为一次量，每日1次，30天为1个疗程，可连用1～2个疗程。药饼组成：黄芪、党参、白术、丹参、肉桂、炒薏苡仁等加工为细粉，过100目筛，加水调和而成，饼为圆形，厚1cm。药筒由草纸和蜡组成，中间空心，高7cm，直径2.5cm。每日1次，使药物直达神阙穴，利用其温热作用，可使局部毛细血管扩张，血液循环和淋巴回流增加，多适用于虚证，如脾虚、脾肾阳虚等证。

**4. 红外肝病治疗**

患者平卧于病床，暴露肝区，以红外探头照射肝区（根据患者的感觉调节距离），每日1次，每次30分钟，半个月为1个疗程。

## 五、预防调护

1.平时应加强锻炼，适当进行室外活动，以增强体质，提高抗病能力。情志上，保持心情舒畅、情志和调，避免抑郁忿怒。

2. 在治疗期间，应注意休息，密切观察。注意煎药及服药要求，治疗本病的中药宜文火慢煎，趁温热服，服后避风取汗，适当休息。本病后期兼见发热、大出血，甚至昏迷者，应采取相应护理措施。

3. 在饮食方面，以清淡、易消化、营养丰富为原则，宜少食多餐，并补充足量维生素，食材需精工细作，细嚼慢咽，新鲜水果建议榨汁饮用、生食则应嚼汁吐渣，避免饮酒及食用辛辣油腻、粗硬食物。

【复习思考题】

1. 简述肝硬化失代偿期门静脉高压症的临床表现。

2. 简述肝硬化失代偿期脾肾阳虚证的主要证候、治法和方药。

# 第四节　腹泻

腹泻是以排便次数增多，粪便稀溏，甚至泻出如水样为主症的疾病，属于中医学"泄泻"范畴。依据发病缓急，临床有泄与泻之别。其中以大便溏薄而势缓者为泄，大便清稀如水而势急者为泻。但临床所见，有时难以截然分开，故常合称为泄泻。腹泻多见于西医学的急慢性肠炎、过敏性结肠炎、肠易激综合征、肠吸收功能紊乱、肠结核等肠道疾病。

## 一、病因病机

泄泻是由于感受外邪、饮食所伤、情志失调、脾胃虚弱及肾阳虚衰等，致脾失健运，大肠传导失职，湿邪内盛而为病。本病的病位在脾胃，与大小肠等脏腑相关，病理因素主要是湿，脾虚湿盛是导致腹泻发生的关键所在。病性有虚、实两端，急性暴泻属实证，慢性久泻属虚证，亦可见虚实夹杂之证。

**1. 感受外邪**

脾为太阴湿土，其性恶湿而喜燥。外来之湿邪最易困遏脾阳，影响脾的运化，水谷相杂而下，引起泄泻。风邪、寒邪或暑热之邪，既可侵袭皮毛肺卫，从表入里，使脾胃升降失司，亦能夹湿邪为患，直接损伤脾胃，导致脾胃功能失调，运化失常，清浊不分，引起泄泻。

**2. 饮食所伤**

凡饱食过量，宿滞内停；或过食肥甘，呆胃滞脾，湿热内蕴；或恣啖生冷，寒食交阻；或误食馊腐不洁之物，伤及肠胃，均可致脾胃运化失健，传导失职，升降失调，清浊不分，发生泄泻。

**3. 情志失调**

若郁怒伤肝或忧思气结等，均可引起肝木疏泄功能失职，肝气郁结，木郁不达，横逆乘脾犯胃，导致脾运壅滞，令水谷不归正化，下趋肠道而为泻；若素体脾虚湿盛，运化无力，复因情志刺激、精神紧张或于怒时进食者，均可致土虚木贼，肝脾失调，更易形成泄泻。

**4. 脾胃虚弱**

若因长期饮食失调，劳倦内伤，久病缠绵，均可导致脾胃虚弱，中阳不健，运化无权，不能受纳水谷和运化精微，清气下陷，水谷糟粕混杂而下，遂成泄泻。

**5. 肾阳虚衰**

"水寒则土湿"，久病之后，肾阳损伤，或年老体弱，阳气不足，命门火衰，脾失温煦，水谷不能腐熟，运化失常，而为泄泻。

## 二、临床表现

一般排便次数增加，粪便稀薄，或伴腹痛、里急后重感等。西医学将腹泻从病因学方面分为感染性腹泻和非感染性腹泻。感染性腹泻多由感染性因素导致，每天排便可达十几次以上，粪便多呈稀薄水样便，粪便中常混有感染性物质。非感染性腹泻多由饮食不当导致。

## 三、鉴别诊断

应该与炎症性肠病、内分泌疾病所致腹泻、肠道肿瘤、肠易激综合征等病鉴别。急性暴泻，泻下清稀，次数频多，腹痛拒按，泻后痛减，多属实证；慢性久泻，病势缓，病程长，反复发作，大便不成形，次数不多，腹痛不甚，喜温喜按，神疲肢冷，多属虚证。

## 四、中医治疗

脾虚湿盛是导致泄泻发生的病机关键，故其治疗以运脾化湿为基本原则。实证者，应着重化湿，参以淡渗利湿，结合健运脾胃。虚证者，当以健运脾气为要，佐以化湿利湿；若夹肝郁者，宜配合抑肝扶脾；肾阳虚衰者，宜补火温肾。

### （一）辨证论治

**1. 外感寒湿证**

【证候】主症：泻下清稀，甚至如水样，有时如鹜溏。次症：肠鸣腹痛，脘闷食少，或兼有恶寒发热，鼻塞头痛，肢体酸痛。舌脉：苔薄白或白腻，脉濡缓。

【治法】芳香化湿，疏表散寒。

【方药】藿香正气散。

【中成药】藿香正气水、口服液、胶囊。

**2. 脾胃湿热证**

【证候】主症：腹痛即泻，泻下急迫，势如水注，或泻而不爽，粪色黄褐而臭。次症：烦热口渴，小便短赤，肛门灼热。舌脉：舌质红，苔黄腻，脉濡数或滑数。

【治法】清热利湿。

【方药】葛根芩连汤。

【中成药】葛根芩连片、复方黄连素片。

**3. 暑湿泄泻证**

【证候】主症：夏季盛暑之时，腹痛泄泻，泻下如水，暴急量多，粪色黄褐。次症：发热心烦，胸闷脘痞，泛恶纳呆，自汗面垢，口渴尿赤。舌脉：舌质红，苔黄厚而腻，脉濡数。

【治法】清暑化湿。

【方药】黄连香薷饮。

【中成药】暑湿感冒颗粒、藿香祛暑软胶囊。

**4. 食滞肠胃证**

【证候】**主症**：腹痛肠鸣，泻后痛减，泻下粪便臭如败卵，夹有不消化之物。**次症**：脘腹痞满，嗳腐酸臭，不思饮食。**舌脉**：舌苔垢浊或厚腻，脉滑。

【治法】消食导滞。

【方药】保和丸。

【中成药】保和丸、大安丸。

**5. 肝气乘脾证**

【证候】**主症**：肠鸣攻痛，腹痛即泻，泻后痛缓，每因抑郁恼怒或情绪紧张而诱发。**次症**：平素多有胸胁胀闷，嗳气食少，矢气频作。**舌脉**：舌苔薄白或薄腻，脉细弦。

【治法】抑肝扶脾。

【方药】痛泻要方。

【中成药】痛泻宁颗粒。

**6. 脾胃虚弱证**

【证候】**主症**：大便时溏时泻，反复发作，稍有饮食不慎，大便次数即增多，夹见水谷不化。**次症**：饮食减少，脘腹胀闷不舒，面色少华，肢倦乏力。**舌脉**：舌质淡，苔白，脉细弱。

【治法】健脾益胃。

【方药】参苓白术散。

【中成药】参苓健脾胃颗粒、参苓白术颗粒。

**7. 肾阳虚衰证**

【证候】**主症**：每于黎明之前，脐腹作痛，继则肠鸣而泻，完谷不化，泻后则安。**次症**：形寒肢冷，腹部喜暖，腰膝酸软。**舌脉**：舌质淡，苔白，脉沉细。

【治法】温肾健脾，固涩止泻。

【方药】四神丸。

【中成药】四神丸、肉蔻四神丸。

（二）其他疗法

**1. 针灸疗法**

取穴：神阙、天枢、大肠俞、上巨虚、三阴交和阴陵泉。操作方法：神阙穴用隔姜灸或隔盐灸，大肠俞和三阴交用毫针补法，天枢穴和上巨虚、阴陵泉用毫针泻法。

**2. 推拿疗法**

可采用摩腹、揉脐、揉龟尾、推上七节骨、补脾经、捏脊等推拿手法。

## 五、预防调护

**1. 预防**

培养好的生活习惯，按时作息，保持心情愉悦。注意季节、气候变化情况，随时增加衣服，避免受凉。饮食宜清淡有节。

**2. 调护**

对已罹患腹泻且心理负担重者，可进行心理辅导，缓解其心理痛苦，帮助减轻精神压力。避免滥用抗生素、糖皮质激素。对长期营养不良、身体虚弱者，则少量进食，低脂、低纤维素饮食，不进食生冷、含纤维多的食物，适当补充肠道酶类。

【复习思考题】

试列举腹泻的预防调护方法。

# 第五章　血液系统疾病

## 缺铁性贫血

扫一扫，查阅本章数字资源，含PPT、音视频、图片等

缺铁性贫血（iron deficiency anemia，IDA）是指体内贮存铁被耗尽，影响血红蛋白合成所引起的小细胞低色素性贫血，是妇女、儿童与老年人群常见的血液系统疾病。本病可发生在任何年龄阶段，尤其以婴幼儿和妊娠期妇女最多见。据 WHO 调查报告，全世界有 10% ～ 30%的人群有不同程度的缺铁，男性发病率约 10%，女性大于 20%。因此，联合国粮农组织与世界卫生组织把缺铁性贫血定为世界性，特别是发展中国家的四大营养缺乏症之一。缺铁性贫血以面色萎黄、眼睑色淡、心悸气短、头晕耳鸣、失眠多梦、疲乏无力、爪甲色淡等为主要临床表现，归属于中医学"萎黄病"范畴。

### 一、病因病机

本病的主要病机为脾胃虚弱，水谷不能化精微而生气血，气血衰少，既不能滋润皮肤肌肉，又不能营养脏腑，以致肌肤萎黄无光泽。此外，失血过多或大病之后，血亏气耗，以致气血不足而发本病，临床亦属常见。

#### 1. 先天或后天脾胃虚弱

中医藏象理论认为，胃主受纳，腐熟水谷，为水谷之海；脾主运化，主升清，主统血。凡影响脾胃受纳、运化功能的致病因素均可导致水谷不能转化为精微物质，以致血液生化无源。常见于婴幼儿先天禀赋不足、脾胃虚弱或后天喂养不当，以及多种慢性消化系统疾病，如溃疡病、慢性萎缩性胃炎、胃病手术功能未复等原因导致的营养物质吸收不良。血虚日久，不能濡养心脉，则逐渐导致心脾两虚，出现心悸、怔忡的症状。

#### 2. 久病慢病导致肾气不固

多种失血性疾病或消耗性疾病，如慢性肾功能衰竭、多种血液系统疾病、女性月经不调、消化系统慢性出血性疾病、恶性肿瘤等疾病均可导致肾气不固，收摄功能失调，或毒邪损伤肾脏脉络等均可导致血液外溢，日久逐渐出现血液虚少，久之可发展成为萎黄病。

### 二、临床表现

#### 1. 常见症状与体征

面色萎黄，肢体乏力，头目眩晕，耳鸣重听，失眠健忘，心神不宁，心悸气短，月经失调，阳痿不举，性情淡漠，或五心烦热，视物模糊，舌质淡红，少苔或无苔（舌炎、舌乳头萎缩）。

**2. 特异性症状与体征**

胃脘疼痛，食欲不振或厌食（萎缩性胃炎和胃酸缺乏）；皮肤干燥，毛发干枯或脱落；指甲脆薄易裂，出现扁平甲或反甲；或见头痛头晕、肢体麻木等。病情严重者出现精神恍惚、异常激动、精神迟滞和异食癖等。

## 三、鉴别诊断

主要与其他表现为小细胞低色素性的贫血鉴别。

**1. 珠蛋白异常所致贫血**

包括异常血红蛋白病和珠蛋白生成障碍性贫血，属遗传性疾病，常有家族史。体检可有脾大。血片中可见靶形红细胞。血红蛋白电泳出现异常血红蛋白带。血清铁、铁蛋白和运铁蛋白饱和度不降低。

**2. 慢性病性贫血**

慢性病性贫血（anemia of chronic disease，ACD）的常见病因有慢性感染、炎症和肿瘤。多数患者为正常细胞正常色素性贫血，部分患者呈小细胞低色素性贫血。ACD 的铁代谢指标变化与 IDA 不同，表现为血清铁降低，但总铁结合力不增加；血清铁蛋白和运铁蛋白受体升高；骨髓铁粒幼细胞减少，而巨噬细胞内铁增加。上述指标均有助于鉴别。

**3. 铁粒幼细胞贫血**

系铁失利用性贫血，分为先天性和获得性两类。骨髓中铁粒幼细胞增多并出现特征性的环形铁粒幼细胞（ringed sideroblast），其计数＞15% 时有诊断意义。患者血清铁和铁蛋白升高。

## 四、中医治疗

萎黄病总体为虚，虚在脾胃与气血。因此，应遵照《灵枢·经脉》"虚则补之"治则，以健脾和胃、气血双补为主。治疗时要顾护脾胃，增强人体对铁质的吸收能力，达到治愈、使之不反复的目的。

### （一）辨证论治

**1. 脾胃虚弱证**

【证候】主症：面色萎黄，口唇色淡，爪甲无泽，神疲乏力。次症：恶心呕吐，脘腹胀满，纳呆食少，大便溏薄。舌脉：舌质淡，苔薄腻，脉细弱。

【治法】健脾和胃。

【方药】香砂六君子汤合当归补血汤。

【中成药】健脾生血片、参苓白术丸、复方阿胶浆。

**2. 心脾两虚证**

【证候】主症：面色㿠白或萎黄，头昏眼花，心悸不宁，或肝脾肿大，倦怠乏力，头晕，失眠，少气懒言，食欲不振。次症：毛发干脱，爪甲裂脆。舌脉：舌淡胖，苔薄少，脉濡细。

【治法】养心健脾。

【方药】归脾汤。

【中成药】归脾丸、益气维血颗粒。

**3. 脾肾阳虚证**

【证候】主症：面色萎黄或苍白无华，形寒肢冷，唇甲淡白，周身浮肿，甚则可有腹腔积液，心悸气短，耳鸣，眩晕，神疲肢软，大便溏薄或五更泄泻，小便清长。次症：男子阳痿，女子经闭。舌脉：舌质淡或有齿痕，苔薄少，脉沉细。

【治法】温补脾肾。

【方药】实脾饮合四神丸。

【中成药】济生肾气丸、右归丸。

**4. 肝肾阴虚证**

【证候】主症：面色苍白或萎黄，潮热盗汗，头晕目眩。次症：耳鸣、耳聋，肌肤甲错。舌脉：舌暗红，苔薄少，脉细数。

【治法】滋补肝肾。

【方药】左归丸。

【中成药】再造生血片、左归丸。

（二）其他疗法

**1. 穴位按摩**

选取天枢穴治以清肠、助消化，双手拇指按压（力度适中）左右两边此穴位，由外向内打圈按摩，每天 100～200 下；或选取三阴交穴，调和气血、补肾养肝，双手拇指按揉左右小腿内侧此穴位各 20 分钟；或选取血海穴，祛瘀生新，拍打（每次 10 秒，连续 3～5 次）或按摩（每侧 3 分钟）；或选取关元穴治以藏精、蓄血，每次轻轻按压 8 下；或选取足三里穴治以补益气血、培补元气、滋养脑髓，双手拇指按压（力度适中）左右两侧此穴位，由外向内打圈按摩，每天 100～200 下。

**2. 体能锻炼**

练习五禽戏、八段锦或太极拳。

**3. 针灸疗法**

以调补脾肾为主，取穴如足三里、三阴交、上脘、中脘、阳陵泉、阴陵泉等，平补平泻，留针 30 分钟。

**4. 药膳食疗**

猪肝 250g 剁成泥状，加调料炒熟食用。

## 五、预防调护

1. 起居有节，饮食规律，戒烟戒酒，适当运动。

2. 纠正偏食、素食、节食、瘦身等不良习惯，保证营养均衡，可适当多食瘦肉、动物肝脏、红枣、胡萝卜等含铁量较高的食物。

3. 积极治疗妇科、外科、消化科等系统原发疾病。

【复习思考题】

缺铁性贫血有哪些常见的症状和体征？

# 第六章　泌尿系统疾病

## 第一节　急性肾小球肾炎

急性肾小球肾炎简称"急性肾炎"，是以急性肾炎综合征为主要临床表现的一组疾病。特点为急性起病，患者出现血尿、蛋白尿、水肿和高血压，并可伴有一过性肾功能不全。本病是小儿时期常见的一种肾小球疾病，发病年龄以 3～8 岁多见，多为散发性，常见于链球菌感染后，其他细菌、病毒及寄生虫感染亦可引起。本节主要介绍链球菌感染后的急性肾小球肾炎。本病属于中医学"水肿""水气""肾风"等病证范畴，部分以血尿为主者则属于"尿血"范畴。

### 一、病因病机

本病多因风邪、疮毒、水湿之邪外袭，饮食不节，禀赋不足，久病劳倦，以致肺失通调、脾失转输、肾失开阖，水液代谢失常，潴留体内，泛溢肌肤。病位在肺、脾、肾，病性有阴阳之别，当区分虚实、寒热。

**1.风邪外袭，肺失通调**

风邪外袭，内舍于肺，肺失宣降，通调失司，以致风遏水阻，风水相搏，流溢肌肤，发为水肿。

**2.热毒内归，湿热蕴结**

肺主皮毛，脾主肌肉，肌肤湿热疮毒不能及时祛除，内归于肺，则通调水道失职，内浸于脾，则运化水液失常，均可导致水液运行受阻，溢于肌肤而成水肿。或热毒内收，下焦热盛，灼伤肾络而为尿血。

**3.水湿浸渍，脾气受困**

冒雨涉水，久居湿地，水湿内侵，脾为湿困，健运失常，水液内停，泛于肌肤。

**4.脏腑气亏，精微不固**

先天禀赋不足，或后天失养，体弱多病，肺脾气虚，肾气不足，以致三焦气化无力，水失蒸腾，泛溢肌肤，而成水肿；气虚失摄，可致精微下泄及尿血。

### 二、临床表现

**1.症状**

（1）血尿　常为起病第一个症状，几乎所有急性肾炎患者均有血尿，其中 40% 为肉眼血尿。尿色呈棕色或洗肉水样，尿液为酸性时可使红细胞破坏，使尿液呈酱油样棕褐色。血尿一般在 2 周内消失。

（2）蛋白尿　大部分患者尿蛋白阳性。蛋白尿一般不重，为 0.5 ～ 3.5g/d，为非选择性蛋白尿，大部分患者尿蛋白在数日至数周内转阴。仅有少数患者尿蛋白在 3.5g/d 以上，多为成年患者，常常病程迁延，且预后不良。

（3）水肿　为起病早期症状，发生率 70% ～ 90%，60% 以上为疾病的主要表现。轻者为晨起时眼睑水肿，呈所谓"肾炎面容"，严重时发展为全身水肿，指压时可凹陷不明显，体重可较病前增加 5kg 以上。

（4）高血压　80% 左右患者伴有中等程度高血压，以舒张压升高为主，但一般无高血压眼底病变。高血压的发生主要与水钠潴留、血容量扩张有关，一般与水肿程度平行，且经利尿治疗后随着水肿消退，血压一般恢复正常。

（5）少尿　大部分患者起病时尿量少于 500mL/d，同时并发氮质血症。一般在 2 周后尿量渐渐增加，肾功能恢复正常。

（6）全身症状　患者常有疲乏、厌食、恶心、呕吐、嗜睡、头痛及腰部钝痛等症状。

**2. 体征**

急性肾炎患者在疾病的不同阶段临床表现不一。在急性期，体检可见血压升高，颜面、眼睑浮肿及双下肢非凹陷性浮肿，咽部充血、扁桃体红肿，部分患者皮肤可见脓疱疮；在恢复期，大部分患者临床体征不明显。

**3. 实验室检查**

（1）尿液检查　几乎全部患者均有肉眼血尿或镜下血尿，蛋白尿一般不重，常为 0.5 ～ 3.5g/d。

（2）肾功能检查　常有一过性血尿素氮、肌酐升高，较重者可出现急性肾衰竭。钠排泄分数＜ 1%，肾衰竭指数＜ 1，尿浓缩功能一般正常。

（3）血液检查　患者一般血沉增快，为 30 ～ 60mm/h。血清总补体活性及 C3、C5 均明显下降，一般在 8 周内恢复正常。

（4）病原学检查　在使用抗生素治疗前做咽部或皮肤病灶的细菌培养，30% 左右病例可获阳性结果。血清抗链球菌溶血素"O"（ASO）滴度一般在感染后 3 周上升，3 ～ 5 周达到高峰，以后逐渐下降，部分患者 2 年后恢复正常。

## 三、鉴别诊断

**1. 急性全身性感染疾病**

高热时均可出现一过性蛋白尿及镜下血尿，这与肾血流量增加、肾小球通透性增加及肾小管上皮细胞肿胀有关，这一尿液改变发生于高热期，热退后尿检恢复正常，一般无水肿、高血压等临床表现。

**2. IgA 肾病**

IgA 肾病常于呼吸道感染后发生肉眼或镜下血尿，但其潜伏期短，一般在数小时或数天。由于前驱感染不是链球菌感染，血清 ASO 不升高，补体正常。IgA 肾病感染伴血尿在病程中呈反复发作。不典型者需肾活检鉴别。

## 四、中医治疗

治疗原则不外乎祛邪与扶正两方面，祛邪以疏风解表、宣肺利水、清热解毒、活血化瘀、凉血止血等为法，扶正则以益气养阴、健脾益肾收功。

### （一）辨证论治

**1. 风水泛溢证**

【证候】**主症**：起病急，颜面及四肢或全身浮肿，尿少。**次症**：咳嗽，恶风寒或发热。**舌脉**：苔薄白或薄黄，脉浮紧或浮数。

【治法】疏风清热，宣肺利水。

【方药】偏于风寒者，用越婢加术汤；偏于风热者，用麻黄连翘赤小豆汤。

【中成药】银黄口服液、蓝芩口服液。

**2. 湿毒浸淫证**

【证候】**主症**：面浮肢肿，尿少色赤。**次症**：身发疮痍，皮肤溃烂。**舌脉**：舌红苔黄，脉数或滑数。

【治法】宣肺解毒，利湿消肿。

【方药】麻黄连翘赤小豆汤合五味消毒饮。

【中成药】清开灵注射液。

**3. 水湿浸渍证**

【证候】**主症**：遍体浮肿。**次症**：身重困倦，胸闷纳呆，泛恶。**舌脉**：舌质淡，体胖大，苔白腻，脉沉缓。

【治法】健脾化湿，通阳利水。

【方药】五皮饮合胃苓汤。

【中成药】香砂六君丸、参苓白术丸。

**4. 湿热内壅证**

【证候】**主症**：遍体浮肿。**次症**：尿黄赤，口苦，口黏，腹胀，便秘。**舌脉**：舌红，苔黄腻，脉滑数。

【治法】分利湿热，导水下行。

【方药】疏凿饮子。

【中成药】肾炎四味片／胶囊。

**5. 下焦湿热证**

【证候】**主症**：遍体浮肿。**次症**：尿呈洗肉水样，小便频数，心烦，口干。**舌脉**：舌红少苔，脉细数。

【治法】清热利湿，凉血止血。

【方药】小蓟饮子。

【中成药】三金片、八正片／胶囊／颗粒。

**6. 阴虚湿热证**

【证候】**主症**：遍体浮肿。**次症**：腰酸乏力，面热颧红，口干咽燥。**舌脉**：舌红，苔薄黄或少苔，脉细数。

【治法】滋阴益肾，清热利湿。

【方药】知柏地黄丸或大补阴丸。

【中成药】二至丸、六味地黄胶囊。

（二）其他疗法

**1. 针刺疗法**

初起主要选肺俞、列缺、合谷、水分、气海、肾俞、三焦俞、偏历，针刺平补平泻。咽痛配少商，面部肿甚配水沟，高血压配曲池、太冲。恢复期加用脾俞、足三里、阴陵泉，针刺用补法。每次选用 3～7 穴，隔日 1 次，10 次为 1 个疗程，休息 7 天，再重复治疗。

**2. 耳针疗法**

取肺、肾、脾、膀胱、交感、肾上腺、内分泌、屏间、脑、腹。每次选 2～3 穴，轻刺激，刺后可埋针 24 小时，隔日 1 次，两耳交替使用，10 次为 1 个疗程。

**3. 灌肠疗法**

大黄、黄柏、芒硝、柴胡、车前草、益母草、黄芪、龙骨、牡蛎各 10g。每日 2 剂，浓缩成 100～150mL 保留灌肠，每日 2 次，7 天为 1 个疗程。用于水毒内闭证。

## 五、预防调护

**1. 增强体质，预防感染**

适当锻炼，增强体质；保持皮肤清洁，预防脓疱疮，做好呼吸道隔离，预防猩红热、化脓性扁桃腺炎传播。

**2. 饮食护理**

应以富含维生素的饮食为主。急性期伴有水肿时注意低盐，适当减少水的摄入，并忌食辛辣炙煿之品。

**3. 适当休息**

急性期患者应卧床休息，直至水肿消退，血尿减轻，待病情缓解后可从事轻体力活动。

【复习思考题】

简述急性肾小球肾炎的中医治疗原则。

# 第二节　慢性肾小球肾炎

慢性肾小球肾炎是由多种原因引起的、由多种病理类型组成的、原发于肾小球的一组疾病。本病病程长，缓慢进展，尿常规检查有不同程度的蛋白尿和血尿，大多数患者出现程度不等的高血压和肾功能损害，后期出现贫血、视网膜病变、固缩肾和尿毒症。本病可有多种病理类型，如系膜增殖性肾炎、局灶节段硬化性肾炎、膜增殖性肾炎、膜性肾炎、增生硬化性肾小球肾炎等。病程中可因呼吸道感染等原因诱发急性发作，出现类似急性肾炎的表现，部分病例可有自行缓解期。有资料显示，在引起终末期肾衰的各种病因中，慢性肾炎占 64.1%，居于首位。

本病属于中医学的"风水""肾风""水肿"范畴，亦可归属于"虚劳""腰痛"等范畴。

## 一、病因病机

慢性肾炎的中医病机特点为本虚标实、虚实相兼，肺、脾、肾虚为本，风寒湿热浊毒侵袭、瘀血交阻为标。脏腑虚损与外邪侵袭是本病发病的核心环节。

**1. 禀赋不足，肾元亏虚**

先天禀赋不足，后天失养，房劳过度，生育不洁等均可导致肾气内伐，肾精亏耗。肾虚则封藏失职，精微下泄或气化失司，水液潴留，泛滥而成水肿。

**2. 饮食劳倦，内伤脾肾**

饮食不节，或思虑劳倦太过，日久伤及脾胃。脾失健运，水湿内停，泛滥肌肤而成水肿；脾虚不能升清，而致精微下泄；脾虚不能摄血，血溢脉外而成尿血；脾胃虚弱，气血化生不足，日久而成虚劳。

**3. 情志不遂，气血不畅**

情志不遂则肝失疏泄，气机失畅，日久引起血瘀水停。肝郁日久化热，耗气伤阴，导致肝肾阴虚或气阴两虚。阴虚生热，热伤络脉；或瘀血阻络，血不归经均可导致尿血。

**4. 风邪外袭，肺失通调**

风邪外袭（兼热或夹寒），内舍于肺，肺失宣降，水道不通，以致风遏水阻，风水相搏，泛溢肌肤，发为水肿。

**5. 湿热内盛，三焦壅滞**

水湿内停，日久化热，湿热壅遏三焦，三焦气化不利，膀胱气化失司，水道不通，水液潴留而成水肿；或因热甚迫血妄行而成尿血。

## 二、临床表现

慢性肾炎为多种病因引起的一组原发性肾小球疾病，由于起病方式不同，临床表现亦不一，多数起病缓，呈慢性进行过程，病程较长，轻重悬殊。本病在早期可仅表现为尿蛋白增加，尿沉渣轻度异常，轻度高血压及或水肿，甚或有轻微氮质血症。而在晚期，则可表现为慢性肾衰竭，从早期至晚期，有可能要经历几十年。

**1. 症状**

（1）水肿　在整个疾病过程中，大多数患者有不同程度的水肿。轻者仅在眼眶周围、面部或下肢踝部出现水肿，重者可全身水肿或伴有浆膜腔积液，呈现肾病综合征。但也有少数患者始终无水肿。

（2）高血压　有些患者以高血压为首发症状，大多数慢性肾炎患者迟早会发生高血压。高血压的程度差异很大，持续高血压的程度与预后有密切关系。血压显著升高者可出现头痛、眩晕、失眠、记忆力减退等症，高血压持续数年可导致心肌肥厚、心脏增大、心律失常。患者自觉心悸、气促，活动后加剧或明显，甚至发生心力衰竭。

（3）尿异常变化　尿异常是慢性肾炎必有的现象。尿量变化与水肿及肾功能情况有关，水肿期间尿量减少。若肾功能明显减退，浓缩功能障碍者常夜尿增生。尿蛋白含量不等，一般在每日 1～3g。亦可呈大量蛋白尿。血尿发生于各种类型的慢性肾炎，多为显微镜下血尿，重者呈肉眼血尿。当血尿和蛋白尿明显增多时，尿内常出现各种管型。

（4）肾功能不全 肾小球肾炎的肾功能不全主要是指肾小球滤过率（GFR）降低。就诊时多数患者的肌酐清除率（Ccr）轻度降低未降到正常值的 50% 以下，因此血清肌酐及尿素氮可在正常范围。如果 Ccr 降至 50% 以下，血清肌酐和尿素氮就会增高。换言之，血清肌酐达到 133μmol/L 时，Ccr 已在正常的 50% 以下，继之则出现肾小管功能不全，如尿浓缩功能减退及酚红排泄率明显降低。酚红排泄受肾血浆量的影响较大，不能完全代表肾小管功能。

（5）贫血 慢性肾炎在水肿明显时，有轻度贫血，可能与血液稀释有关。如患者有中度以上的贫血，多数与肾内促红细胞生成素减少有关，表明肾单位损坏及肾功能障碍已较严重。肾小球肾炎末期（硬化性、萎缩性肾小球肾炎）则出现严重贫血。如患者无明显营养不良，其贫血多属正细胞、正色素型。

**2. 体征**

常见体征为贫血面容、水肿、泡沫尿、血尿、心脏叩诊浊音界扩大，晚期可见颈静脉怒张、奔马律等。

**3. 实验室检查**

（1）尿液检查 中等量蛋白+～++，定量不等，一般在 1～2g，常为选择性蛋白尿。晚期肾小球多数毁损，尿蛋白排出减少。慢性肾炎常有程度不等的显微镜下血尿或肉眼血尿，肾炎活动时尿内红细胞增多。若尿内白细胞增多，提示可能有尿路感染。管型是慢性肾炎的特征之一，肾病型常有多种管型。

（2）血液检查 常见轻中度贫血，血色素与红细胞比例下降，肾衰竭时则出现较严重的贫血。

（3）肾功能 内生肌酐清除率降低，至疾病晚期除肾小球滤过率降低外，肾小管功能亦受损，同时出现电解质紊乱、酸中毒、血钙降低等。

（4）其他检查 尿圆盘蛋白电泳、肾盂静脉造影、放射性核素肾图及肾扫描、肾脏 B 超、肾血流图、$\beta_2$ 微球蛋白、肾活体组织检查等均可协助诊断。

## 三、鉴别诊断

**1. 结缔组织疾病相关性肾损害**

系统性红斑狼疮等疾病的临床表现及肾脏的组织学改变均可与慢性肾炎相似，此类疾病大多伴有全身或其他系统症状，如发热、皮疹、关节痛、肝大、血象异常、血清免疫球蛋白增多等，肾穿刺活体组织检查可资鉴别。

**2. 急性肾炎**

急性肾炎有前驱感染，1～3 周以后才出现血尿、蛋白尿、水肿、高血压等症状，血中补体 C3 降低（8 周内恢复），肾穿刺活体组织检查可资鉴别。

**3. 慢性肾盂肾炎**

本病有较大量蛋白尿和高血压，多见于女性，多有泌尿系感染病史，肾功能的损害多以肾小管间质损害为主，而且进展很慢。多次中段尿培养可发现致病菌，静脉肾盂造影、放射性核素肾图及肾扫描、肾 B 超发现两侧肾脏有不对称表现等有助于诊断。

**4. 原发性高血压继发肾损害**

本病发病年龄通常较大，是高血压在先，尿蛋白量常较少，一般低于 1 ～ 1.5g/d，以小分子蛋白为主，罕有持续性血尿和红细胞管型，肾小管功能损害一般早于肾小球，通常伴有高血压心、脑并发症。肾穿刺活体组织检查有助于两者的鉴别。

**5. 其他肾脏疾病**

其他肾脏疾病如多发性骨髓瘤肾损害、过敏性及紫癜性肾炎、痛风性肾病、糖尿病肾病、肾淀粉样变、直立性蛋白尿、遗传性肾炎等，必要时可行肾穿刺活检术予以鉴别。

## 四、中医治疗

慢性肾小球肾炎的治疗，以治本和治标相兼为原则。脏腑虚损以脾肾两脏气虚为主，故以培补脾肾、温阳化气为基本治疗大法。

（一）辨证论治

**1. 脾肾气虚证**

【证候】主症：腰脊酸痛，疲倦乏力，或浮肿。次症：纳少或脘腹胀满，尿频或夜尿多。舌脉：舌质淡，有齿痕，舌苔薄白，脉细。

【治法】补脾益肾。

【方药】补脾益肾方。

【中成药】参苓白术丸、人参归脾丸、无比山药丸、黄芪注射液。

**2. 肺肾气虚证**

【证候】主症：颜面浮肿或肢体肿胀。次症：疲倦乏力，少气懒言，易感冒，腰脊酸痛，色萎黄。舌脉：舌淡、苔白润，有齿痕，脉细弱。

【治法】补益肺肾。

【方药】防己黄芪汤。

【中成药】通宣理肺丸、金水宝胶囊、至灵胶囊。

**3. 脾肾阳虚证**

【证候】主症：全身浮肿。次症：食少纳呆，无力，面色苍白，畏寒肢冷，精神倦怠，足跟作痛，腰脊冷痛或酸痛，纳少，泄泻或五更泄泻，大便溏薄。舌脉：舌质淡胖，边有齿痕，脉沉偏细或沉迟。

【治法】温补脾肾，行气利水。

【方药】黄芪补中汤。

【中成药】济生肾气丸、肾炎舒片、黄芪注射液。

**4. 肝肾阴虚证**

【证候】主症：目睛干涩或视物模糊，头晕耳鸣，腰脊酸痛。次症：五心烦热，或手足心热，口干咽燥，遗精，滑精，或月经失调。舌脉：舌红少苔，脉弦细或细数。

【治法】滋补肝肾，滋阴清热。

【方药】杞菊地黄丸合大补阴汤。

【中成药】六味地黄丸 / 胶囊、肾肝宁胶囊。

**5. 气阴两虚证**

【证候】主症：腰痛或浮肿。次症：面色无华，少气乏力，或易感冒，午后低热，手足心热，口干咽燥或咽部暗红。舌脉：舌质红或偏红，少苔，脉细或弱。

【治法】益气养阴，调补肾气。

【方药】六味地黄汤合生脉散。

【中成药】生脉注射液。

**6. 水湿证**

【证候】主症：颜面或肢体浮肿。次症：口淡乏味，胸闷脘痞，小便不利。舌脉：舌苔白或白腻，脉细或沉细。

【治法】健脾益气，行气化湿。

【方药】参苓白术散。

【中成药】参苓白术丸。

**7. 湿热证**

【证候】主症：面目或肢体浮肿。次症：皮肤疖肿、疮疡，咽喉肿痛，口苦或口干，胸闷纳呆，口干喜热饮。舌脉：舌苔黄腻，脉濡数或滑数。

【治法】清利三焦湿热。

【方药】三仁汤。

【中成药】肾炎四味片/胶囊、肾炎康复片。

**8. 血瘀证**

【证候】主症：面色黧黑或晦暗，腰痛固定或呈刺痛。次症：肌肤甲错或肢体麻木。舌脉：舌色紫暗或有瘀点瘀斑，脉细涩。

【治法】活血化瘀。

【方药】肾炎化瘀汤。

【中成药】肾炎四味片/胶囊、丹参注射液。

**9. 湿浊证**

【证候】主症：纳呆，恶心或呕吐。次症：口中黏腻，脘胀或腹胀，身重困倦，精神萎靡。舌脉：舌色紫暗或有瘀斑，脉细涩。

【治法】温阳泄浊。

【方药】温脾汤。

【中成药】尿毒清颗粒。

（二）其他疗法

**1. 针刺疗法**

取水分、水道、三焦俞、委阳、阴陵泉、肾俞、京骨。脾虚为主者，加脾俞、足三里、三阴交，肾虚为主者，加关元、足三里。针用平补平泻或补法，1 次选用 3～7 穴，隔日 1 次，10 次为 1 个疗程，休息 7 天，再重复治疗。

**2. 耳针疗法**

取穴脾、肺、肾、三焦、膀胱、皮质下、腹，每次 3～4 穴，毫针中度刺激。刺后可埋针24 小时，也可以王不留行籽贴压，每次选 2～3 穴，轻刺激。1 日 1 次或隔日 1 次，两耳轮换使用，10 次为 1 个疗程。

### 3. 穴位注射

用板蓝根注射液或者鱼腥草注射液 1mL，选足三里或肾俞等穴，两侧交替进行穴位注射，1 日 1 次，10 次为 1 个疗程，对减少尿蛋白有一定疗效。

## 五、预防调护

### 1. 心理指导

此病为长期、慢性疾病，故患者心理负担重、精神压力大，家庭经济负担重。患者常有焦虑、忧郁、消沉等表现，随着尿化验结果出现情绪波动。嘱患者家属给予患者安慰和鼓励，消除患者顾虑，树立战胜疾病的信心。

### 2. 饮食护理

可给予高营养、高维生素、高钙、低磷、低脂、易消化饮食，盐类和水的摄入量应根据患者水肿程度、血压、尿量及肾功能情况，同医生、护士及时取得联系而定。肾功能正常、尿蛋白较多时应给予优质蛋白质饮食，肾功能损害严重时应限制蛋白摄入。

### 3. 休息与锻炼

患者应注意劳逸结合，避免劳累与外感风寒，可适当锻炼身体以增强体质，预防感染。合理安排生活，纠正不良生活习惯，如吸烟、饮酒、熬夜等。

【复习思考题】
简述慢性肾小球肾炎中医脾肾阳虚证的主要证候表现、治法及方药。

# 第三节　肾病综合征

肾病综合征（nephrotic syndrome，NS）是一组临床症候群，指各种原因引起的大量蛋白尿（> 3.5g/d）、低白蛋白血症（< 30g/L）、水肿和（或）高脂血症，即所谓的"三高一低"。因病理类型及临床影响因素不同，本病预后个体差异较大。

肾病综合征按病因可分为原发性和继发性两大类。原发性肾病综合征表现为不同类型的病理改变，常见的有微小病变型肾病、系膜增生性肾小球肾炎、局灶节段性肾小球硬化、膜性肾病、系膜毛细血管性肾小球肾炎五种类型。继发性肾病综合征常因糖尿病肾病、狼疮性肾炎、乙肝病毒相关性肾炎、过敏性紫癜性肾炎、恶性肿瘤相关性肾小球病、肾淀粉样变性及汞等重金属中毒所致。本病常见肢体或全身浮肿，可参照中医学的水肿病进行辨证论治。根据发病机制、临床表现的不同，本病又有"肾水""尿浊""风水""虚劳"等称谓。

## 一、病因病机

肾病综合征的主要病因包括风邪外犯、疮毒内陷、水湿浸渍、饮食劳倦及体虚久病。主要病机为肺失通调，脾失转输，肾失开阖，三焦气化不利，水液内停，泛溢于肌肤，发为水肿。病位主要在肺、脾、肾三脏，其关键在肾。病理性质有阴水、阳水之别，病理因素有风邪

（风寒、风热及风湿）、疮毒、水湿、湿热、气滞、瘀血等。久病不愈或失治、误治，可损伤他脏。

肺主一身之气，主治节，有通调水道、下输膀胱的作用。风邪犯肺，肺气失于宣畅，不能通调水道，风水相搏，发为水肿。脾主运化，有布散水津的功能。水湿浸渍，脾阳被困，或饮食劳倦等损及脾气，造成脾失转输，水湿内停，乃成水肿。肾主水，水液的运化有赖于肾阳的蒸化、开阖作用。体虚久病，肾脏受损，则肾失蒸化，开阖不利，水液泛溢肌肤，则为水肿。

水肿按病理性质可分为阴水与阳水。阳水属实，多由外感风邪、疮毒、水湿而成，病位在肺、脾。阴水属虚或虚实夹杂，多由饮食劳倦、禀赋不足、久病体虚所致，病位在脾、肾。阳水迁延不愈，反复发作，正气渐衰，脾肾阳虚，或因失治、误治，损伤脾肾，阳水可转为阴水。反之，阴水复感外邪，或饮食不节，使肿势加剧，可兼夹阳水的证候，而成本虚标实之证。

水肿久病不愈或失治、误治，可导致肺、脾、肾三脏功能严重受损，后期还可影响到心、肝。若水邪壅盛或阴水日久，脾肾衰微，水气上犯，则可出现水邪凌心犯肺的心悸、喘脱重证。若湿热壅盛，阴虚肝旺，肝阳上亢，甚或引动肝风，可表现为眩晕、惊厥急症。若水肿日久，邪毒瘀滞伤肾，虚损劳衰不断加重，肾元虚衰，气化不行，湿浊邪毒内生，阻滞气机升降出入，则终成关格呕逆危候。

## 二、临床表现

肾病综合征根据病理类型不同，其临床表现有所不同。微小病变型肾病儿童发病率高，临床常表现为典型的"三高一低"，60岁以上患者则以肾功能损害及高血压较为多见。系膜增生性肾小球肾炎男性发病率高于女性，常有前驱感染，多伴见血尿。局灶节段性肾小球硬化以青少年多见，且男性多于女性，起病隐匿。不同程度水肿、大量蛋白尿等典型的肾病综合征表现为其主要临床特点，易发生血栓栓塞并发症。系膜毛细血管性肾小球肾炎可于上呼吸道感染后出现，多伴有血尿，且肾功能损害、高血压及贫血出现早，病情常持续进展。肾病综合征常见并发症包括感染、血栓和栓塞、急性肾损伤、高脂血症及蛋白质代谢紊乱等，导致患者病情复杂化，甚则危及生命。

**1. 微小病变型肾病**

本病光镜下肾小球基本正常，近端肾小管上皮细胞可见脂肪变性，故又被称为"类脂性肾病"。免疫荧光阴性，电镜下特征性表现为弥漫性足突融合，肾小球内一般无电子致密物沉积。微小病变型肾病占儿童原发性肾病综合征的80%～90%，占成人原发性肾病综合征的5%～10%。本病男性多于女性，儿童发病率要高于成年人，但60岁后发病率又呈现一小高峰，60岁以上的患者，高血压和肾功能损害较为多见。典型的临床表现为肾病综合征，约15%的患者有镜下血尿。

**2. 系膜增生性肾小球肾炎**

本病光镜可见肾小球弥漫性系膜细胞增生伴系膜基质增多，而肾小球毛细血管壁和基底膜正常。按免疫病理检查结果可分为IgA肾病（单纯IgA或以IgA沉积为主）和非IgA系膜增生性肾小球肾炎（以IgG或IgM沉积为主）。本病在我国发病率高，约占原发性肾病综合征的30%，显著高于西方国家。本病男性多于女性，好发于青少年。约50%患者有前驱感染，可于上呼吸道感染后急性起病，甚至表现为急性肾炎综合征。部分患者为隐匿起病。非IgA系膜增生性肾小球肾炎患者约50%表现为肾病综合征，70%伴有血尿。IgA肾病患者几乎均有血尿，约15%表现为肾病综合征。

### 3. 局灶节段性肾小球硬化

局灶节段性肾小球硬化的病理特征为局灶损害，病变以系膜基质增多、血浆蛋白沉积、球囊粘连、玻璃样变性为特征，伴或不伴球性硬化。电镜可见弥漫性足细胞足突消失，免疫荧光呈现IgM和C3沉积。根据硬化部位及细胞增殖的特点，局灶节段性肾小球硬化可分为以下5种亚型。①经典型：硬化部位主要位于血管极周围的毛细血管袢；②塌陷型：外周毛细血管袢皱缩、塌陷，呈节段或球性分布，足细胞表现为增生肥大和空泡变性；③顶端型：硬化部位主要位于尿极；④细胞型：局灶性系膜细胞和内皮细胞增生同时可有足细胞增生、肥大和空泡变性；⑤非特异型：无法归属上述亚型，硬化可发生于任何部位，常有系膜细胞及基质增生。上述亚型以非特异型最为常见，占半数以上。该类型占原发性肾病综合征的20%～25%，以青少年多见，男性多于女性，多为隐匿起病，部分病例可由微小病变型肾病转变而来。不同程度水肿、大量蛋白尿等典型的肾病综合征表现为其主要临床特点（发生率可达50%～75%），约3/4患者伴有血尿，部分可见肉眼血尿。本病确诊时约半数患者有高血压，约30%有肾功能损害。

### 4. 膜性肾病

膜性肾病为免疫复合物沿肾小球基底膜外侧（上皮下）沉积，刺激基底膜增殖，致使"钉突"形成，是以基底膜弥漫增厚为特征的一种病理类型。本病以男性为主，近年来发病年龄呈现年轻化趋势，通常起病隐匿。70%～80%的患者表现为以中重度水肿为特征的肾病综合征，约30%伴有镜下血尿，一般无肉眼血尿，常在发病5～10年后逐渐出现肾功能损害。本病易发生血栓栓塞并发症，肾静脉血栓发生率可高达40%～50%。因此，膜性肾病患者如有突发性腰痛或肋腹痛，伴血尿、蛋白尿加重，肾功能损害，应注意肾静脉血栓形成。如有突发性胸痛、呼吸困难，应注意肺栓塞的发生。

### 5. 系膜毛细血管性肾小球肾炎

系膜毛细血管性肾小球肾炎的典型特征性病理改变为系膜细胞和系膜基质弥漫重度增生，并可插入到肾小球基底膜和内皮细胞之间，使毛细血管袢呈"双轨征"。电镜下系膜区和内皮下可见电子致密物沉积。该病理类型占我国原发性肾病综合征的10%～20%。本病好发于青少年，男女比例大致相等。1/4～1/3患者常在上呼吸道感染后表现为急性肾炎综合征；超过一半的患者表现为肾病综合征，几乎所有患者均伴有血尿，其中少数为发作性肉眼血尿；其余少数患者表现为无症状性血尿和蛋白尿。本病早期即可能出现肾功能损害、高血压及贫血等症状，病情多持续进展。50%～70%病例的血清C3持续降低，对提示本病有重要意义。

## 三、鉴别诊断

### 1. 乙型肝炎病毒相关性肾炎

乙型肝炎病毒相关性肾炎多见于儿童及青少年，临床主要表现为蛋白尿或肾病综合征，常见的病理类型为膜性肾病，其次为系膜毛细血管性肾小球肾炎等。主要诊断依据包括：①血清乙型肝炎病毒抗原阳性；②有肾小球肾炎临床表现，并除外其他继发性肾小球肾炎；③肾活检组织中找到乙型肝炎病毒抗原。我国为乙型肝炎高发区，对乙型肝炎患者，儿童及青少年蛋白尿或肾病综合征患者，尤其是膜性肾病患者，应认真鉴别和排除。

**2. 狼疮肾炎**

狼疮肾炎以育龄期女性多见，常有发热、皮疹、关节痛等多系统受损表现，血清抗核抗体、抗 dsDNA 抗体、抗 SM 抗体阳性，补体 C3 下降，肾活检免疫病理呈"满堂亮"。

**3. 过敏性紫癜肾炎**

过敏性紫癜肾炎好发于青少年，有典型的皮肤紫癜，常伴关节痛、腹痛及黑便，多在皮疹出现后 1～4 周出现血尿和（或）蛋白尿，典型皮疹有助于鉴别诊断。

**4. 糖尿病肾病**

糖尿病肾病好发于中老年，肾病综合征常见于病程 10 年以上的糖尿病患者。早期可发现尿微量白蛋白排出增加，以后逐渐发展成大量蛋白尿甚至肾病综合征的表现。糖尿病病史及眼底改变等有助于其鉴别诊断。

**5. 肾淀粉样变性**

肾淀粉样变性表现为全身多器官受累，好发于中老年。原发性淀粉样变性主要累及心、肾、消化道（包括舌）、皮肤和神经；继发性淀粉样变性常继发于慢性化脓性感染、结核、恶性肿瘤等疾病，主要累及肾、肝和脾等器官。肾受累时体积增大，常呈肾病综合征。本病常需肾活检确诊，肾活检组织刚果红染色淀粉样物质呈砖红色，偏光显微镜下呈绿色双折射光特征。

**6. 多发性骨髓瘤肾损害**

多发性骨髓瘤肾损害好发于中老年人，男性多见，患者可有多发性骨髓瘤的特征性临床表现，如骨痛、血清单株球蛋白增高、蛋白电泳 M 带及尿本周蛋白阳性，骨髓象显示浆细胞异常增生（占有核细胞的 15% 以上），并伴有质的改变。多发性骨髓瘤累及肾小球时可出现肾病综合征。上述骨髓瘤特征性表现有利于鉴别诊断。

## 四、中医治疗

发汗、利尿、泻下逐水为本病治疗的基本原则，具体应用当视阴阳虚实之不同，分而治之。阳水以祛邪为主，采用发汗、利水或攻逐之法，并根据感邪性质的不同而配合祛风、解毒、行气、活血等法。阴水当以扶正为主，重在温补脾肾，通阳利水。对于虚实夹杂者，当视病情标本缓急，或攻补兼施，或先攻后补。

（一）辨证论治

### 阳水证

**1. 风水泛溢证**

【证候】**主症**：眼睑浮肿，继则四肢及全身皆肿，来势急骤，往往伴有外感风热证或风寒证。**次症**：多有恶寒，发热，肢节酸重，小便不利等症。偏于风热者，伴咽喉红肿疼痛；偏于风寒者，兼恶寒，咳喘。**舌脉**：偏于风热者，舌质红，脉浮滑数。偏于风寒者，苔薄白，脉浮滑或浮紧。如水肿较甚，亦可见沉脉。

【**治法**】疏风解表，宣肺行水。

【**方药**】越婢加术汤。

【**中成药**】肾炎解热片。

**2. 湿毒浸淫证**

【**证候**】**主症**：眼睑浮肿，延及周身，小便不利，身发疮痍，甚则溃烂。**次症**：恶风发热。**舌脉**：舌质红，苔薄黄，脉浮数或滑数。

【**治法**】宣肺解毒，利湿消肿。

【**方药**】麻黄连翘赤小豆汤合五味消毒饮加减。

【**中成药**】黄葵胶囊、银翘解毒颗粒／丸／片／胶囊。

**3. 水湿浸渍证**

【**证候**】**主症**：全身水肿，按之没指，小便短少，起病缓慢，病程较长。**次症**：身体困重，胸闷，纳呆，泛恶。**舌脉**：苔白腻，脉沉缓。

【**治法**】健脾化湿，通阳利水。

【**方药**】五皮饮合胃苓汤加减。

【**中成药**】肾炎四味片、香砂胃苓丸。

**4. 湿热壅盛证**

【**证候**】**主症**：遍体浮肿，皮肤绷紧光亮。**次症**：胸脘痞闷，烦热口渴，小便短赤，或大便干结。**舌脉**：舌红，苔黄腻，脉沉数或濡数。

【**治法**】分利湿热。

【**方药**】疏凿饮子加减。

【**中成药**】复方肾炎片、黄葵胶囊。

## 阴水证

**1. 脾阳虚衰证**

【**证候**】**主症**：身肿，腰以下为甚，按之凹陷不易恢复，劳累后加重，小便短少。**次症**：面色萎黄，纳减便溏，神倦肢冷，脘腹胀闷。**舌脉**：舌质淡或胖，苔白腻或白滑，脉沉缓或沉弱。

【**治法**】温运脾阳，行气利水。

【**方药**】实脾饮加减。

【**中成药**】益肾化湿颗粒、附子理中丸／片／口服液、肾炎消肿片、肾炎舒片。

**2. 肾阳衰微证**

【**证候**】**主症**：面浮身肿，腰以下尤甚，按之凹陷不起，尿量减少或反多。**次症**：心悸，气促，腰部冷痛酸重，四肢厥冷，怯寒神疲，面色㿠白或晦滞。**舌脉**：舌质淡，体胖，苔白，脉沉细或沉迟无力。

【**治法**】温肾助阳，化气行水。

【**方药**】济生肾气丸合真武汤加减。

【**中成药**】济生肾气丸／片、金匮肾气丸／片、右归丸、肾康宁胶囊、肾炎舒片、肾康注射液。

**3. 瘀水互结证**

【证候】**主症**：水肿延久不退，肿势轻重不一，四肢或全身浮肿，以下肢为主。**次症**：皮肤瘀斑，腰部刺痛，或伴血尿，或妇女月经不调，经血色暗，有血块，肌肤甲错。**舌脉**：舌紫暗，苔白，脉沉细涩。

【治法】活血祛瘀，化气行水。

【方药】桃红四物汤合五苓散加减。

【中成药】血府逐瘀丸 / 胶囊 / 片 / 颗粒、五苓散 / 片 / 胶囊、肾康宁片 / 胶囊 / 颗粒。

（二）其他疗法

**1. 针灸疗法**

主穴选择水分、水道、三焦俞、阴陵泉、委阳。阳水加肺俞、列缺、合谷；阴水见脾虚者，加三阴交、脾俞、足三里，见肾虚者加肾俞、关元、足三里，毫针常规刺法。

**2. 耳针疗法**

取肺、脾、肾、三焦、膀胱、皮质下，每次取 3 ～ 5 穴，中等刺激，毫针刺或用耳穴埋豆法。

## 五、预防调护

1. 患者常因感受外邪而发病或加重，故应注意适寒温，防外感；注意调摄饮食，平素宜清淡；劳逸结合，调畅情志。素体气虚，卫阳不固，自汗易感者，可服用玉屏风散以补气固表，适当参加体育锻炼，提高机体抗病能力。

2. 水肿患者应注意低盐饮食，饮食清淡，保证食物易消化、具有充足的营养。水肿而尿少者，嘱记录每日的液体出入量，注意限水控盐。高度水肿患者，要保持皮肤干燥，勤翻身，以免发生褥疮。

【复习思考题】

1. 简述阴水和阳水的鉴别要点。

2. 简述水肿的预后如何。

3. 简述不同病理类型的原发性肾病综合征，其临床表现有何不同。

# 第七章　内分泌及代谢性疾病

## 第一节　甲状腺功能亢进症

甲状腺功能亢进症（hyperthyroidism），简称"甲亢"，系由多种病因引起的甲状腺功能增强、甲状腺激素分泌过多所致的临床综合征。其中以Graves病（简称GD，又称弥漫性毒性甲状腺肿）为最常见的一种，约占80%，属器官特异性自身免疫性疾病。甲状腺激素分泌过多可引起神经、循环、消化等系统兴奋性增高和机体代谢亢进，发病人群以青、壮年为主，女性多见。本节主要讨论GD。

中医虽无甲亢病名，但其发病特点、临床证候在中医古籍中早有记载，最早可追溯至公元前3世纪。战国时期《庄子·德充符》即有"瘿"的病名。《吕氏春秋·季春纪》描述为"轻水所，多秃与瘿人"，不仅记载了瘿病的存在，而且观察到其发病与地理环境密切相关。隋·巢元方《诸病源候论·瘿候》指出瘿病的病因主要是情志内伤及水土因素，认为："诸山水黑土中出泉流者，不可久居，常食令人作瘿病，动气增患。"现多将甲亢归为"瘿病""瘿气"范畴，1997年颁布的国家标准《中医临床诊疗术语·疾病部分》将其定义为以颈前肿大、善饥消瘦、急躁心急、畏热多汗、手抖、眼突等为主要表现的瘿类疾病范畴。

### 一、病因病机

中医学认为瘿病的发生原因主要有情志内伤、饮食及水土失宜、体质因素等。肝郁则气滞，脾伤则气结，气滞则津停，脾虚则酿生痰湿，痰气交阻，血行不畅，则气滞、痰凝、血瘀凝结于颈前而发为瘿病。凝聚目窠，则眼胀，眼球逐渐突出；日久化火，耗伤津液，引动君火，则心悸、怔忡；肝火移热于胃则消谷善饥；肝火累及于肾阴，水亏无以涵木，则腰酸、头晕、耳鸣；肝木乘脾，脾失健运，则大便溏泄；病本在肝，肝经自病则经脉拘急，双手震颤。

#### 1. 情志内伤

肝在五行属木，"肝木也，有垂枝布叶之象"，取类比象，肝气以疏通、畅达为顺，与情志活动密切相关。忿郁恼怒或忧愁思虑日久，情志不畅，肝失疏泄，气机升降失常，则津液输布不畅，凝结成痰，气滞痰凝，壅结颈前，形成瘿病。正如《丹溪心法·六郁》所说："气血冲和，万病不生，一有怫郁，诸病生焉。故人身诸病多生于郁。"

#### 2. 饮食及水土失宜

饮食失于调护，或所居环境水土失宜，导致脾胃功能受损，脾虚则不能运化水湿，日久聚而成痰。痰阻脉络，则气血运行不畅，致气滞痰凝血瘀，壅结于颈前而发生瘿病。另一方面，居住环境也可导致瘿病的发生，《诸病源候论·瘿候》谓"饮沙水""诸山水黑土中出泉流"容易发生瘿病。《杂病源流犀烛·颈项病源流》认为："西北方依山聚涧之民，食溪谷之水，受冷毒之气，其间妇女，往往生结囊如瘿。"这些均证明了瘿病的发生与水土失宜密切相关。

### 3. 体质因素

肝藏血，调畅全身的气血运行。妇女以肝为先天，经、孕、产、乳等生理特点与气血有密切关系。遇情志、饮食等致病因素，常引起气郁痰结、气滞血瘀及肝郁化火等病理变化，故女性易患瘿病。此外，素体阴虚之人，痰气郁滞之后易于化火，更加伤阴，常使病机复杂，缠绵难愈。

本病的病理性质以实证居多，久病由实致虚，可见气虚、阴虚等虚候或虚实夹杂之候。病变过程中常发生病机转化，如痰气郁结日久可化火，形成肝火亢盛证；火热内盛，耗伤阴津，导致阴虚火旺之候，其中以心肝阴虚最为常见；气滞或痰气郁结日久，则深入血分，血液运行不畅，形成痰结血瘀之候。重症患者则阴虚火旺的各种症状常随病程的延长而加重，烦躁不安、谵妄神昏、高热、大汗、脉疾等症状为病情转为危重的表现。

## 二、临床表现

### （一）甲状腺激素分泌增多综合征

#### 1. 高代谢症候群

高代谢症候群是甲状腺激素分泌增多综合征最常见的临床表现，包括怕热、多汗、皮肤湿热、疲乏无力、食欲亢进而体重减轻，部分患者可有发热等表现。

#### 2. 中枢神经系统

患者多言好动、情绪易激动、紧张焦虑、失眠、记忆力减退、注意力不集中。伸舌或双手平举可见细震颤，腱反射亢进。

#### 3. 心血管系统

患者自觉心悸、胸闷、气促，心动过速，心率多在100次／分以上，心音亢进，心电图检查还可发现期前收缩、心房颤动等心律失常，收缩压升高而舒张压下降，脉压差增大。严重者可发生心肌缺血、心脏增大、心力衰竭。

#### 4. 消化系统

患者胃肠活动增强，食欲亢进，多食易饥，排便增加，极少数患者出现厌食，甚至恶病质。部分患者肝功能异常，转氨酶升高，偶伴黄疸。

#### 5. 其他系统

女性月经减少或闭经；男性阳痿，偶有乳腺增生。多数患者有肌无力及肌肉萎缩。由于骨代谢加速，可出现骨质疏松，骨折风险增加。贫血、周围白细胞和粒细胞减少，淋巴细胞数量增加，血小板减低，有时可以出现紫癜。特征性皮肤病常发生在胫骨前下1/3部位，即胫前黏液性水肿，表现为皮肤增厚、变粗，毛囊角化，见广泛大小不等的红褐色或暗紫色、突起不平的斑块或结节，后期皮肤如树皮样，可伴有继发性感染和色素沉着，罕见肢端肥大。

### （二）甲状腺肿大

90%的GD病患者有不同程度的弥漫性甲状腺肿，质地柔软，无压痛。甲状腺肿大程度严重者或可闻及血管杂音，或局部可扪及震颤。甲状腺肿大程度与甲亢轻重无明显关系，但常与甲亢停药后复发相关。

### （三）眼征

大部分 GD 病患者有眼部受累，可分为两种类型，一类为非浸润性（单纯性突眼），病因与甲状腺毒症所致的交感神经兴奋性增高有关，眼球轻度突出；另一类型为浸润性突眼，即 Graves 眼病（Graves' ophthalmopathy，GO），是 GD 甲状腺外的重要表现，病因与眶后组织的炎症反应有关，双眼明显突出，眼部可有异物感、胀痛、畏光、流泪、复视、斜视，视力下降，查体可见眼睑肿胀、结膜充血水肿。严重者眼球活动受限，眼睑闭合不全，角膜外露而形成角膜溃疡、全眼炎，甚至失明。突眼一般与甲亢同时发生，但亦可在甲亢症状出现前或甲亢治疗过程中出现。

### （四）甲亢的特殊临床表现和类型

#### 1. 甲状腺危象

甲状腺危象也称甲亢危象，是甲状腺毒症急性加重致多系统损伤的一组综合征。通常发生在未经治疗或治疗不当的 GD 病患者中，多数有一定的诱因，例如感染、创伤、精神应激、手术、妊娠等。典型症状为高热、大汗、烦躁、面部潮红、心动过速、呕吐、腹泻，部分患者可发生心律失常、肺水肿、充血性心力衰竭、黄疸等，病情进一步发展可出现休克、谵妄、嗜睡、昏迷，甚至危及生命。甲亢危象死亡率高，宜早期诊断和治疗。

#### 2. 淡漠型甲亢

淡漠型甲亢发病隐匿，多见于老年人，高代谢症状、眼征和甲状腺肿大均不明显。主要表现为乏力、心悸、厌食、抑郁、嗜睡、体重明显减少，称之为淡漠型甲亢。

## 三、鉴别诊断

#### 1. 亚急性甲状腺炎

亚急性甲状腺炎为自限性疾病，患者常有发热、颈部疼痛，早期血中 TT3、TT4 水平升高，$^{131}$I 摄取率明显降低（即血清甲状腺激素升高与 $^{131}$I 摄取率减低的分离现象）。在甲状腺毒症期过后可有一过性甲减，然后甲状腺功能大多数可恢复正常。

#### 2. 安静型甲状腺炎

安静型甲状腺炎是自身免疫性甲状腺炎的一个亚型，大部分患者要经历一个由甲状腺毒症至甲减的过程，然后甲状腺功能恢复正常，甲状腺肿大不伴疼痛。

#### 3. 碘甲亢

长期食用含碘高的食物如海带、紫菜或含碘药物如胺碘酮，以及含碘造影剂等，也可导致甲状腺激素的升高，但停用含碘高的食物或药物后甲状腺功能可逐渐恢复正常。$^{131}$I 摄取率降低。

#### 4. 外源性甲状腺激素补充过多导致的甲亢

甲状腺激素服用过量引起的甲状腺毒症，常有过多使用甲状腺激素的病史，通过调整甲状腺激素的用量即可使甲状腺功能恢复正常。

#### 5. 桥本甲亢

少数 GD 病甲亢可以和桥本甲状腺炎并存，称为桥本甲亢，有典型甲亢的临床表现和实验室检查结果，血清 TGAb 和 TPOAb 滴度升高。甲状腺穿刺活检可见两种病变同时存在。桥本甲亢在甲状腺刺激抗体（TSAb）占优势时表现为 GD 病，在 TPOAb 占优势时表现为桥本甲状腺炎或桥本甲状腺炎引起的甲减。

**6. 桥本假性甲亢**

少数桥本甲状腺炎患者在早期因炎症破坏滤泡、甲状腺激素漏出而引起一过性甲状腺毒症，可称为桥本假性甲亢或桥本一过性甲状腺毒症。此类患者虽临床有甲状腺毒症症状，TT4、TT3 升高，但 $^{131}$I 摄取率降低，甲状腺毒症症状通常在短期内消失，甲状腺穿刺活检呈典型桥本甲状腺炎改变。

**7. 神经官能症**

神经官能症患者常表现为心悸、心率增快、失眠、焦虑等，易与甲亢混淆，但患者甲状腺功能检查正常。

**8. 糖尿病**

二者均可出现体重下降、多食易饥，但糖尿病患者除了体重下降，还多伴有多饮、多尿，血糖和甲状腺功能检查可明确诊断。

## 四、中医治疗

### （一）辨证论治

甲亢的治疗临床可分为三期，初期以气郁为先，以肝失疏泄、肝气郁滞为主，治以疏肝解郁；中期邪实为主，肝火旺盛，致火旺阴伤或阳亢风动，治以清肝泻火，或降火滋阴、潜阳息风；后期则阴伤气耗，以气阴两虚为主，治以益气养阴；瘿肿质地较硬及有结节者，配合化痰活血、消瘿散结；遣方用药时可酌情选用浙贝母、夏枯草、僵蚕等清热化痰、祛瘀散结之品，增强疗效；避免长期应用海藻、昆布、牡蛎等含碘丰富的药物。

**1. 气郁痰阻证**

【证候】主症：颈前肿大，质软不痛，颈部觉胀，胸闷。次症：喜太息，或兼胸胁窜痛，烦躁易怒，失眠，腹胀便溏，病情常随情志波动。舌脉：舌质淡红，苔薄白或白腻，脉弦。

【治法】理气舒郁，化痰消瘿。

【方药】逍遥散合二陈汤。

【中成药】逍遥丸。

**2. 肝火旺盛证**

【证候】主症：颈前肿大，眼突，烦躁易怒，易饥多食，手指颤抖。次症：恶热多汗，面红烘热，心悸失眠，头晕目眩，口苦咽干，大便秘结，月经不调。舌脉：舌质红，苔黄，脉弦数。

【治法】清肝泻火，消瘿散结。

【方药】龙胆泻肝汤。

【中成药】龙胆泻肝丸、夏枯草口服液。

**3. 阴虚火旺证**

【证候】主症：颈前肿大，可伴眼突，心悸多汗，手颤，五心烦热。次症：多食易饥，消瘦，口燥咽干，急躁易怒，失眠多梦，月经不调。舌脉：舌质红，苔少，脉细数。

【治法】滋阴降火，消瘿散结。

【方药】补心丹或一贯煎。

【中成药】天王补心丹。

**4. 阳亢风动证**

【证候】主症：颈前肿大，目突如脱，心悸心烦，头晕目眩，舌颤手颤。次症：怕热多汗，性急易怒，多食易饥，形体消瘦。舌脉：舌质干红，苔少，脉弦细数有力。

【治法】育阴潜阳，豁痰息风。

【方药】镇肝熄风汤。

【中成药】抑亢丸。

**5. 气阴两虚证**

【证候】主症：颈前肿大，神疲乏力，心悸气短，手足心热。次症：消瘦，可伴眼突，手颤，口干咽燥，多汗，纳差，失眠多梦，大便次数增多或便溏。舌脉：舌质红，苔少，脉细或细数。

【治法】益气养阴，消瘿散结。

【方药】生脉散。

【中成药】生脉口服液、稳心颗粒。

（二）其他疗法

**1. 针刺疗法**

（1）体针　常用腧穴：可选取三阴交、内关、足三里、水突。若合并突眼，常采用风池、上天柱、合谷、三阴交、攒竹、阳白。阴虚火旺常采用太冲、太渊、合谷、内关、三阴交等。气阴不足者采用太冲、合谷、三阴交、神门、太溪。每日或隔日 1 次，15 次为 1 个疗程。

（2）耳针　取甲状腺、内分泌、肝、神门。每周 3 次，10 次为 1 个疗程。

（3）芒针　取上脘、中脘、章门、天突、风池、内关、神门等穴；眼球突出明显者，可配合攒竹、睛明。

**2. 灸法**

取风门、风府、大杼、大椎、风池等穴为主，并根据病情辨证施治选用配穴，主穴与配穴结合分为 2 组，每日 1 组，交替使用，分别采用麦粒着肤灸（每穴 7 壮）、火针（小号平头火针，点灸穴位 1～2 次）、艾条直接灸（每穴 5～7 壮）。

## 五、预防调护

**1. 预防**

《中国甲状腺基层诊疗指南》针对甲亢提出三级预防。

（1）一级预防　在一般人群中开展健康教育，提高人们对甲亢的预防意识，戒烟，保持合理的生活方式，控制食物中的碘摄入量至合理水平。

（2）二级预防　将甲亢高危人群纳入管理，做到定期随访。疑似或确诊患者，应按照诊疗流程进行处置。无法处置者，建议转入上级医院。重症者积极抢救、稳定病情，以防发生不良后果。附高危人群：①既往甲亢病史或有甲亢家族史；②甲状腺结节或甲状腺肿；③有自身免疫性甲状腺疾病；④长期服用含碘药物；⑤长期失眠、焦虑；⑥不明原因的消瘦、乏力、心动过速、心房颤动、易激惹等症状；⑦反复发作的四肢无力。具有以上任何1项及以上危险因素者，均可视为高危人群。

（3）三级预防 加强综合管理，注意监测药物的疗效和安全性，定期监测血常规和肝功能。减少诱发甲亢危象的危险因素，预防甲亢危象发生。对于甲亢性心脏病、Graves眼病的患者，应动态评估病情变化，预防心力衰竭、心律失常、视力急剧减退等严重并发症发生。

**2. 调护**

药物是甲亢治疗的关键，日常生活的调护也是治疗过程中不可或缺的一环。

（1）调整情绪、生活规律 保持精神愉快，避免焦虑，防止情志内伤。平素戒烟、戒酒，避免剧烈运动，养成良好的、有规律的生活习惯。家属应加强对患者的关心和理解，及时疏导，避免其情绪过于紧张。

（2）调节饮食结构 甲亢患者身体代谢率高、消耗能量大，应进食高蛋白、高维生素、高热量食物以满足日常能量摄入。平素应低碘饮食，减少碘的摄入量，忌食海带、紫菜等含碘量丰富的海产品。

（3）注意保护眼睛 甲亢易伴发眼病，平时勿过度用眼。伴突眼者，白天可佩戴有色眼镜减轻畏光、羞明症状，使用不含防腐剂的人工泪液。保障充足的睡眠，睡觉时可适当高枕卧位，使用润滑型眼膏遮盖角膜，保持房角湿润，戴眼罩。

（4）定期复查及记录症状 治疗期间应谨遵医嘱，按时服药，定期复诊。在病程中，建议患者每月定期记录静息心率、体温、体重、手颤、胃纳、排便次数等情况；合并眼征和胫前黏液性水肿者还需要拍照记录。

【复习思考题】

甲状腺功能亢进症三级预防措施是什么？

# 第二节 甲状腺结节

甲状腺结节是指各种原因导致甲状腺内出现一个或多个组织结构异常的团块。虽能触及，但在超声检查中未被证实的"结节"，不能诊断为结节。甲状腺结节单发或者多发，以中年女性为常见。大部分结节为良性腺瘤样结节或囊肿，但有5%～10%的甲状腺结节为恶性肿瘤。绝大多数甲状腺结节患者没有临床症状，可通过体检、自身触摸或影像学检查发现，当结节压迫周围组织时，可出现相应的临床表现，如声音嘶哑、憋气、吞咽困难等。甲状腺结节在中医学中并无特定的病名，属于中医学"瘿病""瘿瘤""肉瘿"等范畴。

## 一、病因病机

甲状腺结节的主要病机是肝郁气滞，脾失健运，痰湿内生，气血瘀滞，痰湿凝结颈前，日久引起血脉瘀阻，气、痰、瘀三者合而为患。瘿瘤之症，虽有气滞、痰凝、血瘀之别，但其发病与人体正气有着密切关系。《黄帝内经》云："邪之所凑，其气必虚。"本病初起多实，病久则由实致虚，尤以阴虚、气虚为主，故本病为虚实夹杂之证，以肝肾气（阴）虚为本，气滞、痰凝、血瘀为标。

### 1. 水土失宜

因居高山地区，易感受山岚瘴气，或久饮沙水，瘴气及沙水入脉中，搏结颈下而成瘿瘤。

### 2. 情志内伤

长期忿郁恼怒或情志不遂，使气机郁滞，肝气失于条达，则津液输布失常，易于凝聚成痰，气滞痰凝，凝结为痰浊，壅结颈前，形成瘿瘤。痰气凝滞日久，使血液的运行亦受到阻碍而产生血行瘀滞，痰浊瘀血久而蕴结成毒，可致瘿肿乃至结节。正如《济生方·瘿瘤论治》所说："夫瘿瘤者，多由喜怒不节，忧思过度，而成斯疾焉。大抵人之气血，循环常欲无滞留之患，调摄失宜，气滞血滞，为瘿为瘤。"

### 3. 饮食失调

饮食失调，一则影响脾胃功能，使脾失健运，不能运化水湿，聚而生痰；二则影响气血的正常运行，痰气瘀结颈前而发为瘿瘤。

## 二、临床表现

大多数甲状腺结节无任何临床症状，常由患者或医生查体时发现，或经颈部超声、颈椎CT、MRI 或 PET-CT 检查时发现。出现压迫症状或周围组织侵犯提示恶性结节可能。

气管受压时会出现咳嗽、气促，气管被侵犯时会有咯血，喉返神经受累时会出现构音障碍，食管受压时会有吞咽困难或疼痛。巨大的胸骨后甲状腺肿会引起上腔静脉综合征（Pemberton 征）。结节如伴有甲状腺功能减退（桥本甲状腺炎）或甲状腺功能亢进（毒性甲状腺肿）可出现相应的症状，如甲状腺癌发生转移，可出现胸痛、呼吸困难、骨痛和神经系统等相关症状。

提示结节为甲状腺癌的危险因素：①成人年龄＜30 岁或＞60 岁；②儿童时期头颈部放射线照射史或放射性尘埃暴露史；③全身放射治疗史；④有甲状腺癌或多发性内分泌腺瘤病（MEN）2 型家族史；⑤结节迅速增大；⑥伴持续性声嘶、发音困难、吞咽困难或呼吸困难；⑦结节形状不规则、坚硬、固定；⑧颈部淋巴结肿大。

## 三、鉴别诊断

### 1. 甲状腺腺瘤

甲状腺腺瘤为单个或多个，呈圆形或椭圆形，质地较韧，表面光滑，边缘清楚，无压痛，随吞咽上下活动，腺瘤生长缓慢，临床大多无症状。甲状腺显像一般为"温结节"，囊腺瘤可为"凉、冷结节"。Plummer 病常有甲亢症状，甲状腺显像为"热结节"。

### 2. 甲状腺囊肿

甲状腺囊肿一般无临床症状，囊肿表面光滑，边界清楚，质地较硬，随吞咽上下活动，无压痛。偶可因囊内出血迅速增大，局部出现疼痛，甲状腺显像为"凉、冷结节"。B 超示结节内含有液体，边界清楚，即可确诊。

### 3. 结节性甲状腺肿

结节性甲状腺肿以中年女性多见，结节内可有出血、囊变和钙化，结节的大小可为数毫米至数厘米，临床主要表现为甲状腺肿大，触诊时可扪及大小不等的多个结节，结节的质地多为中等硬度，少数患者仅能扪及单个结节，但在甲状腺显像或手术时常发现有多个结节。患者的临床症状不多，一般仅有颈前不适感觉，甲状腺功能检查大多正常。

**4. 甲状腺癌**

甲状腺癌早期一般无自觉症状，偶然由本人或他人发现颈前部有一肿物，发展快，无疼痛，质地硬，表面不规则，与周围组织粘连，或伴有颈部淋巴结肿大及声音嘶哑、吞咽困难、呼吸困难等压迫症状。甲状腺显像多为"凉、冷结节"。B超、CT示肿物边界不规则，与周围组织分界不清，有时可见钙化点等。其病理分型为乳头状、滤泡状、未分化和髓样癌。

## 四、中医治疗

本病的中医治疗多采用内治法，以理气解郁、化痰软坚、活血化瘀为主。气郁痰阻证治以行气化痰，痰结血瘀证治以活血化痰，肝火旺盛证治以清肝泻火，心肝阴虚证治以滋阴化痰，脾虚痰阻证治以健脾化痰。

### （一）辨证论治

**1. 气郁痰阻证**

**【证候】主症**：颈部肿大，弥漫对称，自觉胀满，质软光滑，无压痛。**次症**：时有胸闷，喜叹息，病情的波动常与情志因素有关。**舌脉**：舌红，苔薄白，脉弦。

**【治法】**行气解郁，化痰消瘿。

**【方药】**四海舒郁丸。

**【中成药】**内消瘰疬丸、西黄丸。

**2. 痰结血瘀证**

**【证候】主症**：颈前肿块，按之较硬或有结节，日久难愈。**次症**：面色灰暗，消瘦，口渴欲饮。**舌脉**：舌质红，舌有瘀点瘀斑，脉弦或涩。

**【治法】**化痰软坚，行气活血。

**【方药】**海藻玉壶汤。

**【中成药】**消瘿五海丸、五海瘿瘤丸、平消片/胶囊。

**3. 肝火旺盛证**

**【证候】主症**：颈前结节，表面光滑，质地柔软，烦热多汗，胸胁窜痛，性情急躁易怒。**次症**：眼球突出，手颤抖，颜面烘热，口苦。**舌脉**：舌红，苔薄黄，脉弦数。

**【治法】**清肝泻火，化痰散结。

**【方药】**栀子清肝饮。

**【中成药】**夏枯草胶囊/片/口服液/颗粒。

**4. 心肝阴虚证**

**【证候】主症**：颈部肿大，起病缓慢，质软，心悸不宁，少寐。**次症**：手颤动，易汗出，倦怠乏力。**舌脉**：舌质红，苔薄，脉弦细数。

**【治法】**滋养心阴，化痰安神。

**【方药】**天王补心丹。

**【中成药】**天王补心丸。

**5. 脾虚痰阻证**

【证候】主症：颈前甲状腺结节质韧，胸闷不舒，胃纳不香。次症：大便溏薄，面色少华。舌脉：舌质淡，苔薄白，脉细。

【治法】健脾化痰。

【方药】六君子汤。

【中成药】香砂六君丸、香砂养胃丸。

（二）其他疗法

**1. 针刺疗法**

针刺治疗甲状腺结节的主要治法是选取甲状腺结节局部进行围刺，或甲状腺区邻近腧穴加远部特定穴配合治疗。

（1）针刺水突、间使、内关、神门、太溪、复溜、照海、合谷、丰隆。将其分为两组，任选一组穴位，交替使用。采用平补平泻手法，每次留针 15 ～ 30 分钟，10 日为 1 个疗程，间隔 3 ～ 4 日后可再行针刺。

（2）针刺风池、水突、天突、合谷、足三里诸穴，皆用泻法，采用强刺激，间歇留针 30 分钟。注意勿刺伤颈总动脉及喉返神经。

**2. 耳穴贴压磁珠疗法**

分别取内分泌、颈、肝、脾、心。将磁珠贴敷在双耳选用的耳穴上，每日自行按压 3 ～ 5 次，每次每穴按压 30 ～ 60 秒，刺激强度适中，每周更换 1 次。

**3. 膏药外敷**

阳和解凝膏或桂麝散外敷。

## 五、预防调护

1. 在缺碘地区，坚持食用加碘盐，多进食含碘丰富的食物如海带、紫菜、虾皮。

2. 怀孕期女性应酌情增加碘摄入。

3. 尽量避免任何可能出现的刺激，勿食辛辣刺激食物，勿抽烟喝酒，勿经常烦躁、发怒等，避免情绪不良造成内分泌的紊乱。

4. 注意观察肿物大小和质地变化，如短期甲状腺结节明显增大，除外囊内出血后，应警惕癌变。

**复习参考题**

1. 甲状腺结节提示为甲状腺癌的危险因素有哪些？

2. 简述甲状腺结节的中医治疗原则。

# 第三节　糖尿病

糖尿病（diabetes mellitus，DM）是一组由多种病因引起的以慢性高血糖为特征的代谢性疾病，由胰岛素分泌和（或）利用缺陷所引起。长期碳水化合物以及脂肪、蛋白质代谢紊乱可引起多系统损害，导致眼、肾、神经、心脏、血管等组织器官发生慢性进行性病变、功能减退及衰竭，病情严重或应激时可发生急性严重代谢紊乱，如糖尿病酮症酸中毒、高渗高血糖综合征、乳酸酸中毒。随着经济的发展和生活方式的改变、人口老龄化、肥胖率上升，糖尿病的患病率也急剧上升，已成为严重威胁人类健康的世界性公共卫生问题。2020 年流行病学调查研究显示，我国糖尿病患病率为 12.8%，糖尿病前期患病率 35.2%，患病人数高居全球首位。本病属于中医学"消渴""脾瘅""消瘅"等范畴。

糖尿病可分为 4 种类型：1 型糖尿病（T1DM）、2 型糖尿病（T2DM）、特殊类型糖尿病和妊娠期糖尿病（GDM）。大量的循证证据表明，中、西医对糖尿病的治疗各有其不同的优势，中医药在糖尿病的防治中能够发挥替代、补充、增效、减毒等作用，中成药作为中医药的重要组成部分，在糖尿病的治疗中也有着独特的价值和作用。

## 一、病因病机

本病病因多与先天禀赋不足、饮食不节、七情失调、劳逸失度有关。基本病机为阴津亏耗、燥热偏盛，而以阴虚为本，燥热为标，病理性质属本虚标实。病变的脏腑主要是肺、脾（胃）、肾，而以肾为关键。肺燥津伤则口渴多饮，胃火炽盛，则多食易饥，脾气虚不能转运水谷精微则小便味甘，水谷精微不能濡养肌肉，则形体日渐消瘦，肾虚固摄无权则尿多而甜。临床上肺燥、胃热、肾虚三者，虽可有所偏重，但常常互相影响、互相夹杂。如肺燥津伤，津液失于敷布，则脾胃不得濡养，肾精不得滋助；胃中燥热，亦可上灼肺津，下耗肾液；肾中虚火偏盛，亦可上灼肺胃，故肺燥、胃热、肾虚三者常同时出现，而多饮、多食、多尿的三多症状也常可同时出现。

消渴日久，燥热内盛，伤津耗气，致气阴两虚，最后阴损及阳，致阴阳俱虚。严重者阴津极度耗损，虚阳浮越而出现烦躁神昏，或阴竭阳亡而见昏迷、肢厥、脉微欲绝等危象。另外因病程迁延，阴虚内热，耗津灼液，炼液成痰成瘀，痰瘀阻络，易发各种变证。痰瘀痹阻心脉，则出现胸痹、心悸等心系并发症；若痰瘀痹阻脑脉，则出现中风、眩晕、健忘、痴呆等脑系并发症；若肾络瘀阻，则出现腰痛、水肿、阳痿、遗精、癃闭等肾系并发症；若肝肾亏虚，精血不能上承于目，目络瘀阻，则视物模糊，甚则目盲失明；若痰浊瘀血痹阻四肢脉络，则出现肢体麻木疼痛或肢端坏疽。

### 1. 饮食不节

长期过食肥甘、醇酒厚味及辛辣香燥之品，致脾胃受伤，运化失职，痰湿内生，日久化热伤津而发病。《素问·奇病论》云："此肥美之所发也，此人必数食甘美而多肥也，肥者令人内热，甘者令人中满，故其气上溢，转为消渴。"

### 2. 劳逸失度

素体阴虚，复因房事不节、恣情纵欲，损耗肾精，致阴虚燥热而发病；或久坐久卧少动，复加饮食不节，脾胃呆滞，气血运行不畅，日久痰湿内生，蕴久化热，热盛伤津而成本病。如《外台秘要·消渴消中》说："房室过度，致令肾气虚耗故也，下焦生热，热则肾燥，肾燥则渴。"

### 3. 情志失调

长期忧思恼怒，五志过极，气机郁结，郁久化火，上消肺津，中伤胃阴，下耗肾液，而发为消渴。如《灵枢·五变》云："怒则气上逆，胸中蓄积，血气逆留，髋皮充肌，血脉不行，转而为热，热则消肌肤，故为消瘅。"

**4. 先天禀赋不足**

五脏之精藏于肾，若先天禀赋不足，肾精亏虚，五脏失养，复因调摄失宜，终致阴虚燥热而发病。如《灵枢·五变》云："五脏皆柔弱者，善病消瘅。"《灵枢·本脏》云："心脆则善病消瘅热中。"

## 二、临床表现

糖尿病最典型的症状为"三多一少"，即多饮、多食、多尿和体重减轻，不同类型的糖尿病出现这 4 种主要表现的时间及顺序可能不同。这些临床表现在各种类型糖尿病的自然病程中均可能出现，部分患者发病之初无任何症状，仅于健康检查或因各种疾病就诊化验时发现高血糖。

随着糖尿病病程的延长，复因失治、误治等原因，可逐渐出现多种并发症，从而表现出各种并发症的临床症状。如疲乏无力，视物模糊，黑朦，头晕，胸闷痛，心悸，直立性低血压，出汗，水肿，顽固性腹泻，便秘，肢端麻木、疼痛（针刺样、烧灼样或闪电样疼痛），皮肤蚁行感，皮肤干燥、瘙痒，多发及难治性疖肿，足部破溃甚至坏疽，月经失调，性欲减退，阳痿等。

表 1　糖代谢状态分类

（WHO 糖尿病专家委员会报告，1999 年）

| 糖代谢分类 | 静脉血浆葡萄糖水平（mmol/L） | |
|---|---|---|
| | 空腹血糖（FPG） | 糖负荷后 2 小时血糖（2hPPG） |
| 正常血糖（NGR） | < 6.1 | < 7.8 |
| 空腹血糖受损（IFG） | ≥ 6.1，< 7.0 | < 7.8 |
| 糖耐量减低（IGT） | < 7.0 | ≥ 7.8，< 11.1 |
| 糖尿病（DM） | ≥ 7.0 | ≥ 11.1 |

注：空腹血糖受损和糖耐量异常统称为糖调节受损，也称糖尿病前期；空腹血糖正常参考范围下限通常
　　为 3.9 mmol/L。

《中国 2 型糖尿病防治指南》（2020 年版）的糖尿病诊断标准：典型糖尿病症状，加随机血糖 ≥ 11.1mmol/L，或加上空腹血糖（FPG）≥ 7.0mmol/L，或加上 OGTT 2 小时血糖（2hPG）≥ 11.1mmol/L，或加上 HbA1c ≥ 6.5%，无糖尿病典型症状者须改日复查确认。

OGTT 为口服葡萄糖耐量试验，HbA1c 为糖化血红蛋白。典型糖尿病症状包括烦渴多饮、多尿、多食、不明原因体重下降。随机血糖指不考虑上次用餐时间，一天中任意时间的血糖，不能用来诊断空腹血糖受损或糖耐量异常；空腹状态指至少 8 小时没有进食热量。

附糖尿病诊断补充说明：

1. 依据静脉血浆葡萄糖而不是毛细血管血糖测定结果诊断糖尿病；

2. 空腹血糖、随机血糖或 OGTT 2h 血糖是诊断糖尿病的主要依据，没有糖尿病典型临床

症状时必须重复检测以确认诊断；

3.在有严格质量控制的实验室，采用标准化检测方法测定的 HbA1c 可以作为糖尿病的补充诊断标准；

4.按病因将糖尿病分为 T1DM、T2DM、特殊类型糖尿病和妊娠期糖尿病 4 种类型。

### （一）糖尿病本病的临床表现

**1.1 型糖尿病**

1 型糖尿病多发于青少年，年龄通常小于 30 岁，多为非肥胖体型；起病较急，"三多一少"症状明显；往往以酮症或酮症酸中毒起病；空腹或餐后的血清 C 肽浓度明显降低；出现胰岛自身免疫标志物，如谷氨酸脱羧酶抗体（GADA）、胰岛细胞抗体（ICA）、胰岛细胞抗原 2 抗体（IA-2A）等。

**2.2 型糖尿病**

2 型糖尿病多见于成人，常在 40 岁以后起病；多数起病隐匿，症状相对较轻，半数以上无任何症状；不少患者因慢性并发症、伴发病或仅于健康检查时发现；常有家族史；临床上与肥胖症、血脂异常、高血压等疾病常同时或先后发生。

**3.其他特殊类型糖尿病**

由胰腺内、外原因和其他疾病、药物所引起的继发性糖尿病，均以"三多一少"症状为主要临床表现，但因疾病不同而有不同的临床特点和不同的诊断方式，如线粒体基因突变糖尿病表现为：①母系遗传；②发病早，β 细胞功能逐渐减退，自身抗体阴性；③身材多消瘦；④常伴神经性耳聋或其他神经肌肉表现。糖皮质激素所致糖尿病常常与糖皮质激素使用剂量和使用时间相关。

**4.妊娠期糖尿病**

GDM 通常是在妊娠中、末期出现，一般只有轻度无症状性血糖增高。GDM 妇女分娩后血糖一般可恢复正常，但未来发生 T2DM 的风险显著增加。

### （二）糖尿病并发症的临床表现

**1.急性并发症**

（1）酮症酸中毒（DKA） 有糖尿病史、用药不规律或应激状态、感染、精神因素等。临床表现为本身症状加重，逐渐出现消化、呼吸、循环、神经系统症状如恶心、呕吐、血压下降、呼吸深而快、呼出气味有烂苹果味、休克、神志淡漠、反应迟钝甚至昏迷等症。血糖显著升高，多为 16.7 ～ 33.3mmol/L，血 pH 下降，$CO_2CP$ 下降，乳酸稍升高，血酮显著升高，渗透压可正常。

（2）高渗性高血糖状态（HHS） 临床以严重高血糖而无明显 DKA、血浆渗透压显著升高、脱水和意识障碍为特征。HHS 起病隐匿，一般从开始发病到出现意识障碍需要 1 ～ 2 周，偶尔急性起病，30% ～ 40% 的患者无明确糖尿病病史。常先出现口渴、多尿和乏力等糖尿病症状，或原有症状进一步加重，多食不明显，有时甚至表现为厌食。病情逐渐加重出现典型症状，主要表现为脱水和神经系统两组症状和体征。通常患者的血浆渗透压＞ 320mOsm/L 时，即可出现精神症状，如淡漠、嗜睡等；当血浆渗透压＞ 350mOsm/L 时，可出现定向力障碍、幻觉、上肢拍击样粗震颤、癫痫样发作、偏瘫、偏盲、失语、视觉障碍、昏迷及病理征阳性。

（3）乳酸性酸中毒（LA） 常有肝肾病史或心肺功能不全，有双胍类用药史，厌食、恶心、昏睡及伴发病的症状，脱水征，呼吸深快，脉搏细速，血压下降，皮肤潮红，发热，甚至昏迷，血糖正常或增高，血酮体正常或轻度升高，血 pH 降低，$CO_2CP$ 降低，乳酸显著升高＞5mmol/L。

**2. 慢性并发症**

（1）糖尿病肾病　早期常表现为泡沫尿，病情发展则逐渐出现小便不利，尿少或无尿，眼睑、肢体水肿等。尿液检查可发现微量或大量白蛋白。

（2）糖尿病视网膜病变　表现为视物模糊、黑矇、视力下降，严重者可致失明。

（3）糖尿病合并心脑血管疾病　可见胸闷，胸痛，心悸，活动后气促，头晕头痛，记忆力下降，反应迟钝甚至痴呆、肢体瘫痪。尤需注意的是糖尿病合并冠心病的患者往往胸痛症状不典型，多表现为发作性甚至持续性的胸闷。

（4）糖尿病下肢血管病变　表现为间歇性跛行，肢端发凉、疼痛等。

（5）糖尿病周围神经病变　常呈四肢对称性疼痛和感觉异常，表现为四肢皮肤感觉减退、麻木感、针刺感、烧灼感及蚁行感，感觉异常，典型者呈手套、袜套样分布。电生理检查可早期发现感觉和运动神经传导速度减慢。

（6）糖尿病自主神经病变　包括心脏自主神经病变、胃肠自主神经病变、神经源性膀胱、性功能障碍等，表现为心悸，直立性低血压，多汗或无汗，或偏身出汗，胃胀，早饱，恶心、呕吐，腹泻，便秘，或腹泻与便秘交替，小便不利，性功能减退等。

（7）糖尿病足　轻者表现为足部畸形、皮肤干燥和发凉、胼胝 ( 高危足 )，重者可出现足部溃疡、坏疽。

### 三、鉴别诊断

**1. 其他原因所致的尿糖阳性**

（1）肾性糖尿　先天遗传或肾盂肾炎等疾病使肾小管重吸收功能障碍，可见尿糖阳性，但血糖正常。

（2）急性应激状态　如急性心脑血管病变、严重感染等可导致拮抗胰岛素的激素分泌增加，出现一过性血糖升高、尿糖阳性，应激过后可恢复正常，血糖升高之初 HbA1c 多正常。

（3）胃 – 空肠吻合术后　因碳水化合物在肠道吸收快，可引起进食后 0.5～1 小时血糖升高，出现糖尿，但空腹血糖和餐后 2 小时血糖正常。

（4）弥漫性肝病患者　葡萄糖转化为肝糖原功能减弱，进餐后 0.5～1 小时血糖可高于正常，出现糖尿，但空腹血糖及餐后 2 小时血糖不高。

**2. 继发性糖尿病**

（1）胰源性糖尿病　由胰腺疾病引起的胰腺炎、胰腺结石、胰腺肿瘤、胰腺切除术等均可导致胰源性糖尿病，根据胰腺疾病病史及胰岛功能可明确诊断。

（2）内分泌性糖尿病　由内分泌疾病如肢端肥大症、皮质醇增多症等引起拮抗胰岛素的激素增多而导致的继发性糖尿病。伴有相关疾病的症状及体征，生长激素、皮质醇等实验室检查可资诊断。

（3）医源性糖尿病　多因长期服用肾上腺皮质激素所致。另外，女性避孕药、噻嗪类利尿药、阿司匹林、吲哚美辛、三环类抗抑郁药等可不同程度抑制胰岛素释放或拮抗胰岛素的作用，致使糖耐量减低、糖代谢紊乱。

## 四、中医治疗

糖尿病的基本病机是阴虚燥热，故治疗基本原则为养阴生津、清热润燥。由于本病常发生痰湿内阻、血脉瘀滞及阴损及阳等病变，且易并发痈疽、眼疾、水肿、胸痹、中风、脱疽等症，故临证时应结合具体病情，及时合理地选用祛湿化痰、清热利湿、活血化瘀、清热解毒、温补肾阳等治法。

### （一）辨证论治

**1. 热盛津伤证**

【证候】主症：烦渴多饮，多食易饥，大便干结。次症：口干舌燥，心烦，多尿，小便灼热或黄赤。舌脉：舌质红少津，苔黄，脉数。

【治法】清热泻火，生津止渴。

【方药】消渴方或玉女煎。

【中成药】金芪降糖片、消渴康颗粒、天芪降糖片。

**2. 脾虚湿滞证**

【证候】主症：体胖，或脘腹痞闷。次症：四肢困倦，头晕，头胀，大便溏或黏滞不爽。舌脉：舌苔厚腻，脉沉或濡弱。

【治法】健脾益气，化湿运脾。

【方药】藿朴夏苓汤。

【中成药】健脾利湿颗粒。

**3. 气阴两虚证**

【证候】主症：口渴引饮，四肢乏力。次症：能食与便溏并见，或饮食减少，精神疲惫，多汗，或体瘦。舌脉：舌质淡或淡红，苔白或苔少而干，脉细弱。

【治法】益气养阴，生津止渴。

【方药】生脉散合七味白术散。

【中成药】消渴丸、参芪降糖颗粒/胶囊/片、津力达颗粒、麦芪降糖片、玉泉胶囊等。

**4. 肾阴亏虚证**

【证候】主症：尿频量多，混浊如脂膏，或尿有甜味。次症：腰膝酸软，乏力，头晕耳鸣，口干唇燥，皮肤干燥、瘙痒，五心烦热。舌脉：舌红苔少，脉细数。

【治法】滋阴固肾。

【方药】六味地黄丸。

【中成药】六味地黄丸/胶囊/颗粒、麦味地黄丸/丸/口服液、知柏地黄丸。

**5. 阴阳两虚证**

【证候】主症：小便频数，混浊如膏，甚至饮一溲一。次症：面色黧黑，耳轮干枯，腰膝酸软，五心烦热，口咽干燥，畏寒肢冷，下肢水肿，阳痿或月经不调。舌脉：舌淡苔白，脉沉细无力。

【治法】滋阴温阳，补肾固摄。

【方药】金匮肾气丸。

【中成药】金匮肾气丸、桂附地黄丸／胶囊。

**6. 脉络瘀阻证**

【证候】**主症**：唇舌瘀暗，局部脉络青紫。**次症**：胸闷痛，肢体麻木或局部刺痛，痛有定处，夜间加重，下肢紫暗或皮肤甲错，小便滴沥不尽。**舌脉**：舌暗有瘀点或瘀斑，或舌下脉络紫暗怒张，苔薄白或少苔，脉弦或沉涩或结代。

【治法】活血化瘀通络。

【方药】桃红四物汤或血府逐瘀汤。

【中成药】血府逐瘀口服液／丸／片／胶囊、芪蛭降糖胶囊、糖脉康颗粒／胶囊／片、渴络欣胶囊。

**7. 湿热内蕴证**

【证候】**主症**：脘闷腹胀，口中黏腻，大便黏滞不爽。**次症**：四肢沉重，肌肉酸胀，肛门灼热，或尿频、尿急、尿痛。**舌脉**：舌红，苔黄厚腻，脉沉滑或滑数。

【治法】清热利湿。

【方药】葛根芩连汤。

【中成药】葛根芩连片／口服液。

（二）其他疗法

**1. 针刺疗法**

（1）肺热津伤，肾阴亏虚

取穴：足三里、三阴交、曲池、脾俞、肺俞、肾俞、支沟、中脘。

操作：以虚实施以补泻，或平补平泻。

（2）肾气不足

取穴：肾俞、脾俞、膈俞、足三里、三阴交、关元、气海。

操作：平补平泻。

**2. 灸法**

取气海、关元、三阴交、阴陵泉、太溪、肾俞、命门、脾俞、中极、复溜、足三里穴，每穴灸治 5～10 壮，每次选用 6 个穴，以上各穴交替使用。每天 1 次，15 天为 1 个疗程。适用于脾肾亏虚者。

**3. 耳穴压豆法**

取穴：胰、内分泌、三焦、耳迷根、神门。配穴：肺、胃、肾。采用耳穴压豆法。

**4. 按摩**

主要针对肥胖的糖尿病患者，按摩取穴中脘、水分、关元、气海、天枢、水道等，点穴减肥常取合谷、内关、足三里、三阴交。

**5. 穴位贴敷**

取穴神阙。药用大黄粉末 5～10g，用米醋调成糊状，先用 75% 医用酒精棉签清洁神阙穴，再用大黄米醋糊填满脐内，按压、铺平，后用塑料薄膜覆盖，绷带固定，24 小时更换 1 次，5 次为 1 个疗程。适用于糖尿病合并便秘者。皮肤敏感者勿用，使用时皮肤如有皮疹或破损，应及时停用。

**6. 药膳食疗**

（1）猪肚丸方　猪肚 1 个，黄连、炒小麦各 150g，天花粉、茯苓各 120g。诸药为末，入猪肚内缝好，蒸极烂，捣为丸，如梧桐子大，每服 70 丸，米汤送下。功效清热养阴，生津止渴。

（2）苦瓜茶　苦瓜干 30g，水煎作茶饮，每日 1 剂。适用于糖尿病热盛津伤证的辅助治疗。

（3）绿豆汁　绿豆 120g，加水煮熟，饮其汤，食其豆。适用于糖尿病热盛津伤证的辅助治疗。

## 五、预防调护

**1. 预防**

（1）加强糖尿病知识的教育　让患者了解糖尿病的危害，以及糖尿病发病的危险因素（如肥胖、体力活动过少、饮食结构不合理等）。对于已出现糖耐量异常者，更应采取积极有效措施进行干预治疗和密切随访，防止其向糖尿病转变。

（2）加强体育锻炼　加强锻炼，保持理想体重。尤其对于年龄超过 40 岁且体重有增加趋势者，更应加强体育锻炼。

（3）合理的饮食结构　合理地调整饮食结构以及食物的摄入量，对预防糖尿病的发生具有重要意义。

（4）易患人群糖尿病筛查　对于糖尿病的危险人群，如有糖尿病家族史、肥胖、皮肤伤口不易愈合、反复泌尿道感染等人群进行必要的血糖（包括空腹及餐后 2 小时）检测，以期早期发现糖尿病并给予治疗。

**2. 调护**

（1）生活调护　保证充足的睡眠；随季节变换适时增减衣服，积极预防外感；戒烟、限酒。

（2）饮食调护　正确的饮食既能达到辅助降糖的作用，又要保证人体营养的需求，尤其对于儿童要保证其生长发育的需要，孕妇则应满足胎儿生长的需要。碳水化合物、脂肪、蛋白质的摄入比例及摄入量因人、因病情而异，建议征询专科医生的意见。对熏制、腌制、泡制的食物，不宜食用或尽量减少食用。

（3）精神调护　随着病程的延长，糖尿病患者的心理压力逐渐增大，由此产生的焦虑、抑郁也随之增多，而情志失调亦是导致血糖升高及诱发糖尿病心脑血管病的因素之一。因此，糖尿病患者应加强自我调节，保持情志舒畅，忌忧思恼怒，适当参加社会活动，必要时可寻求心理辅导。

（4）运动调护　适当的运动可以增加胰岛素敏感性及外周组织对葡萄糖的利用，糖尿病患者应根据个体情况选择合适的运动。

（5）中医保健　根据患者体质及年龄、病情等不同，选择不同的中医保健方法，如静息导引、穴位按摩、太极拳、八段锦等。

【复习思考题】

1. 糖尿病的预防措施有哪些？

2. 糖尿病的调护措施有哪些？

# 第四节　骨质疏松症

骨质疏松症（osteoporosis，OP）是一种与增龄相关的骨骼疾病，严重影响患者生活质量。世界卫生组织（WHO）将 OP 定义为一种以骨量减低、骨组织微结构损坏，导致骨脆性增加、易发生骨折为特征的全身性骨病。OP 分为原发性和继发性两大类。原发性 OP 包括绝经后 OP（Ⅰ型）、老年 OP（Ⅱ型）和特发性 OP（包括青少年型），继发性 OP 指由任何影响骨代谢的疾病和（或）药物及其他明确病因导致的 OP。随着世界人口老龄化程度进一步加深，OP 的发病率已经紧随心血管、糖尿病，跃居慢性疾病第三位，成为 10 种影响人类健康的重要慢性疾病之一。本病多属于中医学"骨痿""骨枯""骨痹""骨极"等病的范畴。

## 一、病因病机

本病形成的原因是禀赋不足、年老体弱、久病体虚、饮食失养、外伤跌仆等，致使肾精亏虚、肝肾亏损、脾胃虚弱、血瘀气滞、骨髓四肢失养。《灵枢·经脉》云："足少阴气绝则骨枯……骨不濡则肉不能著也，骨肉不相亲则肉软却……发无泽者骨先死。"明确指出了骨质疏松症的根本病机为肾虚。本病病位在骨，其本在肾，病因以肾虚为主，与肝、脾、瘀等密切相关，证属本虚标实。

### 1. 体质亏虚

先天禀赋不足，或久病体虚，或年老体弱，伤及肝肾。肾藏精生髓，为先天之本，精足髓满则骨强，反之肾气不足，精缺髓乏，无以充骨。由于肝肾同源，精血互生，肾精亏损亦会导致肝血不足，筋脉失于濡养，骨枯髓减。

### 2. 饮食失养

脾为后天之本、气血生化之源。素体脾胃虚弱，脾胃收纳、运化、输布功能失常，气血生化乏源，则精亏髓空，骨髓失养，四肢萎废。

### 3. 外伤跌仆

跌仆、负重致气血运行不畅，骨失血养。

## 二、临床表现

OP 早期常无明显自觉症状。随着骨量丢失、骨微结构破坏进展，患者可有疼痛、脊柱变形和身高缩短等临床症状。多数患者可无临床症状，仅在行骨密度检查或发生骨折后才被诊断为 OP。

### 1. 疼痛

OP 患者可在翻身、坐起及行走后出现腰背部或周身酸痛，夜间或负荷增加时疼痛加重，甚至伴有肌肉痉挛、活动受限。

**2. 脊柱变形**

严重 OP 患者因胸椎、腰椎椎体压缩性骨折，可发生胸廓畸形、腹部受压，从而影响心肺及腹部脏器功能。

**3. OP 性骨折**

OP 患者日常活动中受到轻微外伤而发生的骨折称为 OP 性骨折，属于脆性骨折。骨折常见部位为胸椎，腰椎，髋部，桡、尺骨远端和肱骨近端。发生 OP 性骨折后，再发骨折的风险明显增加。

**4. 心理症状**

心理症状主要包括恐惧、焦虑、抑郁、自信心丧失等。老年患者常因自主生活能力下降，以及骨折后缺少与外界接触和交流而产生心理负担。

**5. 肌少症**

肌少症表现为全身肌量减少和（或）肌强度下降或肌肉生理功能减退，可使 OP 的风险明显增加，容易引起跌倒及骨折，同时 OP 又使肌少症患病率增加。

## 三、鉴别诊断

首先排除或确诊继发性骨质疏松。对年轻患者、绝经前后妇女、小于 65 岁男性患者、非预期的骨质疏松患者、严重的骨质疏松患者、骨量流失快速发展的患者或已使用常规抗骨质疏松治疗仍有骨量流失的患者，尤其应该检查是否存在导致骨质疏松的病因，通过一些简单、经济的实验室检查就可以鉴定出 92% 的继发性病因。

**1. 骨质疏松症与慢性肾脏病**

肾损伤可导致许多继发性激素分泌异常，这些异常可导致骨骼病变。骨质疏松可以作为肾小管疾病的首发或唯一的临床表现。肾小球病变的骨骼病变一般包括骨质疏松，但往往还伴有其他骨骼疾病。进行必要的实验室检查即可鉴别。

**2. 骨质疏松症与内分泌疾病**

（1）甲状腺功能亢进　临床上以甲状腺肿大、食欲亢进、形体消瘦、体重减轻、心动过速、怕热汗出、手指颤抖、突眼等症状为主要表现。甲状腺激素对破骨细胞、成骨细胞功能均具有刺激作用，综合作用是破骨大于成骨。通过症状及必要的实验室检查即可鉴别。

（2）库欣综合征　典型临床表现为满月脸、多血质外貌、向心性肥胖、痤疮、紫纹、高血压、继发性糖尿病和骨质疏松等。有典型临床表现者，从外观即可诊断：若不典型者，实验室检查皮质醇分泌增多，失去昼夜节律，且不能被小剂量地塞米松抑制，诊断即可成立。

（3）糖尿病　临床典型症状为多饮、多尿、多食及消瘦，同时伴有脂肪、电解质、蛋白质等代谢障碍，且可并发眼、肾等多脏器和组织的慢性损害，进而导致功能障碍乃至功能衰竭。1 型糖尿病容易并发骨质疏松，主要是胰岛素缺乏和其他原因导致的成骨功能低下所致。临床症状及实验室检查即可与 OP 鉴别。

**3. 骨质疏松症与恶性肿瘤**

多发性骨髓瘤是导致骨质疏松的最常见恶性病因。骨髓瘤细胞在骨髓中增生，导致骨质疏松及溶骨性破坏。通过骨髓穿刺等实验室检查即可鉴别。

**4. 药物性因素**

糖皮质激素、肝素、甲状腺激素等可导致骨质疏松。根据服药史即可与 OP 相鉴别。

## 四、中医治疗

### （一）辨证论治

**1. 肾阳虚证**

【证候】**主症**：素体阳虚或年老肾亏，腰背冷痛，酸软乏力，畏寒喜暖，遇冷加重。**次症**：小便频多。**舌脉**：舌淡苔白，脉沉细或沉弦。

【治法】补肾壮阳，强筋健骨。

【方药】右归丸。

【中成药】续断壮骨胶囊、仙灵骨葆胶囊、金天格胶囊。

**2. 脾肾阳虚证**

【证候】**主症**：腰膝冷痛。**次症**：食少便溏，畏寒喜暖，腹胀，面色萎黄。**舌脉**：舌淡胖苔白滑，脉沉迟无力。

【治法】补益脾肾，强筋壮骨。

【方药】补中益气汤合金匮肾气丸。

【中成药】续断壮骨胶囊、仙灵骨葆胶囊、金天格胶囊、恒古骨伤愈合剂。

**3. 肝肾阴虚证**

【证候】**主症**：腰膝酸痛。**次症**：手足心热，潮热盗汗，两目干涩，眩晕耳鸣，失眠多梦。**舌脉**：舌红少苔，脉沉细数。

【治法】滋补肝肾，填精壮骨。

【方药】六味地黄汤。

【中成药】金天格胶囊、恒古骨伤愈合剂。

**4. 气滞血瘀证**

【证候】**主症**：骨节刺痛，痛有定处。**次症**：痛处拒按，多有外伤或久病史。**舌脉**：舌质紫暗，有瘀点或瘀斑，脉涩或弦。

【治法】理气活血，化瘀止痛。

【方药】身痛逐瘀汤。

【中成药】恒古骨伤愈合剂、续断壮骨胶囊。

### （二）其他疗法

**1. 中药熏蒸疗法**

中药熏蒸将药力与热力结合，可透皮触骨，直达病灶，有化瘀活血、疏通腠理、调气活血、通络镇痛的功效，所用药物以活血化瘀、散寒止痛和祛风除湿通络药为主。有皮肤条件不良或过敏、心脑血管疾病等情况者应谨慎使用。

**2. 中药贴敷疗法**

外用中药制剂贴敷于局部或穴位处，以持续不断的刺激缓解 OP 引发的疼痛和痉挛，提高骨密度，改善人体平衡功能。中药贴敷治疗时应注意皮肤过敏等不良反应的发生。

**3. 针刺疗法**

针刺以足三里、肾俞、脾俞、关元、太溪、三阴交、大椎、太白为主，配以痛处所属经脉络穴，配合针刺补泻手法，达到补肾、健脾和活血的目的，可减少骨质流失，缓解患者疼痛。针刺可每日 1 次，每次留针 20 分钟，10 天为 1 个疗程。

**4. 灸法**

直接灸、隔药灸等方法可借助热力刺激大椎、大杼、肝俞、中脘、膻中、足三里、脾俞、肾俞、命门、神阙、关元等穴位，有调节机体脏腑功能的功效。灸法可每日 1 组穴，每穴灸 5 壮，15 天为 1 个疗程。

**5. 推拿疗法**

推拿手法作用于体表局部，可疏经通络，促进血液循环，滋养神经和免疫系统，具有改善骨质代谢、缓解疼痛及改善功能活动的疗效。但伴 OP 性骨折或严重 OP 者，应注意手法力度，掌握量与度，谨慎使用推拿疗法。

**6. 导引**

导引是呼吸吐纳与肢体运动相结合的一种运动方式。体质虚弱、OP 性骨折高风险及不能耐受较高强度运动者，可选择太极拳、八段锦、五禽戏及易筋经等。导引过程需动作轻柔，循序渐进，防止跌倒。

## 五、预防调护

"治未病"理论是中医药防治原发性 OP 的核心理论，注重中医整体观念，贯穿疾病发生发展全过程，对 OP 的预防具有深远意义。

**1. 未病先防**

关注 OP 易感体质，早筛查、早诊断。遵循"慎起居、调饮食、畅情志"的养生原则，提倡健康的生活方式，保证日常钙质摄入，补充蛋白质、维生素及微量元素，戒除或减少吸烟，改变过量饮酒等不良生活方式。顺应天时，遵"四时"安排户外活动、练功与日照，预防跌倒。

**2. 既病防变**

对于骨量减少者，应早期干预。对于 OP 患者，应尽早、正规化、阶梯性治疗，补充钙剂、维生素 D 或抗 OP 药物。可联合食疗药膳、中药内服、有氧运动（步行、中医导引等）和中医外治法（中药热敷、中药蜡疗、烫熨治疗、磁震热疗等）等，提高骨量，缓解症状，延缓骨量丢失。同时预防跌倒，避免骨折。

**3. 已病防复**

OP 患者骨折后，应尽快恢复自理能力，降低致残率，同时预防骨折再次发生。可根据年龄、身体状况选择不同的运动方式，老年 OP 患者首选体力消耗小、注重肢体协调性的运动，如中医导引。同时，应积极与 OP 患者沟通、交流，必要时进行早期心理干预，消除其心理负担，坚持服药。OP 需长期治疗，其间应定期复查肝肾功能、骨密度和 BTM 等，及时调整用药方案。

【复习思考题】

骨质疏松症有哪些中医疗法?

# 第五节　高脂血症

高脂血症(hyperlipidemia)是指血浆中胆固醇(TC)和(或)甘油三酯(TG)升高、血脂升高并与其他心血管风险因素相互作用,导致动脉粥样硬化,可增加心脑血管病的发病率和死亡率,根据血脂异常的原因可分为原发性和继发性两类。本病可归属于中医学的"血瘀""血浊""痰浊"等范畴。

## 一、病因病机

中医学认为本病由多种原因引起,常与饮食、情志、体质相关。

### 1. 体质因素

素体肥胖或素体阴虚是造成本病的原因之一。"肥人多痰",痰浊中阻可致本病。阴虚者多肝肾不足,肝肾阴虚,肝阳偏亢,木旺克土,脾虚生湿,或劳欲过度,更伤肾脏,而致气化失调,发为本病。

### 2. 饮食因素

恣食肥甘厚腻,嗜酒无度,脾胃受损,脾失健运,水谷不正化,化生痰湿,痰湿中阻,精微物质输布失司,酿为本病。

### 3. 情志因素

长期情志抑郁不遂,肝失条达,疏泄失常,气血运行不畅,气滞血瘀,膏脂布化失度。伤及脾胃,内生痰湿,可导致本病。

本病多为本虚标实,本虚是脏腑亏虚,标实是痰浊瘀血,与肝、脾、肾三脏关系最为密切,病变多延及全身脏腑经脉。其主要病机是肝脾肾虚,痰浊瘀血阻滞经脉,而致膏脂布化失度。

## 二、临床表现

高脂血症的临床表现主要是脂质在血管内皮沉积所引起的动脉粥样硬化,产生冠心病、脑血管病和周围血管病等。此外,少数患者可因乳糜微粒栓子阻塞胰腺的毛细血管导致胰腺炎。但是,多数患者并无明显症状和异常体征,不少人是由于其他原因进行血液生化检验时才确诊。

肥胖、高血压、胰岛素抵抗和代谢综合征是高脂血症的主要危险因素。脂质在血管内皮沉积导致的心脑血管病和周围血管病是高脂血症的临床后果。

## 三、鉴别诊断

引起胆固醇升高的原发因素主要是家族性高胆固醇血症和家族性载脂蛋白B100缺陷症,而继发性因素主要有甲减与肾病综合征。引起三酰甘油升高的原发因素主要是家族性高三酰甘油血症、脂蛋白脂酶缺陷症、家族性载脂蛋白 C Ⅱ 缺陷症和特发性高三酰甘油血症，而继发性因素主要是糖尿病、酒精性高脂血症和雌激素治疗等。常见的继发性血脂谱异常症见于糖尿病、甲减、垂体性矮小症、肢端肥大症、神经性厌食、脂肪营养不良、肾病综合征、尿毒症、胆道阻塞、系统性红斑狼疮和免疫球蛋白病等。由于这些疾病的临床表现明显，故其鉴别一般无困难。

## 四、中医治疗

### （一）辨证论治

**1. 痰浊中阻证**

【证候】主症：四肢倦怠，胸脘痞满，腹胀纳呆，形体肥胖。次症：大便溏薄，心悸眩晕。舌脉：舌体胖，边有齿痕，苔腻，脉滑。

【治法】化痰降浊。

【方药】导痰汤。

【中成药】血脂康胶囊 / 片、脂可清胶囊、血脂灵片。

**2. 肝郁脾虚证**

【证候】主症：精神抑郁或心烦易怒，胁肋胀满窜痛，不思饮食，腹胀纳呆。次症：月经不调，肢倦乏力，口干。舌脉：舌苔白，脉弦细。

【治法】疏肝解郁，健脾和胃。

【方药】逍遥散。

【中成药】血滞通胶囊、脂必妥片 / 胶囊。

**3. 肝肾阴虚证**

【证候】主症：头晕目眩，腰膝酸软，失眠多梦，耳鸣健忘。次症：咽干口燥，五心烦热，胁痛，颧红盗汗。舌脉：舌红少苔，脉细数。

【治法】滋养肝肾。

【方药】杞菊地黄汤。

【中成药】杞菊地黄丸 / 片 / 胶囊 / 口服液、降脂灵片 / 颗粒。

**4. 脾肾阳虚证**

【证候】主症：腰膝腿软，耳鸣眼花，大便稀溏，腹胀纳呆，腹胀不舒。次症：畏寒肢冷，面色㿠白。舌脉：舌淡胖，苔白滑，脉沉细。

【治法】温补脾肾。

【方药】附子理中汤。

【中成药】降脂灵片 / 颗粒。

**5. 气滞血瘀证**

【证候】主症：胸胁胀闷，胁下癥块刺痛拒按。次症：心烦易怒，夜不能寐或夜寐不安。舌脉：舌紫暗或见瘀斑，脉沉涩。

【治法】活血祛瘀，行气止痛。

【方药】血府逐瘀汤合失笑散。

【中成药】脂必泰胶囊、荷丹片 / 胶囊、通心络胶囊、养心氏片、丹蒌片。

## （二）其他疗法

### 1. 针刺疗法

临床常用降脂穴位一般取内关、合谷、太冲、阳陵泉、涌泉、公孙、三阴交、太白、足三里、丰隆、肺俞、厥阴俞、心俞、中脘、曲池等，选用穴位一般在 3 个以上。手法多采用平补平泻法。

### 2. 食疗

（1）冬瓜香菇菜

原料：冬瓜 200g，香菇 50g，调味品适量。

制法：冬瓜去皮洗净，切成小方块。香菇用水发开，去蒂柄，洗净，切成丝。葱、姜洗净切丝，锅中放植物油适量，烧热后下葱、姜爆香，再下冬瓜、香菇和泡香菇的水，焖烧数分钟，待熟时调入食盐、味精等，翻炒几下即可。

功效：下气消痰，利水渗湿，降脂减肥。适用于脾肺亏虚所致的咳嗽、气喘、水肿、小便不利、妊娠水肿、肥胖症等。

（2）荠菜炒冬笋

原料：冬笋 300g（去壳、根，切片），荠菜 150g。

制法：起油锅下入原料煸炒，并加入精盐、味精等调料。

功效：清热利水，降脂降压。适用于高血脂、高血压、水肿、便血、尿血等症。

（3）芹菜炒豆腐干

原料：芹菜 250g，豆腐干 50g，精盐、植物油、葱、姜各少许。

制法：芹菜洗净切成段，豆腐干切成丝备用。锅中加植物油少许，烧至七成热，将芹菜、豆腐干放入锅内煸炒至芹菜熟透，同时加入盐等调料即成。

功效：清热解毒，平肝息风。适用于各种类型的高脂血症，尤其适用于中老年高脂血症伴高血压者食用。

（4）灵芝炖甲鱼

原料：灵芝 30g，甲鱼 1 只（约 500g），鲍鱼 150g，丹参 15g，牡蛎 30g，大枣 10 枚，调料少许。

制法：甲鱼去肠杂、甲壳，洗净，切块，加姜片下油锅爆炒后备用。甲鱼甲壳打碎，同丹参、牡蛎加水 3 碗，煎至 1 碗，去渣取汁备用。大枣去核，鲍鱼发开，洗净，切块。将药汁、甲鱼、灵芝、大枣、鲍鱼同放炖盅内，隔水炖约 2 小时，调入食盐、味精适量服食。

功效：益气活血，软坚散结，化瘀降脂。适用于高脂血症及轻度脂肪肝者。

（5）三七百合煨兔肉

原料：三七 5g，百合 30g，兔肉 250g，料酒、葱花、姜末、精盐、味精、五香粉各适量。

制法：三七洗净，切片，晒干或烘干，研成极细末，备用。百合拣洗干净，放入清水中浸泡，待用。兔肉洗净，切成小块，放入水中，大火煮沸，撇去浮沫，加入百合瓣、料酒、葱花、姜末，改用小火煨煮至兔肉、百合熟烂酥软，趁热加放三七粉、精盐、味精、五香粉适量，调匀即成。

功效：清热除烦，化痰降浊，活血降脂。主治各种类型的高脂血症，对高脂血症伴高血压患者尤为适宜。

### 五、预防调护

**1. 饮食调理**

限制脂肪摄入，控制碳水化合物，适当限制胆固醇。

（1）限制食物总热量的摄入，保持正常体重，即体重指数保持在 20～24。

（2）脂肪占总热量的 20% 以下，减少饱和脂肪酸的摄入，使其占脂肪量约 30%；碳水化合物摄入量占总热量的 50%～60%，蛋白质占总热量的 20%～40%；胆固醇摄入量 300～500mg，相当于每周 3 个鸡蛋的含量。

（3）增加富含纤维素食物的摄入，少食各类高能量、高胆固醇和高脂肪的食物。富含饱和脂肪酸及胆固醇的食物有：①肉类：猪牛羊的肥肉、动物内脏、排骨、午餐肉、腌肉；②乳类：全脂奶、奶油、仿奶制品、非乳类奶油、蛋黄；③脂肪类：猪油、牛油、巧克力、椰油；④粮食类：蛋糕、炸面饼、高脂肪饼干；⑤其他高热量食物：如冰淇淋、白糖、果酱、甜食、甜饮料、白酒等。饱和脂肪酸及胆固醇含量不高的食物有水果、蔬菜、去皮禽肉、猪牛羊的瘦肉、鱼类、脱脂奶、豆浆、各类有壳食物（除椰子外）。

（4）使用适宜的烹调方法如炖、煨、蒸、煮、熬、凉拌，不宜采用焖、炒、炸、烧、烤等烹调方法。

**2. 合理运动**

一般宜采用中等强度的、长时间的、大肌群参与的运动，如步行、骑自行车、游泳、慢跑、非竞赛的小球类活动，活动量要达到最大耗氧量的 60%，以运动中不感到疲劳气短为度，每天运动的最佳时间是上午 7～9 时，或下午 4～5 时。每天坚持运动 1 小时，每周坚持活动不少于 5 天，持之以恒。

**3. 其他生活方式调摄**

绝对戒烟；可适量饮低度酒，但每日饮酒以少于 25g 为宜，禁饮烈性酒；忌饮咖啡，提倡适量饮茶；避免精神紧张，防止用不健康的心理应对应激状态。

【复习思考题】

高脂血症的健康管理方案的重点是什么？

# 第六节　肥胖症

肥胖症（obesity）是指体内脂肪堆积过多和（或）分布异常，体重增加，是遗传因素、环境因素等多种因素相互作用所引起的慢性代谢性疾病。

肥胖症作为代谢综合征的主要组分之一，与多种疾病如 2 型糖尿病、血脂异常、高血压、冠心病等密切相关。肥胖症分原发性和继发性两种：原发性肥胖症主要是不良的饮食习惯（摄食过多，尤其是摄入过多的脂肪类食物）以及静止少动的生活方式所致。继发性肥胖症是下丘脑－垂体感染、肿瘤、创伤、皮质醇增多症等所致。本节主要论述原发性肥胖症。

本病归属于中医学"肥胖"的范畴。

NOTE

## 一、病因病机

肥胖的病因与饮食、年龄、先天禀赋、缺乏运动等多种因素相关。在病因作用下，酿生痰湿，气机运行不畅，血行瘀滞，郁遏生热，导致肥胖。

### 1. 胃热滞脾

阳热体质，胃热偏盛，或嗜烟好酒，或嗜食辛辣炙煿之品，致胃热亢盛，腐熟水谷力强，则食欲亢进，超过脾的运化能力，导致脂膏痰湿堆积，形成肥胖。

### 2. 痰湿内盛

长期饮食不节，暴饮暴食，或过食肥甘，水谷精微不得运化；或长期喜卧好坐，缺乏运动，气血运行不畅，脾胃呆滞，运化失司，水谷精微失于输布，化为脂膏痰浊，聚于肌肤、经络、脏腑而致肥胖。妇女在妊娠期或产后由于营养过剩、活动减少，亦容易发生肥胖。

### 3. 脾虚不运

长期饮食不节，湿浊滞脾，损伤脾胃，或久病、劳倦、年老，损伤脾胃，复加过食肥甘，脾胃亏虚，不能运化水谷精微，水谷精微失于正常输布，化为脂膏，留滞体内，导致肥胖。

### 4. 脾肾阳虚

久病、年老体弱，生理功能由盛转衰；或脾虚久病及肾，肾阳衰微，不能化气行水，水液失于蒸腾气化，致水湿内停，而成肥胖。

肥胖的病机为胃强脾弱，酿生痰湿，导致气郁、血瘀、内热壅塞。病位主要在脾胃与肌肉，与肾虚关系密切，亦与心肺功能失调及肝失疏泄有关。病理性质有虚、实之不同，总体是实多虚少。实主要在于胃热、痰湿，其中胃热是痰湿之因，膏脂堆积而成痰湿是胃热多食之果。虚主要是脾气亏虚，运化不足而水谷精微积为痰湿。病变过程中，常发生虚实之间、各种病理产物之间的转化。另外，肥胖日久，常变生或合并他病，如消渴、头痛、眩晕、胸痹、中风、胆胀、痹证等。

## 二、临床表现

肥胖症可见于任何年龄，女性多见。患者多有进食过多和（或）运动不足病史，常有肥胖家族史。轻度肥胖症多无症状，中重度肥胖症可有气急气短、体力活动减少、肌肉酸痛表现。

肥胖症常伴有一些并发症如高血压、动脉粥样硬化、冠心病、糖尿病，且容易伴发痛风和胆石症，慢性消化不良、脂肪肝、轻至中度肝功能异常也较常见，其他如癌症发生率也较非肥胖者高。

### 1. 心血管疾病

肥胖可导致心脏肥大，心脏后壁和室间隔增厚，血容量、细胞内和细胞间液容量增加，心输出量和心搏量增高。

### 2. 内分泌 – 代谢紊乱

患者常有高胰岛素血症，脂肪、肌肉、肝细胞的胰岛素受体数目、亲和力降低，对胰岛素不敏感，导致胰岛素抵抗。肥胖者血清总胆固醇、甘油三酯、低密度脂蛋白常升高，高密度脂蛋白多降低。

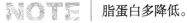

**3. 消化系统疾病**

胆石症、胆囊炎发病率高，慢性消化不良、脂肪肝、轻至中度肝功能异常也较常见。

**4. 其他**

癌症发生率升高。肥胖妇女子宫内膜癌发生率比正常妇女高 2 ～ 3 倍，绝经后乳腺癌发生率随体重增加而升高，胆囊和胆道癌肿也较常见。肥胖男性结肠癌、直肠癌和前列腺癌发生率较非肥胖者高。

## 三、鉴别诊断

**1. 水肿**

两者均形体肥胖，甚则臃肿。肥胖多因饮食不节、缺乏运动、先天禀赋等原因引起，经治疗体重可减轻，但较慢。水肿多因风邪袭表、疮毒内犯、外感水湿、久病劳倦等导致，以颜面、四肢浮肿为主，严重者可见腹部胀满、全身皆肿。经治疗体重可迅速减轻并降至正常。

**2. 黄胖**

两者均有面部肥胖。肥胖多由于年老体弱、饮食不节、缺乏运动、情志所伤、先天禀赋等原因引起。黄胖则由肠道寄生虫与食积所致，以面部黄胖、肿大为特征。

## 四、中医治疗

### （一）辨证论治

**1. 胃热火郁证**

【证候】主症：肥胖多食，消谷善饥，胃脘灼痛、嘈杂，得食则缓。次症：脘腹胀满，面红，口干苦。舌脉：舌红，苔黄，脉平或偏数。

【治法】清胃泻火，佐以消导。

【方药】白虎汤合小承气汤。

【中成药】一清颗粒 / 胶囊。

**2. 脾虚不运证**

【证候】主症：肥胖臃肿，胸闷脘胀，饮食如常或偏少，既往多有暴饮暴食史。次症：神疲乏力，身体困重，四肢轻度浮肿，晨轻暮重，劳累后明显。舌脉：舌淡胖，边有齿痕，苔薄白或白腻，脉濡缓。

【治法】健脾益气，渗水利湿。

【方药】参苓白术散合防己黄芪汤。

【中成药】保和丸 / 颗粒 / 片、参苓白术散 / 丸 / 颗粒。

**3. 痰湿内盛证**

【证候】主症：形盛体胖，身体重着，肢体困倦，胸膈痞满，痰涎壅盛，神疲嗜卧。次症：头晕目眩，呕不欲食，口干而不欲饮，嗜食肥甘醇酒。舌脉：苔白腻，脉滑。

【治法】化痰利湿，理气消脂。

【方药】导痰汤合四苓散。

【中成药】荷丹片 / 胶囊。

NOTE

**4. 脾肾阳虚证**

【证候】**主症**：形体肥胖，颜面虚浮，腹胀便溏，下肢浮肿。**次症**：自汗气喘，动则更甚，畏寒肢冷，神疲嗜卧，气短乏力。**舌脉**：舌淡胖，苔薄白，脉沉细。

【治法】补益脾肾，温阳化气。

【方药】真武汤合苓桂术甘汤。

【中成药】济生肾气丸。

**5. 气滞血瘀证**

【证候】**主症**：肥胖懒动，喜太息，面色紫红或暗红。**次症**：胸闷胁满、胁胀。**舌脉**：舌暗红或有瘀点、瘀斑，脉沉弦或涩。

【治法】理气解郁，活血化瘀。

【方药】血府逐瘀汤。

【中成药】丹香清脂颗粒。

（二）其他疗法

**1. 食疗**

（1）山药白萝卜粥

原料：山药 20g，白萝卜 50g，大米 100g。

制法：将山药浸泡 1 夜，切 3cm 见方的薄片；白萝卜去皮，切 3cm 见方的薄片；大米淘洗干净；将大米、白萝卜、山药同放锅内，加清水 800mL，置武火上煮沸，再用文火煮 35 分钟即可。

功效：消积，健脾，减肥。适用于肥胖兼见脾虚者。

（2）薏苡仁煮冬瓜

原料：薏苡仁 20g，冬瓜 300g，姜 5g，葱 10g，盐 4g，味精 3g。

制法：将薏苡仁淘洗干净，去泥沙；冬瓜洗净，切 2cm 宽、4cm 长的片；姜切片，葱切段；将薏苡仁、冬瓜、姜、葱同放炖锅内，加水 1200mL，置武火上煮沸，再用文火炖煮 35 分钟，加入盐、味精即成。

功效：利尿，消肿，减肥。适用于肥胖兼见脾虚者。

（3）赤小豆炖仔鸭

原料：赤小豆 50g，仔鸭 1 只，料酒 10g，盐 4g，味精 3g，姜 4g，葱 8g，胡椒粉 3g。

制法：将赤小豆洗净，去泥沙；鸭宰杀后，去毛、内脏及爪；姜拍松，葱切段。将仔鸭、赤小豆、姜、葱、料酒同放炖锅内，加水 3000mL，置武火上煮沸，再用文火炖煮 35 分钟即成。

功效：利尿消肿，减肥美容。适用于轻度肥胖者。

（4）赤小豆冬瓜鲤鱼汤

原料：赤小豆 50g，冬瓜 100g，鲤鱼 1 尾（500g），料酒 10g，盐 5g，味精 3g，姜 5g，葱 10g，胡椒粉 3g。

制法：将赤小豆浸泡一夜，去泥沙；冬瓜洗净，切 3cm 长方块；鲤鱼宰杀后去鳃、内脏、鳞；姜切片，葱切段。将炒锅置武火上烧热，下入素油，烧六成热时，下入姜、葱爆香，下入鲤鱼略炸后，加入冬瓜、赤小豆、料酒及清水 1800mL，置武火上煮沸，再用文火炖煮 35 分钟，加入盐、味精、胡椒粉即成。

功效：利水，消肿，减肥。适用于轻度肥胖者。

**2. 耳穴压豆**

将油菜籽，或小米、绿豆、白芥子、莱菔子、王不留行籽等适量，用沸水烫洗后晒干，贴附在小方块的胶布上，然后贴敷于消毒过的耳穴上，按压紧密。可于每天进餐前半小时自行按压2～3分钟，以局部有酸痛感为度。保留3～5天，每次贴压一侧耳郭，两耳交替轮换，2周为1个疗程，2个疗程间隔3日。一般2～4个疗程即显效。耳穴压籽法常选以下穴位：内分泌、神门、饥点、渴点、脾、胃、大肠、三焦区等。每次选取3～5穴，不必过多。

## 五、预防调护

**1. 起居有常**

早睡早起，勿贪睡，保持相对稳定的生物钟；保持大便通畅，养成规律的排便习惯；戒掉懒惰的毛病，勤动手，勤走路。

**2. 饮食有节**

（1）一日三餐要定时定量　不能随意增加或减少进餐次数，不要为节食而减少三餐中的任何一餐，也不能将三餐的食物量并为一餐吃。咀嚼的速度要慢。

（2）晚餐要少，不要吃夜宵　晚餐后脑力和体力活动减少，能量消耗也随之减少，如果再摄入过多食物或食入早、午餐同样多的食物，必然导致能量的剩余，剩余能量就会转变成脂肪储藏起来，身体便会在不自觉中胖起来。

（3）保证合理的饮食结构

1）限钠

减少盐的摄入能减少肥胖，成人每天适宜的食盐摄入量应在6g以下。

2）限制总热量

肥胖症前期者每天摄入热量宜为7942～8360千焦（1900～2000千卡），以摄入低脂肪、低热量（低卡路里）、高蛋白的食物为宜。

3）控制摄入下列食物

①高糖食物：白糖、冰糖、水果糖、巧克力糖、甜点心等；②高脂肪食物：肥肉、猪油、牛油、花生油、菜籽油、芝麻油等；③高胆固醇食物：动物脑髓、动物内脏、蛋黄、蟹黄等；④高淀粉食物：番薯、马铃薯、粉皮、凉粉、凉皮、菱角等；⑤其他：各种酒类、含糖高的水果、蛋糕、油炸食品等。

**3. 逐渐增加运动量与减少进食量相结合**

使体内多余的脂肪慢慢燃烧掉，最终使人体的能量支出和摄入达到平衡状态。中老年人进行运动减肥前应做健康检查，要在身体功能允许的前提下进行。以小、中量运动为宜，运动量应该从小到大，循序渐进，并要持之以恒。具体方法如下。

（1）步行减肥　抬头、挺胸、直膝、大步走或快步走，双手在身体两侧自然地大幅度摆动。建议每人每天步行1小时左右，以清晨或晚餐后进行为佳。

（2）跑步减肥　跑步时要自然跑动，在平坦的道路上进行，注意调整呼吸，全身肌肉要放松，步速要缓慢、均匀，时间要维持在20分钟以上。

（3）跳绳减肥　运动量可以自由调节，运动时间每次应在30分钟以上，脉搏保持在100～120次/分。

（4）游泳减肥　一般游30～45分钟，于饭后1小时进行为宜。

（5）其他　仰卧起坐、健身操、瑜伽、跳迪斯科、打太极拳等。

【复习思考题】

针对肥胖症提供健康管理服务的流程是怎样的？

# 第八章　风湿免疫病

## 第一节　类风湿性关节炎

扫一扫，查阅本章数字资源，含PPT、音视频、图片等

类风湿性关节炎（rheumatoid arthritis，RA）是一种以关节病变为主的慢性全身性自身免疫疾病。大部分患者会反复出现对称性手足小关节的疼痛、肿胀和功能障碍，并且伴有晨僵。病变以关节肿胀、关节滑膜炎性细胞浸润、软骨破坏及晚期的关节间隙变窄为主，是全身多个关节的炎症反应，后期病情严重的患者出现关节畸形，并可危及全身关节外系统，甚至丧失最基本的生活能力。本病症候可交替复发或缓解。以青壮年多见，男女之比为 1：3。

类风湿性关节炎的症状表现在中医文献被称为历节、顽痹、尪痹等，属于"痹证"范畴。中医药在分析病因病机及治疗 RA 上的优势很多，可以对 RA 患者辨证分型后再辨证论治，缓解病情，控制其进一步恶化，提高生活质量。

## 一、病因病机

类风湿性关节炎的病因有内因和外因。《灵枢·五变》曰："粗理而肉不坚者，善病痹。"说明发生尪痹的主要条件是正气虚，内因大致包含先天不足、自身正气虚衰、腠理不密等，进而导致卫外不固，邪易入侵。外因为外邪入侵，包括风、寒、湿等邪。

**1. 正虚为本**

（1）**肝肾亏虚**　《医门法律·中风门》阐明了痹证"非必为风寒湿所痹，多先天禀赋，肾气衰薄，阴寒凝聚于腰膝不解"，指出先天不足、正气虚衰是本病发生的重要原因，肝肾同源，肝主筋藏血、肾主骨藏精，共养筋骨，RA 的主要表现为筋骨的损伤，所以肝、肾与 RA 的发病相关。

（2）**气血亏虚**　中医学认为，气为血之帅，血为气之母，气血充盈，阴阳平和，营卫协调，腠理不疏，则外感六淫之邪不易入侵机体。《灵枢·阴阳二十五人》曰："血气皆少则无须，感于寒湿则善痹。"指出气血不足、先天禀赋不足易致病。

（3）**脾胃亏虚**　李东垣《脾胃论》云："内伤脾胃，百病由生。"陈言《三因极一病证方论》亦云："内外表里所感，皆由脾气虚弱而湿邪乘而袭之。"脾胃居中焦，脾主升清，胃主降浊，脾胃是后天之本、气血生化之源，胃主受纳，脾主运化，能运化水湿，且散精以灌四旁，营养全身。脾胃衰弱，气血则无以化生，使机体不得滋养，若脾虚湿盛，容易痰湿蕴结，最终湿邪痹阻，是引发尪痹的重要因素，治疗提倡从疾病初期便注意调理脾胃，健脾利湿。

**2. 外感为标**

（1）外邪致病　导致尪痹的外邪主要有风邪、寒邪、湿邪。《素问·痹论》中就有关于风寒湿三气与痹病的相关记录："风、寒、湿三气杂至，合而为痹，其风气盛者为行痹，寒气盛者为痛痹，湿气盛者为着痹也。"风寒湿邪侵袭机体，导致经络失和，关节凝滞，发为尪痹，故见肢体关节疼痛拘急；风邪善行而数变，若风邪偏盛，机体受累，关节疼痛一般游走不定，并且可累及多个关节；若寒邪偏盛，寒主收引，其性凝滞，见肢体关节疼痛较剧，痛有定处，且与温度相关，遇寒症状加重，遇暖疼痛减轻。湿性重着，若湿邪偏盛，人会感到身体沉重，关节疼痛难忍。湿性黏腻，不易祛除，导致尪痹缠绵难愈。

（2）痰瘀阻络　痰瘀阻络包含血瘀、痰浊，是某种致病成分作用于人体后，脏腑失调形成的病理产物，痰瘀可作用于人体引发新的病证。清·唐容川在《血证论》中对痰瘀同病多有阐述，如"血瘀积久，亦能化为痰水""瘀血流注，亦发肿胀，乃血变为水之证"，记载了瘀血、痰浊相互转化的病理现象。叶天士《临证指南医案》亦云："经以风寒湿三气合而为痹，然经年累月，外邪留著，气血皆伤，其化为败瘀凝痰，混处经络。"创立了"久病入络"学说，证实了血瘀、痰浊是痹证的发病原因。

（3）邪毒内伏　巢元方《诸病源候论》云："热毒气从脏腑出，攻于手足，手足热赤肿痛也。"首先提出了"热毒致痹"的观点。中医学认为，邪气包括体内或外来的各种致病因素，邪气侵犯人体，日久成毒，毒邪蕴结体内，日久致痹，临床以病程长、病性顽为特点。

## 二、临床表现

类风湿性关节炎是由风寒湿邪客于关节、气血痹阻导致的以小关节疼痛、肿胀、晨僵为特点的疾病。

1. 初起多见小关节呈对称性疼痛肿胀，多发于手足指（趾）关节，晨僵，活动不利。

2. 起病缓慢，反复迁延不愈，常因感受风寒湿邪而反复发作，形体逐渐消瘦。

3. 病久受累关节呈梭形肿胀，压痛拒按，活动时疼痛，后期关节变形僵直，周围肌肉萎缩。少数病例有皮下结节。

4. 实验室检查类风湿因子阳性，发作期血沉可增快。X 线片可见骨质疏松改变，或关节面侵蚀呈半脱位或脱位，以及骨性强直、关节面融合等。

## 三、鉴别诊断

**1. 骨关节炎**

骨关节炎发病年龄多在 50 岁以上，无全身症状。受损关节以负重的膝、脊柱等较常见，关节局部无红肿，无游走现象、肌肉萎缩和关节畸形，影像学提示关节边缘呈唇样增生或骨赘形成，血沉正常，RF 阴性。可资鉴别。

**2. 痛风性关节炎**

痛风性关节炎多发作于半夜或清晨，起初为单个关节，多发生于第一跖趾关节，也可发生于其他关节，尤其是踝部与足部关节，发作数日至数周后症状可自行缓解。辅助检查可见血尿酸升高。关节液或关节液的吞噬细胞中或可疑结石中发现尿酸盐结晶为诊断金标准。可资鉴别。

**3. 结核性关节炎**

本病可伴有其他部位结核病变，如脊椎结核常有椎旁脓肿，二个以上关节同时发病者少见。X 线检查早期不易区别，骨质局限性破坏或椎旁脓肿阴影有助于诊断。关节腔渗液结核菌培养常呈阳性，抗结核治疗有效。可资鉴别。

**4. 银屑病关节炎**

银屑病关节炎易累及远端指间关节，但 X 线表现为"笔帽状"，与本病不符。银屑病关节炎可有皮疹及指甲病变。可资鉴别。

**5. 强直性脊柱炎**

强直性脊柱炎多发于青年男性，主要症状为腰部、腹股沟处酸痛，脊柱僵硬，活动受限。X 线显示脊柱韧带钙化广泛，自下向上发展，呈竹节状，骶髂关节及骨突均有病变。可资鉴别。

## 四、中医治疗

### （一）辨证论治

**1. 气血两虚证**

【证候】主症：关节酸痛或隐痛，伴倦怠乏力，面色不华。次症：心悸，气短，头晕，食少纳差。舌脉：舌质淡，苔薄白，脉细弱或沉细。

【治法】益气养血，通经活络。

【方药】黄芪桂枝五物汤。

【中成药】白芍总苷胶囊、归脾丸。

**2. 肝肾不足证**

【证候】主症：关节疼痛、肿大或僵硬变形，腰膝酸软或腰背酸痛。次症：足跟痛，眩晕耳鸣；潮热盗汗；尿频，夜尿多。舌脉：舌质红，舌苔薄或少，脉细数。

【治法】补益肝肾，蠲痹通络。

【方药】独活寄生汤。

【中成药】痹祺胶囊、益肾蠲痹丸。

**3. 气阴两虚证**

【证候】主症：关节肿大，气短乏力，肌肉酸痛，口干眼涩。次症：自汗盗汗，手足心热，形体瘦弱，肌肤无泽，虚烦多梦。舌脉：舌质红或有裂纹，苔少或无苔，脉沉细无力。

【治法】益气养阴，通络止痛。

【方药】四神煎。

【中成药】生脉饮。

**4. 风湿痹阻证**

【证候】主症：关节疼痛，肿胀，游走不定，时发时止。次症：恶风，汗出，头痛，肢体沉重。舌脉：舌质淡红，舌苔薄白，脉滑或浮。

【治法】祛风除湿，通络止痛。

【方药】羌活胜湿汤。

【中成药】四妙丸。

NOTE

**5. 寒湿痹阻证**

【证候】主症：关节冷痛，触之不温，皮色不红，疼痛遇寒加重，得温痛减。次症：关节拘急，屈伸不利，肢冷。舌脉：舌体胖大，舌质淡，脉弦紧。

【治法】温经散寒，祛湿通络。

【方药】乌头汤。

【中成药】虎力散胶囊。

**6. 湿热痹阻证**

【证候】主症：关节肿热疼痛，关节触之有热感或自觉发热。次症：关节皮色发红，心烦，口渴，小便黄。舌脉：舌质红，苔黄腻，脉弦滑或滑数。

【治法】清热除湿，活血通络。

【方药】宣痹汤。

【中成药】肿痛安胶囊、新癀片。

**7. 痰瘀痹阻证**

【证候】主症：关节肿痛日久不消，关节局部肤色晦暗，或有皮下结节。次症：关节肌肉刺痛，关节僵硬变形，面色晦暗。舌脉：舌质紫暗，苔腻，脉沉细涩。

【治法】化痰通络，活血行瘀。

【方药】双合汤。

【中成药】通络开痹片、雷公藤多苷片。

**8. 瘀血阻络证**

【证候】主症：关节刺痛，疼痛部位固定不移，夜间尤甚。次症：肢体麻木，关节局部色暗，肌肤甲错。舌脉：舌质紫暗，苔薄白，脉沉细涩。

【治法】活血化瘀，通络止痛。

【方药】身痛逐瘀汤。

【中成药】桂枝茯苓丸、通络开痹片。

### （二）其他疗法

**1. 针刺疗法**

根据病情，可辨证选取肩髃、肩髎、曲池、尺泽、手三里、外关、合谷、环跳、阳陵泉、昆仑、太溪、解溪等穴位，也可根据疼痛肿胀部位采取局部取穴或循经取穴。针刺时根据寒热虚实的不同配合针刺泻法、补法，或点刺放血、穴位注射。

**2. 推拿治疗**

根据病情，可配合推拿治疗以缓解疼痛等症。

**3. 其他外治法**

根据病情及临床实际，选择中医定向透药、中药熏药、穴位贴敷、超声药物透入等。辨证选用外用药物，如偏寒湿痹阻者，酌情选用祛风散寒除湿、温经通络药物；偏湿热痹阻者，酌情选用清热除湿、宣痹通络之品；偏痰瘀互结者，酌情选用活血行瘀、化痰通络之品等。

## 五、预防调护

### 1. 心理调摄

帮助患者保持心情愉快，增强战胜疾病的信心。

### 2. 饮食起居调摄

合理饮食，忌食肥甘厚味及辛辣之品，禁饮酒；控制体重；适当运动；避风寒，慎劳累。

【复习思考题】

类风湿性关节炎应和哪些疾病鉴别诊断？

# 第二节 痛风性关节炎

痛风性关节炎是嘌呤代谢紊乱和尿酸排泄障碍所致血尿酸增高引起的一组特异性临床综合征，以尿酸盐沉积在关节周围和皮下组织、滑囊软骨、骨骼及其他组织中，引起相应的病损及炎性反应为特点。本病患者的主要临床表现为跖趾关节、踝关节等处红肿热痛，而且常常迁延难愈，甚至出现关节畸形、关节致残、肾功能不全等。

痛风性关节炎临床分为原发性痛风和继发性痛风两类。原发性痛风有一定的家族遗传性，10%～20% 的患者有阳性家族史。除 1% 左右的原发性痛风由先天性酶缺陷引起外，绝大多数发病原因不明。继发性痛风由其他疾病所致，如肾脏病、血液病，或由于服用某些药物、肿瘤放化疗、生活方式和饮食结构等多种原因引起。痛风性关节炎属于中医学"痹证"范畴，中医"痛风"之名始于金元时期，由金元四大家之朱丹溪在《格致余论·痛风》中首次提出，亦与中医"痹证""历节病""白虎病""痛风病"等有相似之处。

## 一、病因病机

本病的病因病机和治疗思路散在于中医古籍中，历代医家对痛风的病因病机均有自己的心得体会，但皆可归纳为"本虚标实"。

### 1. 本虚

脾为先天之本，主运化水谷。肾为后天之本，主骨生髓。肝为罴极之本，主疏泄，畅达全身气机，促进津液运行输布及脾胃之气的升降。脾、肾、肝均可调节体内水液平衡。脾之运化须肾阳之温煦推动，肾气亏虚，则脾不健运。肾气衰气化失职，则不能通调水道分清泌浊。肝失疏泄，则气机郁滞，津液代谢障碍。痛风患者多饮食不节，重伤脾胃，"诸湿肿满，皆属于脾"，脾胃气亏日久，致清阳不升、浊阴不降，且湿久脾阳匮乏，所生痰湿亦会困遏脾气，阻碍津液输布。痛风患者多兼肥胖、动脉硬化、冠心病、糖尿病等，皆可责之于脾不健运，与脾胃呆滞、运化失司有关。

《灵枢·经脉》云："脾足太阴之脉，起于大趾之端，循趾内侧白肉际，上内踝前廉，上膝股内前廉。"痛风患者多以第一跖趾关节的肿痛为首发症状，逐渐累及足背、足跟、踝、膝等关节，这也与足太阴脾经的循行密切相关。脾运化饮食水谷功能失司，肾气化功能减弱，无以升清阳、降浊阴、司开阖，痰湿浊毒停留于关节、软骨、脏腑等组织而发病。肝在体合筋，肾在体合骨，肝血亏虚，肾阴不足，肢体筋骨得不到濡养，也加快了疾病的进展。

**2. 标实**

痛风性关节炎以先天禀赋不足、后天失于调摄、脏腑功能失调为病理基础。本病不仅因自身脏腑代谢功能紊乱发病，同时以外感风寒湿热邪气为外因，以湿热痰瘀互结为发病机制。若饮酒无度，嗜食膏粱厚味，复感外邪化热，湿热瘀血阻滞筋脉经络关节，则出现关节红肿热痛等症状。

（1）外感邪气 《格致余论·痛风论》记载："彼痛风者，大率因血受热，已自沸腾，其后或涉冷水，或立湿地，或扇取凉，或卧当风。"表明痛风的病因为外感风寒湿之实邪。文中亦提到"肥人肢节痛，多是风湿与痰饮流注经络而痛，瘦人肢节痛，是血虚"，可见朱丹溪认为本病是素体亏虚，复感六淫，风湿痰浊之邪流注经络、关节、脏腑而发病。娄多峰等认为内有正气不足、阴阳失调乃本病主因，外因为湿热痰瘀聚于体内，留滞经络关节，又因饮食劳倦，感受外邪，房室不节，而致内外合邪，最终气血凝滞而发病。

（2）内瘀互结 明·张介宾《景岳全书》曰："自内而至者，以肥甘过度，酒食无节，或多食乳酪湿热等物，致令热聚下焦，走注足胫，而日见肿痛。"论述了本病为湿热之邪致病。国医大师朱良春首创"浊瘀痹"理论，提出寒湿虽是诱因，湿浊瘀滞内阻才是主因，这与现代西医认为痛风是尿酸盐结晶沉积的观点类似，浊瘀内阻是其炎症反应的病理基础。

综上所述，本病的病机特点为本虚标实，以脏腑功能失调为本，其病位主要在脾肾，其次在肝，以外感邪气、湿热痰瘀互结为标，气血运行不畅，不通则痛，发为痛风。

## 二、临床表现

痛风按照其自然病程可分为急性期、间歇期、慢性期。

**1. 急性期**

痛风急性期发病前可无任何先兆。诱发因素有饱餐饮酒、过度疲劳、紧张、关节局部损伤、手术、受冷受潮等。常在夜间发作的急性单关节炎通常是痛风的首发症状，表现为凌晨关节痛而惊醒、进行性加重、剧痛如刀割样或咬噬样，疼痛于 24～48 小时达到高峰。关节局部发热、红肿及明显触痛，酷似急性感染，首次发作的关节炎多于数天或数周内自行缓解。首次发作多为单关节炎，60%～70% 首发于第一跖趾关节，在以后病程中，90% 患者反复该部受累。足弓、踝、膝关节、腕和肘关节等也是常见发病部位。可伴有全身表现，如发热、头痛、恶心、心悸、寒战、不适并伴白细胞升高，血沉增快。

**2. 间歇期**

急性关节炎发作缓解后，一般无明显后遗症状，有时仅有发作部位皮肤色素加深，呈暗红色或紫红色，脱屑，发痒，称为无症状间歇期。多数患者在初次发作后出现 1～2 年的间歇期，但间歇期长短差异很大，随着病情的进展间歇期逐渐缩短。如果不进行防治，每年发作次数增多，症状持续时间延长，以致不能完全缓解，且受累关节增多，少数患者可有骶髂、胸锁或颈椎等部位受累，甚至累及关节周围滑囊、肌腱、腱鞘等，症状渐趋不典型。

**3. 慢性期**

尿酸盐反复沉积使局部组织发生慢性异物样反应，沉积物周围被单核细胞、上皮细胞、巨噬细胞包绕，纤维组织增生形成结节，称为痛风石。痛风石多在起病 10 年后出现，可见于关节内、关节周围、皮下组织及内脏器官等，是病程进入慢性期的标志。典型部位在耳郭，也常见于足趾、手指、腕、踝、肘等关节周围，隆起于皮下，外观为芝麻至鸡蛋大的黄白色赘生物，表面菲薄，破溃后排出白色粉末状或糊状物，经久不愈，但较少继发感染。痛风石发生于关节内，可造成关节软骨及骨质侵蚀破坏、增生，关节周围组织纤维化，出现持续关节肿痛、强直、畸形甚至骨折，称为痛风石性慢性关节炎。

## 三、鉴别诊断

本病须与其他骨关节疾病鉴别。

### 1. 化脓性关节炎

化脓性关节炎多见于儿童和年老体弱患者，以单关节、负重关节受累为主，主要通过血液传播。外周血检查可见血内白细胞总数、中性粒细胞明显增多，关节液检查可见化脓性改变，细菌学检查有阳性发现。做细菌培养常用的细菌为金黄色葡萄球菌。因为化脓性关节炎细菌对软骨的破坏较强，通常在一周左右就会造成明显的关节损害，对软骨下骨、软骨的破坏范围广，因此化脓性关节炎应按照急症处理。

### 2. 结核性关节炎

结核性关节炎特点为结核的中毒症状，例如低热、盗汗、乏力、消瘦、贫血等，或身体内有其他的结核灶，例如肺部结核、肠道结核。若结核菌素实验呈阳性，病变的活动期血沉可加快；若结核性关节炎处于静止期，血沉可正常。20% 的滑液通过抗酸染色可见结核菌，80% 的滑液标本培养呈阳性。

### 3. 类风湿性关节炎

类风湿性关节炎为全身性的自身免疫疾病，其特点为多发的对称性关节炎，多侵犯掌指关节。掌指关节表现为向指侧偏移，继而影响腕关节，使之向桡侧偏斜，远端指间关节出现过伸，因此类风湿性关节炎手部的畸形表现为"纽扣指"。晨僵是类风湿性关节炎的特征性标志，时间通常超过 1 小时。类风湿性关节炎主要的病变部位是滑膜，继而是关节软骨。类风湿性关节炎还有很多关节外的表现，包括心包炎、心内膜炎和皮下类风湿结节。70% ～ 80% 的患者查血呈类风湿因子阳性，此为诊断标准之一。

## 四、中医治疗

治疗根据不同的病程，本病急性发作期分为湿热蕴结证和寒湿痹阻证，间歇期为脾虚湿阻证，慢性期分为痰浊瘀阻证和脾肾两虚证。

（一）辨证论治

**急性发作期**

#### 1. 湿热蕴结证

【证候】主症：发病急骤，局部关节红肿热痛，疼痛剧烈，累及一个或多个关节。次症：发热、恶风、口渴、烦闷不安或头痛汗出，小便短黄。舌脉：舌红，苔黄腻，脉弦滑数。

【治法】清热利湿，通络止痛。

【**方药**】三妙散合当归拈痛汤加减。

【**中成药**】湿热痹片、痛风定胶囊、通滞苏润江胶囊等。

**2. 寒湿痹阻证**

【**证候**】主症：关节疼痛，肿胀不甚，局部不热，得温则舒，痛有定处，屈伸不利。**次症**：皮下结节或痛风石，肌肤麻木不仁。**舌脉**：舌苔薄白或白腻，脉弦或濡缓。

【**治法**】温经散寒，除湿通络。

【**方药**】乌头汤加减。

【**中成药**】祛风舒筋片。

### 间歇期

#### 脾虚湿阻证

【**证候**】主症：无症状期，或仅有轻微的关节症状，或高尿酸血症。**次症**：身困倦怠，头昏头晕，腰膝酸痛，纳食减少，脘腹胀闷。**舌脉**：舌质淡胖或舌尖红，苔白或黄厚腻，脉细或弦滑等。

【**治法**】健脾利湿，益气通络。

【**方药**】防己黄芪汤加减。

【**中成药**】补中益气丸、香砂六君丸等。

### 慢性期

**1. 痰浊瘀阻证**

【**证候**】主症：关节疼痛反复发作，日久不愈，时轻时重，或呈刺痛，固定不移。**次症**：关节肿大，甚至强直畸形，屈伸不利，痛风结石，或皮色紫暗。**舌脉**：舌质紫，苔厚腻，脉弦或沉涩。

【**治法**】活血化瘀，化痰泄浊。

【**方药**】桃红四物汤合当归拈痛汤加减。

【**中成药**】三七止痛片、血塞通胶囊等。

**2. 脾肾两虚证**

【**证候**】主症：病久屡发，关节痛如被杖，局部关节变形，屈伸不利，昼轻夜重，或在指尖、跖趾、耳郭等处有痛风结石。**次症**：神疲乏力，脘痞纳少，腰膝酸软。**舌脉**：舌质淡紫，苔薄白或白腻，脉细濡或沉或兼涩。

【**治法**】泄浊化瘀，调益脾肾。

【**方药**】四君子汤合六味地黄汤加减。

【**中成药**】知柏地黄丸、益肾蠲痹丸。

（二）其他疗法

**1. 针刺疗法**

选曲池、合谷、足三里、三阴交、太冲、中脘、天枢、气海、肾俞、气海俞、大肠俞等穴，急性期发作期用泻法，缓解期用平补平泻，均留针 30 分钟，每日或隔日 1 次。

**2. 拔罐疗法**

急性发作期，局部毫针密集点刺后，拔罐，每次留罐 5 分钟。

**3. 三棱针法**

有活血祛瘀、通络止痛的功效，取阿是穴，放血 1 ~ 2mL，每周 2 ~ 3 次。

**4. 中药外敷**

选用清热除湿、宣痹通络之品，例如以如意金黄膏涂敷红肿疼痛关节，每日 2 次，每次 3 ~ 4 小时。

**5. 中药熏洗**

根据患者证候特点选用清热利湿、通络止痛中药或随症加减，煎煮后熏洗患处，每日 1 ~ 2 次，每次 15 ~ 30 分钟。

## 五、预防调护

**1. 饮食控制**

节制饮食，不食或少食高嘌呤食物。多饮水，避免暴饮暴食。节制烟酒，不宜喝大量浓茶或咖啡。

**2. 避免诱因**

避免暴食酗酒、受凉受潮、过度疲劳、精神紧张，穿鞋要舒适，防止关节损伤，慎用影响尿酸排泄的药物，如某些利尿剂、小剂量阿司匹林等。

**3. 防治伴发疾病**

需同时治疗伴发的高脂血症、糖尿病、高血压病、冠心病、脑血管病等。

**4. 生活调理**

生活有规律，按时起居。注意劳逸结合，避免过度劳累、紧张与激动，保持心情舒畅，情绪平和。注意保暖和避寒，鞋袜宽松。

【复习思考题】

1. 痛风性关节炎的临床病程分为几期？
2. 简述痛风性关节炎的鉴别诊断。

# 第九章　神经精神疾病

## 第一节　脑梗死

脑梗死（cerebral infarction）又称缺血性脑卒中，是指各种原因使脑部血液循环障碍，进而导致缺血、缺氧引起的局限性脑组织的坏死或软化，并伴随相应神经功能缺损的一类临床综合征。脑梗死是卒中最常见的类型，占临床发病的 70%～80%。本病病死率约为 10%，存活患者的致残率约为 50%，患者具体预后须结合临床情况判断。

脑梗死的分型方法很多，目前临床分型主要使用牛津郡社区卒中研究分型（Oxfordshire community stroke project，OCSP）。OCSP 在常规影像学检查尚未发现病灶时，就可根据临床表现迅速分型，操作简单易行，对临床治疗、评估预后有重要价值。OCSP 分为全前循环梗死（total anterior circulation infarct，TACI）、部分前循环梗死（partial anterior circulation infarct，PACI）、后循环梗死（posterior circulation infarct，POCI）和腔隙性脑梗死（lacunar infarction，LACI）。

本病与中医学的"中风"相类似，又称"偏枯""薄厥""仆击""大厥"。

### 一、病因病机

脑梗死的病因有外感风寒、情志内伤、年老体虚、饮食不当等，这些因素可导致机体阴阳失调、气血逆乱，瘀阻脑络，发为脑梗死。本病的病位在脑，可涉及心、肝、脾等多个脏腑。脑梗死急性期以风、火、痰、瘀为主，常见风痰上扰、痰热腑实、痰瘀互阻等邪盛之象。恢复期及后遗症期则多为虚实夹杂，多见气虚血瘀、阴虚风动等正虚邪盛之象。

**1. 外感风寒**

《素问·调经论》言："寒独留，则血凝泣，凝则脉不通。"感受寒凉，血脉凝滞，络脉瘀阻，脑络不通，最终发为本病。

**2. 情志内伤**

七情内伤，气机郁滞，渐而化火，风火相搏，上攻脑脉，发为本病。《素问·生气通天论》言："大怒则形气绝，而血菀于上，使人薄厥。"大怒伤肝，肝阳暴张，引起气血逆乱，上冲犯脑，致使血瘀脑脉，引发本病。

**3. 年老体虚**

随着年龄的增加，机体正气耗散，或久病迁延，正气亏耗，或劳逸失度，正气亏虚，最终损伤一身之气血，导致气血不足，因虚致瘀，发为本病。如《景岳全书·非风》言："非风一证，即时人所谓中风证也。此证多见卒倒，卒倒多由昏愦。本皆内伤积损颓败而然，原非外感风寒所致。"

**4. 饮食不当**

《素问·通评虚实论》言："仆击、偏枯……膏粱之疾也。"饮食不节，过食肥甘，湿热内生，渐而生风，发为本病。饮食过少或过食寒凉，损伤脾胃，致使气血生化乏源，因虚致瘀，亦可发为本病。

## 二、临床表现

根据梗死所在位置和程度，本病可分为以下类型。

**1. 全前循环梗死（TACI）**

全前循环梗死临床表现为大脑高级神经活动障碍，如失算、失语、意识障碍、空间定向力障碍等；同向偏盲；对侧三个部位（面、上肢和下肢）中两个以上有运动障碍和或感觉障碍。多为大脑中动脉近段主干梗死，少数为颈内动脉虹吸段闭塞引起的大片脑梗死。

**2. 部分前循环梗死（PACI）**

部分前循环梗死临床表现为偏瘫、偏盲、偏身感觉障碍及高级神经活动障碍，较 TACI 局限，提示大脑中动脉近段主干循环良好，为大脑中动脉远段主干、各级分支引起的中、小梗死。

**3. 后循环梗死（POCI）**

后循环梗死表现为同侧脑神经麻痹及对侧感觉运动障碍、双侧运动感觉障碍、小脑功能障碍。提示脑干小脑梗死。

**4. 腔隙性脑梗死（LACI）**

腔隙性脑梗死表现为各种腔隙综合征，如纯运动性轻偏瘫、纯感觉性卒中、感觉运动卒中、共济失调性轻偏瘫等，多数为脑桥或基底核小穿通支病变引起的小腔隙灶。

## 三、鉴别诊断

本病须与初期表现为脑梗死样症状的其他疾病鉴别。

**1. 硬膜下血肿或硬膜外血肿**

硬膜下血肿或硬膜外血肿可呈卒中样发病，不同之处包括：

（1）多有头部外伤史。

（2）病程进行性加重。

（3）有头痛、恶心、喷射状呕吐、意识障碍等颅内高压症状。

（4）头部 CT 检查，颅骨内板下方可见梭形或新月形高密度区，骨窗可见颅骨骨折线。

**2. 脑出血**

少量出血可表现为与脑梗死相似的症状，临床特点：

（1）起病急，常于活动中或情绪激动时发病，10 分钟至数小时即可达到高峰。

（2）有头痛、恶心、呕吐等颅内高压症状，多伴重度意识障碍。

（3）多为均等性偏瘫。

（4）CT 检查可见颅内高密度灶，脑脊液可呈血性。

（5）发病年龄多为 60 岁以下。

## 四、中医治疗

中医倡导未病先防，应针对脑梗死的危险因素采取预防性措施，如调畅情志、改变不良饮食习惯、加强运动等，以提高机体的抗病能力。脑梗死急性期，当急则治其标，以祛邪为主，可根据证型的不同，采用息风潜阳、化痰降浊、泻下攻积等治法。中脏腑者，闭证宜开窍醒神，脱证宜回阳固脱，如内闭外脱并存，则醒神开窍与扶正固脱并用。恢复期及后遗症期则当扶正与祛邪并用，多采用行气活血、滋阴息风等治法。

### （一）辨证论治

**1. 风阳上扰证**

【证候】**主症**：平素头晕头痛，面红目赤，突然发生肌肤不仁，口舌㖞斜，手足重滞，舌强不语，甚则半身不遂。**次症**：口苦咽干，尿赤，便干，耳鸣目眩。**舌脉**：舌质红，苔黄，脉弦数。

【治法】息风潜阳，清肝泻火。

【方药】天麻钩藤饮。

【中成药】脑立清丸、天麻钩藤颗粒。

**2. 痰热腑实证**

【证候】**主症**：半身不遂，肌肤不仁，口舌㖞斜，或言语不利。**次症**：头晕目眩，心烦不寐，腹胀，便干或便秘。**舌脉**：舌质暗红，苔黄腻或黄燥，脉弦滑数。

【治法】泻下攻积，清热化痰。

【方药】星蒌承气汤。

【中成药】十香返生丸、大柴胡汤。

**3. 风痰阻络证**

【证候】**主症**：肌肤不仁，口舌㖞斜，言语不利，甚则半身不遂，头晕目眩。**次症**：头重如裹，便秘或便溏。**舌脉**：舌质暗淡，舌苔白腻，脉弦滑。

【治法】息风化痰，活血通脉。

【方药】半夏白术天麻汤。

【中成药】半夏天麻丸、人参再造丸、再造丸。

**4. 气虚血瘀证**

【证候】**主症**：半身不遂，肌肤不仁，言语不利，面色无华，气短乏力。**次症**：自汗，心悸，便溏，手足肿胀。**舌脉**：舌质暗淡，有瘀斑，舌苔薄白，脉沉细无力。

【治法】活血化瘀，益气健脾。

【方药】补阳还五汤。

【中成药】消栓口服液、消栓再造丸、偏瘫复原丸。

**5. 阴虚风动证**

【证候】**主症**：平素头晕耳鸣，腰酸，突然发生口眼㖞斜，言语不利，甚或半身不遂。**次症**：失眠多梦，双目干涩，手指瞤动，急躁易怒。**舌脉**：舌质红，苔薄白，脉弦细数。

【治法】滋补肝肾，滋阴息风。

【方药】镇肝熄风汤。

【中成药】强力天麻杜仲胶囊。

**6. 阳闭证**

【证候】**主症**：牙关紧闭，口噤不开，肢体强痉，猝然昏仆，不省人事。**次症**：身热面赤，气粗口臭，躁扰不宁，便干尿赤。**舌脉**：舌质红，舌苔黄腻，脉弦滑而数。

【治法】清热化痰，开窍醒神。

【方药】羚羊角汤合安宫牛黄丸。

【中成药】安宫牛黄丸、紫雪丹、至宝丹、清开灵注射液、醒脑静注射液。

**7. 阴闭证**

【证候】**主症**：猝然昏仆，不省人事；牙关紧闭，口噤不开，两手握固，肢体强痉。**次症**：面白唇暗，四末不温，静卧不烦，大小便闭。**舌脉**：舌质淡，舌苔白腻，脉滑。

【治法】温阳豁痰，开窍醒神。

【方药】涤痰汤合苏和香丸。

【中成药】苏和香丸。

**8. 脱证**

【证候】**主症**：突然昏仆，不省人事，目开口张，鼻鼾息微。**次症**：汗多肢冷，二便失司。**舌脉**：舌痿，脉细弱或脉微欲绝。

【治法】回阳固脱。

【方药】参附汤。

【中成药】参附注射液、生脉注射液、四逆汤。

（二）其他疗法

**1. 针灸疗法**

中经络者，选三阴交、水沟、内关、极泉、委中。痰热腑实配曲池、丰隆、内庭；气虚血瘀配足三里、气海、血海；阴虚动风配照海、太溪、风池。水沟用雀啄法，以眼睛湿润为度，三阴交用补法，余用泻法。中脏腑者，选水沟、百会、内关。闭证配合谷、太冲、十二井穴；脱证配气海、关元、神阙、涌泉。水沟操作同前，十二井穴用三棱针点刺放血，关元、气海、神阙、涌泉用艾炷灸法，以四肢转温为度。

**2. 头针法**

取顶颞前斜线、顶旁 1 线及顶旁 2 线。选 1.5 寸毫针平刺入头皮下，快速捻转后，留针 30 分钟并在此期间内反复行针。本方法适用于半身不遂早期。

**3. 电针法**

于患侧上肢、下肢各选一组穴位，待针刺得气后接通电针仪，选用疏密波或断续波，以患者肢体轻微震颤为度，每次治疗 20 ～ 30 分钟。适用于脑梗死偏瘫患者。

**五、预防调护**

1. 饮食方面，改变不良饮食习惯，宜清淡饮食，避免过食肥甘厚腻。

2. 加强体育锻炼，控制体重，适当进行户外活动。同时防寒保暖，避免着凉。

3. 调节情绪，保证心情舒畅，避免暴喜暴怒。

4. 对于中风昏迷患者，应密切观察病情变化，保证呼吸道通畅，避免感染。

5. 中风恢复期患者，应尽早进行康复训练，恢复受损功能。

【复习思考题】

简述中风阳闭的症状、治法、代表方剂及中成药。

# 第二节　失眠症

失眠症（insomnia）是入睡和（或）睡眠维持困难所致的睡眠质量或数量达不到正常生理需求，而影响日间社会功能的一种主观体验，是最常见的睡眠障碍性疾患。本病属于中医学"不寐""不得眠""不得卧""目不瞑"等范畴。

## 一、病因病机

不寐每因饮食不节，情志失常，劳倦、思虑过度及病后，年迈体虚等因素导致心神不安，神不守舍。不寐病位主要在心，与肝、脾、肾密切相关，其病理变化总属阳盛阴衰、阴阳失交。

### 1. 饮食不节

暴饮暴食，宿食停滞，脾胃受损，酿生痰热，壅遏于中，痰热上扰，胃气失和，而不得安寐。此外，浓茶、咖啡、酒精饮料也是造成不寐的因素。

### 2. 情志失常

情志不遂，暴怒伤肝，肝气郁结，肝郁化火，邪火扰动心神，神不安而不寐；或五志过极，心火内炽，扰动心神而不寐；或喜笑无度，心神激动，神魂不安而不寐；或暴受惊恐，导致心虚胆怯，神魂不安，夜不能寐。

### 3. 劳逸失调

劳倦太过则伤脾，过逸少动亦致脾虚气弱，运化不健，气血生化乏源，不能上奉于心，以致心神失养而不寐。或因思虑过度，伤及心脾。心伤则阴血暗耗，神不守舍，脾伤则食少纳呆，生化之源不足，营血亏虚，不能上奉于心，而致心神不安。

### 4. 病后体虚

久病血虚，年迈血少，心血不足，心失所养，心神不安而不寐。亦可因年迈体虚，阴阳亏虚而致不寐。若素体阴虚，兼因房劳过度，肾阴耗伤，阴衰于下，不能上奉于心，水火不济，心火独亢，火盛神动，心肾失交而神志不宁。

## 二、临床表现

1. 轻者入寐困难或寐而易醒，醒后不寐，连续 3 周以上，重者彻夜难眠。

2. 常伴有头痛、头昏、心悸、健忘、神疲乏力、心神不宁、多梦等症。

3. 本病常有饮食不节、情志失常、劳倦思虑过度、病后体虚等病史。可行多导睡眠图、脑电图等检查。患者平均睡眠潜伏期时间延长超过 30 分钟；测定实际睡眠时间减少，短于 6.5

小时／夜；测定觉醒时间增多，超过 30 分钟／夜等。

## 三、鉴别诊断

### 1. 一过性失眠

一过性失眠在日常生活中常见，可因一时性情志不舒、居住环境改变，或因饮用浓茶、咖啡和服用药物等引起。一般有明显诱因，且病程不长。一过性失眠不属病态，一般不需任何治疗，可通过身体自然调节而复常。

### 2. 生理性少寐

生理性少寐多见于老年人，虽少寐早醒，但无明显痛苦或不适，属生理现象。

## 四、中医治疗

本病中医主张以补虚泻实、调整阴阳为原则，安神定志为基本治法。实证宜清心泻火、清火化痰，清肝泻热；虚证宜补益心脾，滋阴降火，益气镇惊。同时兼以安神镇静之法，长期顽固性不寐，亦可加用活血化瘀之法。

### （一）辨证论治

#### 1. 肝火扰心证

【证候】主症：不寐多梦，甚则彻夜不眠。次症：急躁易怒，头晕头胀，目赤耳鸣，口干而苦，不思饮食，便秘溲赤。舌脉：舌红苔黄，脉弦而数。

【治法】疏肝泻热，镇心安神。

【方药】龙胆泻肝汤。

【中成药】龙胆泻肝丸、龙胆泻肝片／胶囊／颗粒、龙胆泻肝丸（水丸）、天舒片／胶囊。

#### 2. 痰热扰心证

【证候】主症：心烦不寐。次症：胸闷脘痞，泛恶嗳气，吞酸恶心，口苦，头重，目眩，痰多。舌脉：舌偏红，苔黄腻，脉滑数。

【治法】清热化痰，和中安神。

【方药】黄连温胆汤、黄连温胆丸。

#### 3. 心脾两虚证

【证候】主症：不易入睡，多梦易醒。次症：心悸健忘，神疲食少，饮食无味，头晕目眩，面色少华，四肢倦怠，腹胀便溏。舌脉：舌淡，苔薄，脉细弱。

【治法】补益心脾，养血安神。

【方药】归脾汤。

【中成药】归脾丸／合剂归脾颗粒、归脾片／胶囊、归脾丸（浓缩丸）、枣仁安神胶囊／颗粒、枣仁安神液、天王补心丸、天王补心丹／片、天王补心丸（浓缩丸）、养血清脑丸／颗粒、养心定悸胶囊／颗粒、养心定悸口服液／膏。

#### 4. 心肾不交证

【证候】主症：心烦不寐，入睡困难。次症：心悸多梦，头晕耳鸣，腰膝酸软，潮热盗汗，五心烦热，咽干少津，男子遗精，女子月经不调。舌脉：舌红，少苔，脉细数。

【治法】滋阴降火，交通心肾。

【**方药**】六味地黄丸合交泰丸。

【**中成药**】六味地黄丸、六味地黄胶囊／颗粒、六味地黄片／口服液、六味地黄软胶囊／浓缩丸、乌灵胶囊、五味子颗粒／糖浆、活力苏口服液、参松养心胶囊。

**5. 心胆气虚证**

【**证候**】**主症**：虚烦不寐，多梦。**次症**：胆怯心悸，遇事善惊，终日惕惕，气短自汗，倦怠乏力。**舌脉**：舌淡，脉弦细。

【**治法**】益气镇惊，安神定志。

【**方药**】安神定志丸合酸枣仁汤。

【**中成药**】柏子养心丸／片／胶囊。

（二）其他疗法

**1. 足浴疗法**

辨证用药：肝郁化火选用龙胆草、山栀子、黄芩、柴胡、车前子、泽泻等；痰热扰心选用丹参、当归、夜交藤、酸枣仁、鸡血藤、桂枝等；心脾两虚选用党参、白术、当归等；心肾不交选用人参、茯苓、玄参、丹参、桔梗、远志、麦冬、天冬等；心胆气虚选用柏子仁、姜半夏、五味子、牡蛎等。

**2. 针刺疗法**

（1）毫针法　主穴选神门、三阴交、百会、安眠、照海、申脉。操作：毫针平补平泻，照海用补法，申脉用泻法。配穴则虚补实泻。心胆气虚者可配合灸法。

（2）耳针法　取皮质下、心、神门。毫针刺或用埋针法、压丸法。入睡前或醒后不易入睡时可轻轻按压刺激。

（3）皮肤针法　自项至腰部的督脉和足太阳膀胱经背部第一侧线，用皮肤针轻叩至皮肤潮红即可。

**3. 拔罐疗法**

自项至腰部沿足太阳膀胱经来回走罐，以潮红为度。

**4. 推拿疗法**

振腹环揉法腹部推拿：先以全掌顺时针摩全腹5分钟，上至中脘，下至中极，左右两侧在足太阴脾经操作；腹部团揉10分钟；单掌闪振上脘、中脘、下脘，操作5分钟；而后单掌掌振关元、气海5分钟；最后掌按神阙、丹田5分钟。每日1次，每次30分钟，每周5次，5次为1个疗程，共4个疗程。或者根据补肾益阴、疏肝健脾的治疗原则推拿足三阴经在下肢的循行部位，选用按压法、按揉法、弹拨法、叩击法等推拿三阴交、太溪、太冲、涌泉。

**5. 药膳食疗**

半夏6g，小米适量。用法：加水800mL，沸后小火熬20分钟，喝粥，每晚1次。用于以入睡困难为主的不寐，证属阳盛阴衰、阴阳失交者。

**五、预防调护**

**1. 预防**

本病属心神病变，重视精神调摄、讲究睡眠卫生具有实际的预防意义。积极进行心理情志调整，克服过度紧张、兴奋、焦虑、抑郁、惊恐、愤怒等不良情绪，保持精神舒畅，尽量以放松的、顺其自然的心态对待睡眠，反而能较好地入睡。讲究睡眠卫生，创造良好的睡眠环境，养成良好的生活习惯。

**2. 调护**

失眠患者的调护，应帮助患者养成有规律的作息习惯。嘱患者从事适当的体力活动或运动锻炼，增强体质，持之以恒，促进身心健康。晚餐不宜过饥、过饱，宜食清淡、易消化的食物。睡前不吸烟，不饮浓茶、咖啡等兴奋性饮料，避免从事紧张和兴奋的活动。另外，要注意睡眠环境的安宁，床铺要舒适，卧室光线要柔和，减少噪音，去除各种可能影响睡眠的外在因素。

【复习思考题】

1. 不寐的中医病因病机是什么？

2. 如何诊断失眠？

3. 失眠的预防调护措施有哪些？

# 第三节　头痛

头痛，亦称头风，是以患者自觉头部疼痛为主症的疾病。头痛既可单独出现，亦可伴见于多种疾病的过程中，是一种较常见的不适症状。《素问·风论》曰："风气循风府而上，则为脑风。"《素问·五脏生成》曰："头痛巅疾，下虚上实，过在足少阴、巨阳，甚则入肾。"认为本病有外感与内伤两端，为头痛证治奠定了理论基础。头痛多见于西医学中的偏头痛、紧张型头痛、丛集性头痛、外伤性头痛、高血压、鼻炎、青光眼、感染性疾病和脑血管疾病等。

## 一、病因病机

头痛可分为外感和内伤两大类。六淫之邪外袭，上犯颠顶；或痰浊、瘀血痹阻经络，壅遏经气；或肝郁化火，阴虚阳亢，上扰清窍；或气虚清阳不升；或血虚脑窍失养；或肾精不足，髓海失养，皆可导致头痛的发生。本病病位在头，头为诸阳之会，手足三阳经皆上循头面。外感头痛多为外邪上扰清空，壅滞经络，络脉不通所致。所谓"伤于风者，上先受之"，"高颠之上，唯风可到"，外感头痛以风邪为主，并常与他邪合而为病。内伤头痛多与肝、脾、肾三脏功能失调有关。若因头部外伤，瘀阻脑络，脉络不通，或久病入络，亦可发生头痛。病理性质有虚实之分。外感头痛多责之于风、寒、湿、热，属表实证；内伤头痛多关乎气、血、痰、瘀、虚，其中气血亏虚、肾精不足者属虚证，肝阳、痰浊、瘀血所致者多属实证。病机演变常可由实转虚或见本虚标实、虚实夹杂。

**1. 感受外邪**

因起居不慎，坐卧当风，感受风、寒、湿、热等外邪，上犯于脑，清阳之气受阻，气血不畅，发为头痛。其中以风邪为主，《素问·太阴阳明论》云："伤于风者，上先受之。"风为百病之长，易兼夹时气而致病。若风寒袭表，寒凝血涩，则头痛且见恶寒战栗；若风热上炎，侵扰清窍，则头痛且身热心烦；若风湿袭表，湿蒙清窍，则头痛且沉重胀闷。

**2. 情志失调**

忧郁恼怒，情志不遂，肝失条达，郁而化火，上扰清窍，可发为头痛。若肝郁化火，日久伤阴，肝肾亏虚，阴虚阳亢，亦可引发头痛。

**3. 饮食劳伤**

脾胃为后天之本，气血生化之源。饮食不节，或劳逸失度，或久病脾虚，气血生化不足，营血亏虚，或清阳不升，脑失所养，发为头痛。若饮食不节，恣食辛辣、肥甘厚味，脾失健运，痰浊内生，阻遏清阳，上蒙清窍，发为痰浊头痛。

**4. 先天不足或房事不节**

肾为先天之本，禀赋不足，或房劳过度，使肾精久亏。肾主骨生髓，髓上通于脑，脑髓有赖于肾精的不断化生。若肾精久亏，脑髓空虚，则会发生头痛。若阴损及阳，肾阳虚弱，清阳不展，亦可发为头痛。

**5. 头部外伤或久病入络**

跌仆损伤，或脑部外伤，或久病入络，瘀血痹阻于脑，不通则痛，发为瘀血头痛。

## 二、临床表现

本病以头部疼痛为主症。疼痛可发生在前额、两颞、颠顶、枕项或全头等。疼痛的性质可为跳痛、刺痛、胀痛、灼痛、重痛、空痛、昏痛、隐痛等。头痛较甚者，可伴见恶心呕吐、畏光畏声、烦躁等症。头痛发作形式可为突然发作，或缓慢起病，或反复发作，时痛时止。疼痛时间可长可短，可持续数分钟、数小时或数天、数周，甚则长期疼痛不已。

## 三、鉴别诊断

本病须与真头痛鉴别。

真头痛为头痛的一种特殊重症，其特点为起病急骤，多表现为突发的剧烈头痛，持续不解，阵发加重，手足逆冷至肘膝，甚至呕吐如喷，肢厥、抽搐，本病凶险，应与一般头痛区别。《灵枢·厥病》云："真头痛，头痛甚，脑尽痛，手足寒至节，死不治。"《难经·六十难》亦云："手三阳之脉受风寒，伏留而不去者，则名厥头痛；入连在脑者，名真头痛。"

## 四、中医治疗

外感头痛多属实证，以风邪为主，治疗当以祛风为主，兼以散寒、清热、祛湿。内伤头痛多属虚证或虚实夹杂证，虚证以补养气血或益肾填精为主；实证以平肝、化痰、行瘀为主；虚实夹杂者，宜标本兼顾，补虚泻实。

此外，治疗头痛可在辨证论治的基础上加引经药，有助于提高疗效。头为诸阳之会，手足三阳经均循头面，厥阴经亦上会于颠顶，由于受邪之脏腑经络不同，头痛之部位亦不同。大抵太阳头痛，在头后部，下连于项；阳明头痛，在前额部及眉棱骨等处；少阳头痛，在头之两侧，并连及于耳；厥阴头痛则在颠顶部位，或连目系。治疗太阳头痛的引经药物，可选羌活、蔓荆子、川芎；阳明头痛，可选葛根、白芷、知母；少阳头痛，选用柴胡、黄芩、川芎；太阴头痛，选用苍术；少阴头痛，选用细辛；厥阴头痛，选用吴茱萸、藁本。

（一）辨证论治

**1. 外感头痛**

（1）风寒头痛

【证候】**主症**：头痛连及项背，呈掣痛样，时有拘急收紧感。**次症**：常伴恶风畏寒，遇风尤剧，口不渴。**舌脉**：舌质淡红，苔薄白，脉浮或浮紧。

【治法】疏风散寒止痛。

【方药】川芎茶调散。

【中成药】川芎茶调颗粒/丸/口服液/浓缩丸、都梁滴丸/软胶囊。

（2）风热头痛

【证候】**主症**：头痛而胀，甚则头胀如裂。**次症**：发热或恶风，面红目赤，口渴喜饮，便秘尿赤。**舌脉**：舌质尖红，苔薄黄，脉浮数。

【治法】疏风清热和络。

【方药】芎芷石膏汤。

【中成药】风热感冒颗粒、感冒清胶囊/片、感冒退热颗粒、金羚感冒片。

（3）风湿头痛

【证候】**主症**：头痛如裹，肢体困重。**次症**：胸闷纳呆，小便不利，大便或溏。**舌脉**：舌质淡，苔白腻，脉濡滑。

【治法】祛风胜湿通窍。

【方药】羌活胜湿汤。

【中成药】九味羌活颗粒/丸/片/口服液/软胶囊。

**2. 内伤头痛**

（1）肝阳头痛

【证候】**主症**：头胀痛而眩，以两侧为主。**次症**：心烦易怒，口苦面红，或兼胁痛。**舌脉**：舌质红，苔薄黄，脉弦数。

【治法】平肝潜阳息风。

【方药】天麻钩藤饮。

【中成药】天麻钩藤颗粒、全天麻胶囊/片、天舒片/胶囊、松龄血脉康胶囊、养血清脑丸/颗粒、正天丸/胶囊。

（2）血虚头痛

【证候】**主症**：头痛而晕，心悸怔忡。**次症**：神疲乏力，面色少华，遇劳加重。**舌脉**：舌质淡，苔薄白，脉细弱。

【治法】滋阴养血，和络止痛。

【方药】加味四物汤。

【中成药】归脾丸/合剂/颗粒/片/胶囊/浓缩丸、养血清脑丸/颗粒、正天丸/胶囊。

（3）气虚头痛

【证候】**主症**：头痛隐隐，时发时止，遇劳则加重。**次症**：纳食减少，倦怠乏力，气短自汗。**舌脉**：舌质淡，苔薄白，脉细弱。

【治法】健脾益气升清。

【方药】益气聪明汤。

【中成药】益气聪明丸、补中益气丸 / 颗粒、补中益气水丸、补中益气合剂、补中益气口服液 / 片。

（4）痰浊头痛

【证候】主症：头痛昏蒙沉重。次症：胸脘痞闷，纳呆呕恶，倦怠乏力。舌脉：舌质淡，苔白腻，脉滑或弦滑。

【治法】健脾燥湿，化痰降逆。

【方药】半夏白术天麻汤。

【中成药】半夏天麻丸、头痛宁胶囊。

（5）肾虚头痛

【证候】主症：头痛且空，眩晕耳鸣，腰膝酸软。次症：神疲乏力，少寐健忘，遗精带下。舌脉：舌质红，苔少，脉细无力。

【治法】养阴补肾，填精生髓。

【方药】大补元煎。

【中成药】六味地黄丸 / 胶囊 / 颗粒 / 片 / 口服液 / 软胶囊 / 浓缩丸、杞菊地黄丸 / 片 / 胶囊 / 浓缩丸。

（6）瘀血头痛

【证候】主症：头痛经久不愈，痛处固定不移，痛如锥刺，日轻夜重。次症：头昏而胀，或有头部外伤史。舌脉：舌质紫暗，可见瘀斑、瘀点，苔薄白，脉细或细涩。

【治法】活血化瘀，通窍止痛。

【方药】通窍活血汤。

【中成药】血府逐瘀丸 / 胶囊 / 片 / 口服液 / 颗粒、大川芎口服液 / 片、天舒片 / 胶囊、正天丸 / 胶囊、头痛宁胶囊、通天口服液。

（二）其他疗法

**1. 针刺疗法**

（1）毫针法　根据头痛的病因进行辨证。外感头痛主穴选择列缺、百会、太阳、风池，风寒头痛加风门；风热头痛加大椎、曲池；风湿头痛加阴陵泉。操作：毫针泻法。内伤头痛主穴选择百会、头维、风池，肝阳头痛加太溪、太冲、侠溪；痰浊头痛加太阳、丰隆、阴陵泉；瘀血头痛加阿是穴、血海、膈俞、内关；血虚头痛加三阴交、肝俞、脾俞；肾虚头痛加太溪、肾俞、悬钟。实证用毫针泻法；虚证百会用补法，风池用平补平泻法。

（2）耳针法　取枕、额、脑、神门，毫针刺或王不留行籽压丸。对于顽固性头痛，可在耳背静脉点刺放血。

（3）皮肤针法　用皮肤针叩刺太阳、印堂、阿是穴，出血少量，适用于外感头痛。

**2. 穴位注射法**

选风池穴，用 1% 盐酸普鲁卡因或维生素 $B_{12}$ 注射液，每穴 0.5 ～ 1.0mL，每日或隔日一次，适用于顽固性头痛。

## 五、预防调护

**1. 预防**

起居有常，适避寒温，强健体魄，避免外邪侵袭，所谓"虚邪贼风，避之有时"。宜调畅情志，避免精神刺激，注意休息，戒烟限酒。适当的头部保健按摩可预防头痛。

**2. 调护**

头痛剧烈者宜卧床休息，保持环境安静，光线不宜过强。伴有焦虑和抑郁者，宜佐以心理疏导及音乐疗法；风寒头痛者，应注意避邪保暖。肝阳上亢者，禁食肥甘厚腻，以免生热动风；肝火头痛者，可用冷毛巾敷头部；痰浊头痛者，宜清淡饮食，避免助湿生痰；精血亏虚者，应多进食血肉有情之品。

【复习思考题】

1. 简述外感头痛和内伤头痛的鉴别。

2. 如何鉴别头痛和真头痛？

3. 简述头痛辨治中引经药的选择。

# 第四节 眩晕

"眩"是指眼花或眼前发黑，"晕"是指头晕甚或感觉自身或外界景物旋转。二者常同时出现，故统称为"眩晕"。眩晕是一个较常见的不适症状，《黄帝内经》载："诸风掉眩，皆属于肝。"认为眩晕是肝风内动的表现。眩晕多见于西医学椎 – 基底动脉供血不足、脑梗死、脑出血、耳石症、梅尼埃病、眼部疾病、心血管系统疾病、贫血等疾病。

## 一、病因病机

本病多因情志不遂、年老体弱、饮食不节、久病劳倦、跌仆坠损以及感受外邪等因素，内生风、痰、瘀、虚，导致风眩内动、清窍不宁或清阳不升，脑窍失养而成。本病病位在脑，与肝、脾、肾三脏密切相关，病性有虚、实两端，临床以虚证居多，亦可见本虚标实之证，核心病机为风、痰、虚、瘀诸端，以内伤为主。

**1. 情志不遂**

肝为刚脏，体阴而用阳，其性主升主动。若长期忧郁恼怒，肝气郁结，气郁化火，风阳扰动，可发为眩晕。

**2. 年老体虚**

肾为先天之本，主藏精生髓，脑为髓之海。若年高肾精亏虚，不能生髓，无以充养于脑；或房事不节，阴精亏耗过甚；或体虚多病，损伤肾精肾气，均可导致肾精亏耗，髓海不足，而发眩晕。

**3. 饮食不节**

若平素嗜酒无度，暴饮暴食，或过食肥甘厚味，损伤脾胃，以致健运失司，水谷不化，聚湿生痰，痰湿中阻，则清阳不升，浊阴不降，清窍失养，发为眩晕。

#### 4. 久病劳倦

脾胃为后天之本、气血生化之源。若久病不愈，耗伤气血；或失血之后，气随血耗；或忧思劳倦，饮食衰少，损伤脾胃，暗耗气血。气虚则清阳不升，血虚则清窍失养，皆可发为眩晕。

#### 5. 跌仆坠损

素有跌仆坠损而致头脑外伤，或久病入络，瘀血停留，阻滞经脉，而使气血不能上荣于头目，清窍失养而发眩晕。

## 二、临床表现

眩晕轻者闭目即止，重者如坐车船，旋转不定，不能站立，或伴有恶心、呕吐、汗出，甚则仆倒等症状。西医学认为眩晕是一种运动性或位置性错觉，造成人与周围环境空间关系在大脑皮质中反映失真，产生旋转、倾倒及起伏等感觉。

## 三、鉴别诊断

本病须与头痛鉴别。

头痛与眩晕可单独出现，也可同时出现。二者对比，头痛病因有外感与内伤两方面，眩晕以内伤为主。临床表现，头痛以疼痛为主，实证较多；而眩晕则以昏眩为主，虚证较多。

## 四、中医治疗

本病中医主张补虚泻实、调整阴阳。虚者当补益气血、滋养肝肾、填精益髓；实者当潜阳息风、清肝泻火、化痰祛瘀。

### （一）辨证论治

#### 1. 肝阳上亢证

【证候】主症：眩晕，耳鸣，头目胀痛。次症：急躁易怒，口苦，失眠多梦，遇烦劳郁怒加重，甚则仆倒，颜面潮红，肢麻震颤。舌脉：舌质红，苔黄，脉弦或数。

【治法】平肝潜阳，滋养肝肾。

【方药】天麻钩藤饮。

【中成药】天麻钩藤颗粒、全天麻胶囊、全天麻片、天舒片/胶囊、松龄血脉康胶囊。

#### 2. 痰湿中阻证

【证候】主症：眩晕，头重如蒙，或伴视物旋转。次症：胸闷恶心，呕吐痰涎，食少多寐。舌脉：舌苔白腻，脉濡滑。

【治法】化痰祛湿，健脾和胃。

【方药】半夏白术天麻汤。

【中成药】半夏天麻丸、眩晕宁片/颗粒。

#### 3. 瘀血阻窍证

【证候】主症：眩晕、头痛，且痛有定处。次症：健忘，失眠，心悸，精神不振，耳鸣耳聋，面唇紫暗。舌脉：舌暗有瘀斑，多伴见舌下脉络迂曲增粗，脉涩或细涩。

【治法】祛瘀生新，活血通窍。

【方药】通窍活血汤。

【中成药】血府逐瘀丸 / 胶囊、血府逐瘀片、血府逐瘀口服液、血府逐瘀颗粒、大川芎口服液、大川芎片、天舒片 / 胶囊。

**4. 气血亏虚证**

【证候】**主症**：眩晕动则加剧，劳累即发。**次症**：面色㿠白，神疲自汗，倦怠懒言，唇甲不华，发色不泽，心悸少寐，纳少腹胀。**舌脉**：舌质淡，苔薄白，脉细弱。

【治法】补益气血，调养心脾。

【方药】归脾汤。

【中成药】归脾丸 / 合剂、归脾颗粒、归脾片 / 胶囊、归脾丸（浓缩丸）、养血清脑丸 / 颗粒、补中益气丸 / 颗粒、补中益气水丸、补中益气合剂、补中益气口服液 / 片。

**5. 肾精不足证**

【证候】**主症**：眩晕日久不愈，精神萎靡，腰膝酸软。**次症**：少寐多梦，健忘，两目干涩，视力减退；或遗精滑泄，耳鸣齿摇；或颧红咽干，五心烦热；或面色㿠白，形寒肢冷。**舌脉**：舌红少苔，脉细数；或舌淡嫩，苔白，脉沉细无力，尺脉尤甚。

【治法】滋养肝肾，填精益髓。偏阴虚者，补肾滋阴；偏阳虚者，补肾助阳。

【方药】补肾滋阴宜用左归丸；补肾助阳宜用右归丸。

【中成药】六味地黄丸、六味地黄胶囊 / 颗粒、六味地黄片 / 口服液、六味地黄软胶囊 / 浓缩丸、杞菊地黄丸 / 片 / 胶囊、杞菊地黄丸（浓缩丸）、眩晕宁片 / 颗粒、锁阳固精丸、首乌丸。

（二）其他疗法

**1. 针刺疗法**

（1）毫针法　根据眩晕的性质、持续时间、病程长短等进行辨证。实证主穴选百会、风池、太冲、内关等。操作：毫针泻法。虚证主穴选百会、风池、肝俞、肾俞、足三里等。操作：百会、风池用平补平泻法，足三里用补法，肝俞、肾俞向脊中斜刺 1 ～ 1.5 寸，施以捻转补法。

（2）耳针法　取肾上腺、皮质下、枕、神门、额、内耳，每次取 3 ～ 5 穴，毫针刺或用压丸法。

（3）三棱针法　取印堂、太阳、头维、百会等穴，用三棱针点刺出血数滴。适用于眩晕实证者。

**2. 推拿疗法**

多采用一指禅推法、抹法、推法、按法、揉法、拿法、扫散法等推拿手法。取印堂、攒竹、鱼腰、睛明、四白、太阳等穴位及前额头顶、眼眶、颈项部等部位。

**五、预防调护**

**1. 预防**

坚持适当的体育锻炼，保持心情舒畅，防止七情内伤；劳逸结合，避免体力、脑力和心理的过度劳累；饮食清淡有节，防止暴饮暴食，少食肥甘厚味及过度伤肾之品，尽量戒烟戒酒，作息节律合理。

**2. 调护**

已罹患眩晕者应当积极施治并预防中风发生，避免高空作业；避免突然、剧烈的体位变动和头颈部运动；部分轻症患者可适当配合手法治疗，并注意肩颈部肌肉锻炼，以缓解临床症状。

【复习思考题】

1. 眩晕是一个较常见的不适症状，多见于西医学哪些疾病？

2. 眩晕有哪几种常见证型？

# 第五节　痴呆

痴呆是一种常见的神机失用性神志失常类神志病，临床以善忘，甚则呆傻愚笨、智能低下为主要特征，其损害的程度足以影响工作或日常生活活动。随着老龄化社会的到来，痴呆已经成为老年人的常见病和多发病，也是老年人的主要病死原因之一。本病相当于西医的"阿尔茨海默病""血管性痴呆"等病。

## 一、病因病机

本病的发病多因先天不足，或后天失养，或年迈体虚，或久病不复，导致肾虚精少，髓海不足；或痰瘀互结，导致元神失养，神机失用，而渐致痴呆；或因久郁不解，中风外伤，外感毒邪等，导致脑络损伤，脑气不通，神明不清，而发为痴呆。

**1. 先天不足**

先天禀赋不足，髓海不充；或因衰老，肾精渐亏；也可因情志等后天因素影响，髓海益加空虚，元神失养，发为痴呆。

**2. 后天失养**

饮食失节、起居失宜、劳逸失度，或久病不复，一方面可导致脾胃受损，不能化生气血精微，充养脑髓；另一方面，又会聚湿生痰，蒙蔽清窍，神明不清而成痴呆。

**3. 年老肾虚**

老年人肾精日衰，脑髓失充，元神失养，发为呆病。

**4. 久郁不解**

情志不遂，肝郁脾虚，痰浊内生，痰蒙清窍，发为痴呆；另一方面，久郁化火，炼液成痰，蒙蔽清窍，也可发为痴呆。

**5. 中风外伤**

中风或消渴、心衰等病后血瘀气滞，脑气不通，神匿窍闭，与脏气不相连接，神明不清。此外，颅脑外伤，或产道损伤，或感受邪毒，损伤脑络，都会导致脑气与脏气不相连接，神明不清而发痴呆。

以上因素在发病过程中还可能相互作用，比如情志不遂还会导致肝郁气滞，瘀血内生，与痰浊相合为痰瘀，阻于脑络；而素体正气不足者更加易于受到内生痰浊瘀血的影响，出现神机失用。

本病病位在脑髓，涉及心、肝、脾、肾。病性为本虚标实、虚实夹杂。病理因素重在痰瘀。

## 二、临床表现

主要表现为认知功能的异常。早期可能仅仅表现为健忘，以近事遗忘为主，随后逐渐出现认知能力下降，生活或工作能力部分或完全丧失。除了记忆力减退以外，往往还包括失语（如找词困难、语言不连贯、错语）、失认（如不能辨认熟人或物体）、失用（如动作笨拙、系错纽扣）、执行不能（如反应迟钝或完成任务困难等）、计算学习能力降低（如不会算账，丧失思维以及判断能力）、视空间定向力障碍（如外出迷路）等。部分患者常常有中风、消渴、心衰等病史或麻醉史。

记忆力下降，同时合并两个以上的认知功能障碍即可临床诊断。准确的诊断可以测定神经心理学量表，如简易精神状态检查量表（MMSE）。

## 三、鉴别诊断

本病须与郁证和健忘鉴别。

**1. 郁证**

郁证以抑郁症状为主，如心境不佳、表情淡漠、少言寡语，虽然常常主诉记忆减退、注意力不集中等类似痴呆的症状，但患者大多思路清晰、逻辑性强、无生活失能情况，抗抑郁治疗有明显效果。二者可通过汉密顿抑郁量表鉴别。

**2. 健忘**

健忘既是一个独立疾病，又是痴呆的早期表现或首发症状，需要鉴别。老年人良性健忘是遇事善忘、但经提醒可以正常回忆的一种病证，一般无渐进加重，生活能力基本正常。健忘患者应该作为痴呆高危人群早期干预。

## 四、中医治疗

本病中医主张补虚泻实、调整阴阳。虚者当滋养肝肾、填精益髓；实者当化痰祛瘀、清热解毒。

（一）辨证论治

**1. 髓海不足证**

【证候】**主症**：智能减退，记忆力、计算力、定向力、判断力明显减退，神情呆钝，词不达意。**次症**：头晕耳鸣，腰酸骨软，齿枯发焦，步履艰难，懒惰思卧。**舌脉**：舌瘦，舌质淡，苔薄白，脉沉细弱。

【治法】补肾益髓，填精养神。

【方药】七福饮。

【中成药】河车大造丸。

**2. 脾肾两虚证**

【证候】主症：表情呆滞，沉默寡言，记忆力减退，失认失算，口齿含糊，词不达意。次症：食少纳呆，气短懒言，口涎外溢，肌肉萎缩，四肢不温，腹痛喜按，鸡鸣泄泻，腰膝酸软。舌脉：舌质淡白，舌体胖大，苔白，或舌红少苔或无苔，脉沉细弱，双尺尤甚。

【治法】补肾健脾，益气生精。

【方药】还少丹。

【中成药】金匮肾气丸。

**3. 痰浊蒙窍证**

【证候】主症：表情呆钝，智力减退，哭笑无常，喃喃自语，或终日不语，呆若木鸡。次症：不思饮食，脘腹胀满，痞满不适，口多涎沫，头重如裹。舌脉：舌质淡，苔白腻，脉滑。

【治法】豁痰开窍，健脾化浊。

【方药】涤痰汤。

【中成药】安脑丸。

**4. 瘀血内阻证**

【证候】主症：表情呆钝，言语不利，善忘，易于惊恐，思维异常，行为古怪。次症：肌肤甲错，口干不欲饮，双目晦暗。舌脉：舌质暗，或有瘀点、瘀斑，脉细涩。

【治法】活血化瘀，开窍醒脑。

【方药】通窍活血汤。

【中成药】血栓心脉宁胶囊、复方丹参片、血塞通片／软胶囊

**5. 气血亏虚证**

【证候】主症：呆滞善忘，倦怠嗜卧，神思恍惚，失认失算，少气懒言，口齿含糊，词不达意。次症：心悸失眠，多梦易醒，神疲乏力，面唇无华，爪甲苍白，纳呆食少，大便溏薄。舌脉：舌质淡，舌胖，边有齿痕，脉细弱。

【治法】益气养血，安神宁志。

【方药】归脾汤。

【中成药】归脾丸、刺五加片、安神补心胶囊。

**6. 毒损脑络证**

【证候】主症：表情呆滞，双目无神，不识事物，或面红微赤，口气臭秽，舌强语謇，烦躁不安，甚则狂躁不安，言辞颠倒。次症：面色晦暗，秽浊如蒙污垢，口中黏涎秽浊，尿赤便干或二便失禁，肢麻颤动。舌脉：舌苔厚腻积腐，秽浊结聚，舌暗或有瘀斑，脉沉弦细或涩。

【治法】解毒化浊，通络达邪。

【方药】黄连解毒汤。

【中成药】牛黄清心丸。

（二）其他疗法

**1. 针刺疗法**

一般选用头部腧穴为主。主穴：百会、四神聪、风池、内关、人中、太溪、大钟、悬钟、足三里。肝肾阴虚者，加肝俞、三阴交；痰浊阻窍者，加丰隆、中脘；瘀血阻络者，加膈俞、血海、委中。

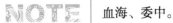

**2. 穴位注射**

选风府、风池、肾俞、足三里、三阴交，用复方当归或丹参注射液，或胞二磷胆碱，或乙酰谷酰胺注射液，每次选 2 ～ 4 穴，每穴注入药液 0.5 ～ 1.0mL，隔日 1 次。

**3. 耳针法**

取穴皮质下、额、枕、颞、心、肝、肾、内分泌、神门，每次选 2 ～ 4 穴。毫针刺，用中、强刺激。也可以用王不留行籽胶布固定于穴位，以保持长时间刺激。

## 五、预防调护

**1. 预防**

由于明确诊断的痴呆治疗难度极大，所以早期发现早期干预非常重要。对重点人群可用蒙特利尔认知评估量表（MoCA 量表）筛查，找出轻度认知障碍患者。轻度认知障碍是介于正常老化过程与早期痴呆之间的一种过渡阶段，表现为轻度的记忆和智能损害。对于有痴呆家族史者，可以进行基因筛查，早发现、早防治。对于有明确基础病者，如中风、消渴、心衰等，应积极治疗。

饮食宜清淡，戒烟酒，多食具有补肾益精作用的食物，如核桃、桑葚、枸杞子等，常喝绿茶。生活单调乏味的人更容易罹患痴呆，所以环境刺激对预防本病非常有效。丰富的生活内容和广泛社交都可以有效刺激大脑皮层，预防痴呆。

做到"五个一"策略，即每天至少一次阳光下快步行走（不少于 3000 米或 5000 步）或其他适宜运动如太极拳或八段锦（时间不少于 30 分钟）；每天至少一顿地中海饮食；每天至少一次亲友互动和每周至少一次社交活动；每天至少一次智力活动；每天至少一杯新鲜绿茶（多次频饮，1000mL 左右，下午 2 点后及胃寒不适者慎用）。

**2. 调护**

加强心理卫生教育，同时，还应当与其家属充分交流，争取使家属给予患者更多谅解、安慰，同时给予家属心理辅导。早期应注意情志调节，保持心情舒畅，避免情志内伤，鼓励患者参加各种日常活动和社会活动，鼓励患者间相互交流，提高其沟通、社交及语言表达能力，以延缓认知衰退速度；有条件者与家人、亲属在一起生活，使患者有安全感，缓解其孤独、恐惧感，能延缓病情进展。

适当参加活动锻炼，如走路、太极拳、八段锦、手指操、头部按摩等，尽可能延缓痴呆进程。对于有视空间功能障碍、行动困难者，需提供必要照顾，以防意外发生。对认知功能障碍者，在专业康复人员指导下进行认知功能训练，比如学习一些新的知识和技能，锻炼一些手工活动能力，经常阅读报纸和期刊，坚持学习和主动用脑、培养兴趣爱好。

合理安排饮食起居，应加强营养，以蛋白丰富、低盐、低脂、低糖、多纤维素及易消化食物为主。对于吞咽困难或活动不便患者，应减少进食速度，延长进食时间，避免噎呛。严格定时定量饮食，注意饮食卫生。本类患者虽以肾虚为本，但应注意不可盲目进补，饮食以清淡为宜，通常保持七八分饱，防止食物过于油腻，影响脾胃功能。选用补品时不可过于温燥，以防伤阴助热，加重病情。

训练患者生活能力，给予充分照顾的同时，不要全部代替患者；防止患者自伤、伤人、毁物等意外事故；对于全部丧失生活能力的患者，要预防躯体疾病的发生；卧床患者注意保持大小便通畅，防止大小便失禁，定时变换体位，翻身拍背，防止各种并发症如褥疮、呼吸系统感染、泌尿系感染等。

保持居室或病室整洁、舒适，定时通风。室内阳光应充足，同时注意安静，以确保患者有足够睡眠时间；条件允许应安置坐便器、防滑地板，外出要有专人陪护，轻症患者外出活动，如果无人陪同需随身携带家属联系方式，做到防跌、防独居。

【复习思考题】

预防痴呆的"五个一"策略有哪些？

# 第十章　乳腺疾病

## 第一节　乳腺增生

乳腺增生是乳腺组织的既非炎症也非肿瘤的良性增生性疾病，其临床特点是单侧或双侧乳房疼痛并出现肿块，乳痛和肿块与月经周期及情志变化密切相关。乳房肿块大小不等，形态不一，边界不清，质地不硬，活动度好。本病好发于 25 ～ 45 岁的中青年妇女，其发病率约占乳房疾病的 75%，是临床上最常见的乳房疾病。城市妇女的发病率高于农村妇女。社会经济地位高或受教育程度高、月经初潮年龄早、低孕产状况、初次怀孕年龄大、未哺乳和绝经迟的妇女为本病的高发人群。本病属于中医学"乳癖""乳中结核""乳疬"等范畴。

明代龚居中在《外科活人定本》中指出："乳癖，此症生于正乳之上，乃厥阴、阳明经之所属也……何谓之癖，若硬而不痛，如顽核之类。"首次将乳癖定义为乳房肿块。《医宗金鉴·外科心法要诀·胸乳部》称之为乳中结核，并阐述了其辨证论治，"初起气实者宜清肝解郁汤，气虚者宜香贝养荣汤。若郁结伤脾，食少不寐者，服归脾汤，外俱用木香饼灸法消之甚效"。本病有一定的癌变倾向，尤其是有乳癌家族史的患者更应引起重视。

### 一、病因病机

1. 情志不遂，久郁伤肝，或受到精神刺激，急躁易怒，导致肝气郁结，气机阻滞于乳房，经脉阻塞不通，不通则痛，引起乳房疼痛；肝气郁久化热，热灼津液为痰，气滞、痰凝、血瘀，即可形成乳房肿块。

2. 肝肾不足，冲任失调，使气血瘀滞；或脾肾阳虚，痰湿内结，经脉阻塞而致乳房结块、疼痛、月经不调。

### 二、临床表现

乳房疼痛：常为胀痛，可有刺痛或牵拉痛，可累及一侧或两侧乳房，以一侧偏重多见，疼痛严重者不可触碰，甚至影响日常生活及工作。疼痛以乳房肿块处为主，亦可向患侧腋窝、胸胁或肩背部放射；有些则表现为乳头疼痛或作痒。疼痛常于月经前数天出现或加重，行经后疼痛明显减轻，疼痛亦可随情绪波动而变化。单侧或双侧乳房疼痛并出现肿块，乳痛和肿块与月经周期及情绪波动密切相关的症状是乳腺增生的临床特点。

乳房肿块：肿块可发于单侧或双侧，单个或多个，好发于乳房外上象限，亦可见于其他象限。肿块形状有片块状、结节状、条索状、颗粒状等。肿块边界不清，质地中等或稍硬韧，表面光滑或有颗粒感，活动度好，与周围组织无粘连，常伴有压痛。肿块大小不一，直径一般为 1～2cm，大者可超过 3cm。乳房肿块可随月经周期而变化，经前肿块增大变硬，经后可见肿块缩小变软。

乳头溢液：少数患者可出现乳头溢液，呈白色或黄绿色，或呈浆液状。

月经失调：本病患者可兼见月经先后不定期。

情志改变：患者常感情志不畅或心烦易怒，每遇生气、精神紧张或劳累后疼痛出现或加重。

## 三、鉴别诊断

本病须注意与乳腺纤维瘤、乳腺癌鉴别。

**1. 乳腺纤维腺瘤**

两者均可见到乳房肿块，单发或多发、质地韧实。乳腺增生的乳房肿块呈单侧或双侧多发，大小不一，呈结节状、片块状或颗粒状，质地一般较软或硬韧，多伴有经前乳房胀痛，触之亦感疼痛，乳房肿块的大小性状可随月经周期而发生变化。乳腺纤维腺瘤的乳房肿块呈圆形，表面光滑、质地坚韧、推之移动，患者常无其他自觉症状，乳房钼靶 X 线片常表现为圆形或卵圆形，形态规则，边缘整齐光滑，密度较周围组织略高且均匀，有时肿块周围可见一薄层透亮晕。

**2. 乳腺癌**

两者均可见到乳房肿块。乳腺增生的乳房肿块为单侧或双侧多发，大小不一，呈结节状、片块状或颗粒状，质地一般较软或硬韧，多伴有经前乳房胀痛，触之亦感疼痛，且乳房肿块的大小性状可随月经周期而发生变化。乳腺癌的乳房肿块多无疼痛，逐渐长大，质地坚硬，表面高低不平，边界不整齐，常与皮肤粘连，活动度差，患侧淋巴结可见肿大，后期溃破呈菜花样。主要依据活体组织病理切片检查进行鉴别。

## 四、中医治疗

### （一）辨证论治

**1. 肝郁痰凝证**

【证候】主症：乳房肿块和疼痛随喜怒消长。次症：胸闷胁胀，善郁易怒，心烦口苦。舌脉：舌质正常或红，苔薄黄，脉弦滑。

【治法】散结止痛。

【方药】逍遥蒌贝散加减。

【中成药】丹栀逍遥丸、丹栀逍遥片（胶囊）、逍遥丸（颗粒）、红花逍遥片（胶囊、颗粒）、乳癖消片（胶囊、颗粒）、红金消结片（胶囊）、乳宁丸（片、胶囊）、乳块消片（胶囊、颗粒）、乳核散结片（胶囊）、乳康丸（片、胶囊、颗粒）、消乳散结胶囊。

**2. 冲任失调证**

【证候】主症：乳房肿块月经前加重，经后缓减。次症：腰酸乏力，神疲倦怠。舌脉：舌淡，苔白，脉沉细。

【治法】调摄冲任。

【方药】二仙汤合四物汤加减。

【中成药】丹鹿胶囊、岩鹿乳康片（胶囊）。

（二）其他疗法

**1. 针刺疗法**

（1）体针　常用穴位有乳根、膺窗、膻中、期门、内关等，以开郁结、调气血、止疼痛。

（2）耳针　取乳腺、神门、内分泌等。

**2. 按摩疗法**

按揉行间至太冲；或自乳头向下直接按推至期门，并轻揉、按压期门。

## 五、预防调护

1. 保持心情舒畅，情绪稳定。建立良好的生活方式，调整好生活节奏，坚持体育锻炼，积极参加社交活动，避免或减少精神紧张因素影响。

2. 学习和掌握乳房自我检查方法，养成每月 1 次的乳房自查习惯。自查中如发现异常或与以往不同体征时，应及时到医院就诊，或每年 1 次乳腺体检，对高危人群要重视定期检查。

3. 及时治疗月经失调等妇科疾患和其他内分泌疾病。

4. 应适当控制脂肪类食物的摄入。


【复习思考题】

简述乳腺增生中医不同证型的治法和代表方剂。

# 第十一章　皮肤病

## 第一节　寻常痤疮

寻常痤疮（acne vulgaris）是发生于毛囊皮质腺的慢性炎症性疾病。本病以皮肤散在性粉刺、丘疹、脓疱、结节及囊肿，伴皮脂溢出，后期会留下萎缩或增生性瘢痕为临床特征。本病好发于颜面、胸、背部多脂区，多见于青春期男女，在青少年中的发病率达到80%以上，对患者的外观和心理造成不良影响。本病病程慢性，常有自限性。本病与中医学的"粉刺"相类似，又称"肺风粉刺""面疮""酒刺"等，俗称"青春痘"。

### 一、病因病机

本病总由内热炽盛，外受风邪所致，以肺热及胃肠湿热为主。饮食不节，嗜食肥甘厚味，肺胃蕴热是本病的内因。外邪侵袭是本病的外因。《医宗金鉴·外科卷上鼻部·肺风粉刺》云："此证由肺经血热而成。每发于面鼻，起碎疙瘩，形如黍屑，色赤肿痛，破出白粉汁，日久皆成白屑，形如黍米白屑。"本病早期以肺经风热，湿热内蕴，肺胃热邪上熏头面而致。后期夹痰夹瘀，痰瘀互结而病情缠绵难愈，出现结节、囊肿甚至瘢痕。部分夹有虚证，见脏腑阴液不足，冲任失调。近年来，由于生活节奏加快，压力增大，肝郁在本病的发病中起到了越来越大的作用。

**1. 肺经风热**

素体阳热偏盛，肺经蕴热，复受风邪，熏蒸面部而发病。

**2. 肠胃湿热**

过食辛辣肥甘厚味，肠胃湿热互结，循经上蒸颜面而致。

**3. 痰湿瘀滞**

太阴内伤，脾气不足，运化失常，湿浊内停，郁久化热，热灼津液，炼液成痰，进而灼血成瘀，湿热瘀痰互结，凝滞肌肤而发为本病。

**4. 冲任不调**

肾阴不足，水不涵木，肝失疏泄，以致冲任不调。冲为血海，任主胞胎，冲任不调，经血不能畅达，血热内郁，而生痤疮。

### 二、临床表现

本病可见于各年龄段人群，但多发于15～30岁的青年男女。皮损多好发于面颊、额部，其次是颈、胸、背等处。常对称发生，并伴皮脂溢出。痤疮皮损类型是由其不同的病理阶段所决定，通常主要表现为粉刺、炎性丘疹、表浅脓疱、结节、囊肿和瘢痕。轻者皮损初起为与毛囊一致针头大小的圆锥形毛囊性丘疹，挤压时可见有头部呈黑色而体部呈黄白色半透明的脂栓排出，称为黑头粉刺；也有的皮疹毛囊开口不明显，不易挤出脂栓，称为白头粉刺。皮损加重后，因感染而成红色小丘疹，顶端可出现小脓疱。愈后可留暂时性色素沉着或轻度凹陷性瘢痕。中度者皮损增多，散在浅在性脓疱；重度者可见深在性脓疱；重度–集簇型者可见结节、囊肿、瘢痕，又称聚合型痤疮，感染部位较深，出现紫红色结节、脓肿、囊肿，甚至破溃形成窦道和瘢痕，或呈橘皮样改变，常伴皮脂溢出。

本病皮疹反复发生，常因饮食不节、月经前后而加重。多无自觉症状，炎症明显时可引起疼痛及触痛，自觉有轻度瘙痒，炎症明显时伴疼痛。病程长短不一，青春期后大多能自然缓解或痊愈，部分患者至中年病情方逐渐缓解，但可遗留色沉、萎缩性或增生性瘢痕。

临床根据病情轻重采用 Pillsbury 分类法，将寻常痤疮分为Ⅰ～Ⅳ度。

**1. Ⅰ度（轻度）**

散发至多发的黑头粉刺及 / 或散在炎性丘疹。

**2. Ⅱ度（中度）**

在Ⅰ度的基础上出现散发的浅在性脓疱，或炎性丘疹数量增加，可密集，但仅局限于面部。

**3. Ⅲ度（重度）**

在Ⅱ度基础上出现结节性损害，有深在性脓疱，除颜面外，可累及颈部、胸背部。

**4. Ⅳ度（重度–集簇性）**

在Ⅲ度的基础上有结节、囊肿、瘢痕形成。

临床还可见一些特殊类型的痤疮，如聚合性痤疮、暴发性痤疮、坏死性痤疮、婴儿痤疮、月经前痤疮、化妆品痤疮等。

## 三、鉴别诊断

本病发病人群多为青年，皮肤损害为粉刺、丘疹、脓疱结节等，好发部位为面中部，前胸、后背，临床累及上半身最常见的为寻常痤疮。临床还可见酒渣鼻、颜面播散性狼疮、药物性痤疮、职业性痤疮等易与寻常痤疮相混淆，应与寻常痤疮相鉴别。

**1. 酒渣鼻**

酒渣鼻好发于中年人群，女性患者多于男性，自觉灼热感，可分为三期，而各期之间无明显界限，病情进展缓慢。红斑期：面中央特别是鼻部、两颊、前额、下颌、眉间等处部位发生红斑，受冷热或刺激性饮食后红斑明显，持久不退，鼻尖、鼻翼处毛细血管扩张，伴有皮脂溢出，毛孔扩大或阻塞。丘疹脓疱期：在红斑期的基础上出现散在的丘疹、脓丘疹、脓疱，甚至小结节，如痤疮样，但无粉刺，此起彼伏，毛细血管扩张加重。鼻赘期：病程长久者，少数患者鼻尖部皮脂腺和结缔组织增生，肥大并出现大小不一的紫红色结节，表面凹凸不平，皮脂腺开口扩大，毛细血管更为扩张。

**2. 颜面播散性粟粒狼疮**

本病好发于中青年男性，皮损好发于面部，尤其是眼周、鼻周及颊部。皮损为粟粒至绿豆大淡红或红褐色小结节，略高出皮面，质柔软，玻片压诊有苹果酱色，散在、对称分布，皮损成批出现，互不融合，在下眼圈处可呈堤状排列，无自觉症状，慢性、自限性病程，结节1～2年可逐渐消失，留有萎缩性凹陷瘢痕。

### 3. 职业性痤疮

职业性痤疮发于接触焦油、机油、石油、石蜡等职业工人。皮疹除痤疮样外尚有毛囊角化，好发部位除面部外还有手背、前臂、股部、肘、膝附近。易与油类及油污衣服接触处，同工种有相同患者。主要见有油痤疮和氯痤疮。

油痤疮好发于身体易受油脂污染及被油类浸渍的衣服摩擦的部位，如眼、耳郭、四肢两侧、外阴等部位。损害一般有三类：一是黑头粉刺，一般无自觉症状，表现为毛囊口扩大、阻塞、呈黑点状、毳毛折断等，常反复发生，愈后遗留瘢痕；二是丘疹性损害，表现为粟粒到绿豆大暗红色丘疹，有不同程度的炎症反应，中等硬度；三是毛囊炎，表现有明显的炎症现象，基底潮红，浸润明显，可发展为脓疱及囊肿，分布散在或密集。

氯痤疮表现为接触部位发生成片的毛囊性皮损，以黑头粉刺为主，初发时多在眼外下方及颧部出现密集的针尖大的小黑点，继之则凡是接触部位均可发生黑头粉刺，常伴有毛囊口角化，间有粟丘疹样皮损，但炎性丘疹较少见。患者耳轮周围、腹部、臀部及阴囊等处常可见较大的黑头粉刺及草黄色囊肿，有人认为这类囊肿是氯痤疮的特征性体征之一。

### 4. 药物性痤疮

长期应用糖皮质激素、溴、碘等药物者可发生痤疮，发生于面、躯干，无典型的黑头粉刺，炎症反应重，发病年龄不限。

## 四、中医治疗

本病以清热除湿为基本治疗原则。临床可根据不同的证候类型，配合化痰散结、活血化瘀、调理冲任、疏肝解郁等法，内服外治相结合。

### （一）辨证论治

#### 1. 肺经风热证

【证候】主症：皮损以黑头（或白头）粉刺和红色丘疹为主，偶见脓疱，可伴有轻度痒痛感。次症：或见颜面肤色潮红，口干咽燥，小便黄，大便秘结。舌脉：舌尖红，苔薄黄，脉浮数或弦滑。

【治法】疏风清肺。

【方药】枇杷清肺饮。

【中成药】银翘解毒丸、双黄连片/胶囊/口服液。

#### 2. 湿热蕴结证

【证候】主症：皮损以丘疹、脓疱和结节等为主，疼痛明显。次症：患者往往体形较胖或喜食辛辣油腻食物，可伴有口臭、便秘、尿黄。舌脉：舌质红，苔黄腻，脉滑。

【治法】清热利湿。

【方药】茵陈蒿汤或泻黄散。

【中成药】防风通圣丸、葛根芩连丸/片/胶囊、茵栀黄颗粒/口服液。

**3. 痰瘀互结证**

【证候】**主症**：皮损以囊肿和结节为主，色暗红或紫，或有疼痛。**次症**：可伴有纳呆、大便不调。**舌脉**：舌暗红，苔黄或腻，脉滑。

【治法】清热利湿，化瘀止痛。

【方药】二陈汤合桃红四物汤。

【中成药】血府逐瘀丸/片/胶囊、桂枝茯苓丸/片/胶囊、丹黄祛瘀片/胶囊。

**4. 冲任失调证**

【证候】**主症**：皮损好发于额、眉间或两颊，在月经前增多加重，月经后减少、减轻。**次症**：月经不调，经前心烦易怒，乳房胀痛，平素性情急躁。**舌脉**：舌质淡红，苔薄，脉沉弦或涩。

【治法】调和冲任，理气活血。

【方药】逍遥散或二仙汤合知柏地黄丸。

【中成药】知柏地黄丸、逍遥丸。

（二）其他疗法

**1. 针刺疗法**

取穴大椎、合谷、四白、太阳、下关、颊车。肺经风热证，加曲池、肺俞；肠胃湿热证，加大肠俞、足三里、丰隆；月经不调，加膈俞、三阴交。中等刺激，留针30分钟，每日1次，10次为1个疗程。

**2. 耳针疗法**

取穴肺、内分泌、交感、脑点、面颊、额区。皮脂溢出加脾；便秘加大肠；月经不调，加子宫、肝。耳穴压豆，每次取穴4～5个，2～3天换豆1次，5次为1个疗程。

**3. 刺络拔罐**

可取大椎、肺俞等穴，用三棱针点刺放血后加拔罐3分钟，每周1～2次。

## 五、预防调护

1. 应少吃富含脂肪、糖类、酒等可能诱发或加重痤疮的食物，饮食上宜低糖低脂，适量食用蔬菜、水果等富含维生素的食物，并保持大便通畅。

2. 避免长期服用碘化物、溴化物及类固醇皮质激素等药物。

3. 注意个人卫生，应选择温水洗涤患处，去除皮肤表面多余油脂、皮屑和细菌的混合物，但忌凉水清洗或过分清洗破坏皮脂膜。忌用手挤压、搔抓粉刺和炎性丘疹等皮损部位。

4. 避免熬夜、长期接触电脑、暴晒等。重度痤疮患者较易发生焦虑、抑郁等心理问题，对这类患者还需配合必要的心理疏导。

5. 大部分患者30岁以后常自愈，但严重患者痊愈后易遗留瘢痕。使用化妆品过多或使用劣质化妆品，可加重或延缓其自然回归过程。

【复习思考题】

寻常痤疮如何预防调护？

# 第十二章　肛肠疾病

## 第一节　痔

痔是直肠末端黏膜下和肛管皮肤下的静脉丛发生扩大、曲张所形成的柔软静脉团，又称痔疮、痔核，以便血、脱出、肿痛为临床特点，男女老幼皆可发病。据国内流行病学调查显示，痔的发病率占肛肠疾病的87.25%，居首位，且多见于20岁以上的成年人，故古有"十人九痔"之说。根据其发病部位的不同，临床上可分为内痔、外痔和混合痔，中医学的痔实则是肛门疾病的统称。

### 一、病因病机

本病的发生多因脏腑本虚，兼因久坐久立，负重远行，或长期便秘，或泻痢日久，或临厕久蹲，或饮食不节，过食辛辣醇酒厚味，都可导致脏腑功能失调，风湿燥热下迫大肠，瘀阻魄门，瘀血浊气结滞不散，筋脉懈纵而成痔。日久气虚，中气下陷，不能摄纳，则痔核脱出。

#### 1. 风伤肠络

风善行而数变，又多夹热，风热伤于肠络，导致血不循经而溢于脉外，所下之血色泽鲜红，下血暴急呈喷射状。

#### 2. 湿热下注

多因饮食不节，恣食生冷、肥甘，伤及脾胃而滋生内湿。湿与热结，下迫大肠，导致肛门部气血纵横、经络交错而生内痔。热盛则迫血妄行，血不循经，则血下溢而便血；湿热下注大肠，肠道气机不畅，经络阻滞，则肛门内有块物脱出。

#### 3. 气滞血瘀

气为血之帅，气行则血行，气滞则血瘀。热结肠燥，气机阻滞而运行不畅，气滞则血瘀阻于肛门，故肛门内块物脱出，坠胀疼痛；气机不畅，统摄无力，则血不循经，导致血栓形成。

#### 4. 脾虚气陷

老人气虚，或妇人生育过多，及小儿久泻久痢，导致脾胃功能失常，脾虚气陷，中气不足，无力摄纳，导致痔核脱出不得回纳。气虚则无以生化，无力摄血，气虚则血虚，导致气血两虚，故下血量多而色淡。

## 二、临床表现

根据发病部位的不同，可将痔分为内痔、外痔和混合痔。

**1. 内痔**

内痔是肛门齿状线以上，直肠末端黏膜下的痔内静脉丛扩大曲张和充血而形成的柔软静脉团。内痔的主要临床表现是出血、脱出、肛周潮湿、瘙痒，可并发血栓、嵌顿、绞窄及排便困难。

**2. 外痔**

外痔是发生于齿状线以下，由痔外静脉丛扩张或痔外静脉丛破裂或反复发炎、血流瘀滞、血栓形成或组织增生而成的疾病。外痔表面被皮肤覆盖，不易出血，主要临床表现为肛门部软组织团块，有肛门不适、潮湿瘙痒或异物感，如发生血栓及炎症时可有疼痛。

**3. 混合痔**

混合痔是内痔和相应部位的外痔血管丛跨齿状线相互融合成一个整体，主要临床表现为内痔和外痔的症状同时存在，严重时表现为环状痔脱出。

## 三、中医治疗

（一）内痔

内痔以便血和脱垂为主要临床特征。

**1. 风伤肠络证**

【证候】主症：大便带血、滴血或喷射状出血，色鲜红。次症：兼大便秘结，或伴有肛门瘙痒。舌脉：舌质红，苔薄黄，脉数。

【治法】清热凉血祛风。

【方药】凉血地黄汤。

【中成药】槐角丸、痔康片。

**2. 湿热下注证**

【证候】主症：便血色鲜、量多，痔核外脱，可自行回纳。次症：兼肛门灼热、坠胀，或大便黏腻。舌脉：舌质红，苔黄腻，脉弦数。

【治法】清热利湿止血。

【方药】脏连丸。

【中成药】地榆槐角丸、脏连丸、槐榆清热止血胶囊、痔康片。

**3. 气滞血瘀证**

【证候】主症：肛内肿物脱出，甚或嵌顿，肛管紧缩，坠胀疼痛。次症：肛缘水肿，血栓形成，触痛明显。舌脉：舌红或暗红，苔白或黄，脉细涩。

【治法】清热利湿，祛风活血。

【方药】止痛如神汤。

【中成药】消痔丸、新癀片。

**4. 脾虚气陷证**

【证候】主症：肛门松弛，痔核脱出需手法复位，便血色鲜或淡。次症：面白少华，神疲乏力，少气懒言，纳少便溏。**舌脉**：舌淡，边有齿痕，苔薄白，脉弱。

【治法】补中益气，补血养血。

【方药】补中益气汤。

【中成药】补中益气丸/颗粒、补中益气片。

（二）外痔

外痔多由肛缘皮肤感染，或痔外静脉丛破裂出血，或反复感染、结缔组织增生，或痔外静脉丛扩大曲张而成。其特点是自觉肛门坠胀、疼痛、异物感，根据临床症状、病理特点及过程的不同，可分为炎性外痔、血栓性外痔、静脉曲张性外痔、结缔组织性外痔四种。

**1. 炎性外痔**

肛缘皮肤破损或感染，使其局部产生红肿、疼痛的外痔，称为炎性外痔。肛缘皮肤肿胀明显、光亮、色淡红或淡白，触痛明显，内无硬结。治疗早期以清热解毒消肿为主，内治、外治相结合。

湿热瘀结证

【证候】主症：肛缘肿物肿胀、疼痛，咳嗽、行走、坐立均可使疼痛加重。次症：便干、溲赤。舌脉：舌质红，苔薄黄或黄腻，脉滑数或浮数。

【治法】清热，祛风，利湿。

【方药】止痛如神汤。

【中成药】新癀片、痔疮片。

**2. 血栓性外痔**

痔外静脉破裂出血，血液凝结于皮下，血栓形成而致的圆形肿物。常见肛门部突然疼痛剧烈，并有紫色肿块。

血热瘀阻证

【证候】主症：肛缘肿物突起，肿痛剧烈难忍，肛门坠胀疼痛，局部可触及硬结，其色紫暗。次症：便秘、口渴，烦热。舌脉：舌紫、苔淡黄，脉弦涩。

【治法】清热凉血，消肿止痛。

【方药】凉血地黄汤加减。

【中成药】新癀片、痔疮片。

**3. 静脉曲张性外痔**

痔外静脉丛发生扩大、曲张，在肛缘形成圆形或椭圆形的柔软团块，以坠胀不适感为主要表现。无症状者不需治疗，若破损染毒、继发感染者可考虑对症治疗。

湿热下注证

【证候】主症：便后肛门缘肿物隆起不缩小，坠胀感明显，甚则灼热疼痛或有滋水。次症：便干、溲赤。舌脉：舌红、苔黄腻，脉滑数。

【治法】清热利湿，活血散瘀。

【方药】萆薢化毒汤合活血散瘀汤。

【中成药】迈之灵片。

**4. 结缔组织性外痔**

由急、慢性炎症反复刺激，使肛缘皮肤增生、肥大而成，痔内无曲张静脉丛。肛门异物感为其主要症状。无症状者无须治疗，反复发炎、肿胀明显时才考虑治疗。

### （三）混合痔

大便时滴血或射血，量或多或少，色鲜红，便后时常有肿物脱出，能自行回纳或须用手法复位，若合并感染则可发生嵌顿肿痛。检查可见多发生于肛门截石位3、7、11点位处，以11点处最多见，内外痔相连，无明显分界。辨证论治见内痔。

### （四）其他疗法

中医外治法包括熏洗、敷药、塞药等，常用于肛门疾病的治疗。外治法适用于各期内痔及内痔嵌顿肿痛等。亦起到痔病术后创面的消炎、止痛、生肌、收口等作用。

#### 1. 熏洗法

以药物加水煮沸，先熏后洗，或用毛巾蘸药液作湿敷，具有清热解毒、消肿止痛、收敛止血、祛风除湿等作用。常用五倍子汤、苦参汤等。

#### 2. 敷药法

即以药物敷于患处。往往先坐浴再外敷药物，每日1～2次。具有消炎、止痛、生肌、收敛、止血等作用。根据不同症状选用油膏、散剂，如清热消肿的如意金黄散（膏），收敛收涩的五倍子散，去腐生肌的生肌玉红膏，成药马应龙麝香痔疮膏、肛泰软膏、九华膏等都可以对症使用。

#### 3. 塞药法

将药制成栓剂，纳入肛内，可以溶化、吸收，直接作用于病变部位。如肛泰栓、麝香痔疮栓、消痔栓、普济痔疮栓、肛安栓等。

## 四、预防调护

1. 保持大便通畅，每天定时排便，临厕不宜久蹲努责。

2. 注意饮食卫生，少食辛辣刺激性食物，多吃蔬菜水果，以保持大便通畅。

3. 保持肛门清洁，常用温水清洗肛门，勤换内裤，便纸要柔软，防止擦伤。

4. 加强锻炼，增强体质，促进全身气血流畅和增加肠道蠕动。导引法、提肛运动等方法可加强肛门功能锻炼，是防治肛门直肠疾病的有效方法。

【复习思考题】

痔的预防调护措施有哪些？

# 第二节 便秘

便秘是指大肠传导失常，导致大便秘结，排便周期延长每周少于3次，或周期不长，但粪质干结，排出艰难，或粪质不硬，虽频有便意，但排便不畅的病证。《黄帝内经》称便秘为"后不利""大便难"，汉代张仲景则称便秘为"脾约""阴结""阳结"等。一般情况下，便秘是肠道功能改变所致，或因某些疾病或药物并发，包括出口梗阻型便秘、慢传输型便秘、混合型便秘，中医辨证皆可参照本节。

## 一、病因病机

### 1. 感受外邪

外感寒邪，直中肠胃，或过服寒凉，阴寒内结，导致阴寒内盛，凝滞胃肠，传导失常，糟粕不行，而成"冷秘"。《金匮翼·便秘》曰："冷秘者，寒冷之气，横于肠胃，凝阴固结，阳气不行，津液不通。"外感风热，耗伤津液，大肠失润，而致大便干燥，排便困难。

### 2. 饮食不节

过食醇酒、辛辣厚味，或过服热药，均可致肠胃积热，耗伤津液，肠道干涩失润，粪质干燥，难以排出，形成"热秘"。《景岳全书·秘结》曰："阳结证，必因邪火有余，以致津液干燥。"

### 3. 情志失调

忧愁思虑，脾伤气结，或抑郁恼怒，肝郁气滞，或久坐少动，气机不利，均可导致腑气郁滞，通降失常，传导失职，糟粕内停，不得下行，或欲便不出，或出而不畅，或大便干结而成"气秘"。《金匮翼·便秘》曰："气秘者，气内滞而物不行也。"

### 4. 久病体弱

素体虚弱，或病后、产后及年老体虚之人，阴阳气血亏虚，阳气虚则温煦传送无力，阴血虚则润泽荣养不足，皆可导致大便不畅。《景岳全书·秘结》曰："凡下焦阳虚，则阳气不行，阳气不行，则不能传送，而阴凝于下，此阳虚而阴结也。"《医宗必读·大便不通》曰："更有老年津液干枯，妇人产后亡血，及发汗利小便，病后血气未复，皆能秘结。"

## 二、临床表现

1. 排便次数每周少于 3 次，或周期不长，但粪质干结，排出艰难，或粪质不硬，虽频有便意，但排便不畅。

2. 常伴腹胀、口臭、纳差及神疲乏力等。

3. 常有饮食不节、情志内伤、运动减少等病因，多见于年老久病体虚者。粪便的望诊，腹部触诊，肛门指诊，大便常规检查，隐血试验、钡剂灌肠或气钡造影、结肠镜等检查有助于本病的诊断。

## 三、鉴别诊断

### 1. 肠结

便秘与肠结均可见排便不畅。便秘多为慢性久病，因大肠传导失常所致，表现为大便干结难行，可伴腹胀，饮食减少，有正常矢气排出。肠结可继发于便秘患者，急性起病，常为燥屎内结，腑气不通所致，表现为腹部胀满疼痛拒按，无正常矢气排出，常需结合外科措施治疗。

### 2. 积聚

便秘与积聚皆可见腹胀及大便不畅。便秘为大肠传导失司所致，以粪质干结，排出艰难，或粪质不硬，虽频有便意，但排便不畅为主症。积聚为肝脾同病，气滞痰阻血瘀结聚而成，以腹部出现包块为典型表现，可伴有腹痛、腹胀。

## 四、中医治疗

便秘的治疗虽以通下为目的，但绝非单纯用泻下药，应注意区别便秘的病因及特征，辨别虚、实，抓住热、气、冷、虚等病理特点，辨证选药用药。

### （一）辨证论治

**1. 肠胃积热证**

【证候】**主症**：大便干结，腹中胀满，口干口臭。**次症**：面红身热，心烦不安，多汗，食欲饮冷，小便短赤。**舌脉**：舌质红干，苔黄燥，或焦黄起芒刺。脉数或弦数。

【治法】泻热导滞，润肠通便。

【方药】麻子仁丸。

【中成药】麻仁润肠丸 / 软胶囊、黄连上清丸 / 片 / 胶囊 / 颗粒。

**2. 阴寒内盛证**

【证候】**主症**：大便艰涩，腹痛拘急，胀满拒按。**次症**：胁下偏痛，手足不温，呃逆呕吐。**舌脉**：舌苔白腻，脉弦紧。

【治法】温里散寒，通便止痛。

【方药】大黄附子汤。

**3. 气机郁滞证**

【证候】**主症**：大便干结，欲便不出，腹中胀满。**次症**：胸胁满闷，嗳气，呃逆，食欲不振，肠鸣矢气，便后不畅。**舌脉**：舌苔薄白，或薄黄，或薄腻。脉弦，或弦缓，或弦数，或弦紧。

【治法】顺气导滞，降逆通便。

【方药】六磨汤。

【中成药】枳实导滞丸、厚朴排气合剂、通便宁片、木香槟榔丸、四磨汤口服液。

**4. 阴血亏虚证**

【证候】**主症**：大便干结，努挣难下，面色苍白。**次症**：头晕目眩，少气懒言，失眠健忘；或口干心烦，潮热盗汗，耳鸣，腰膝酸软。**舌脉**：舌质淡，苔白；或舌质红，少苔。脉细数。

【治法】养血润燥，滋阴通便。

【方药】润肠丸。

【中成药】滋阴润肠口服液、养阴通秘胶囊。

**5. 脾虚气陷证**

【证候】**主症**：大便不干，便条不粗，虽有便意，临厕努挣乏力，难以排出。**次症**：便后乏力，汗出气短，面白神疲，肢倦懒言。**舌脉**：舌淡胖，或舌边有齿痕，苔薄白，脉细弱。

【治法】补气健脾，润肠通便。

【方药】黄芪汤。

【中成药】苁蓉润肠口服液、益气通便颗粒、补中益气丸 / 颗粒。

**6. 阳虚寒凝证**

【证候】**主症**：大便艰涩，排出困难。**次症**：面色㿠白，四肢不温，喜热怕冷，小便清长，或腹中冷痛，拘急拒按，或腰膝酸冷。**舌脉：**舌淡，苔白或薄腻。脉沉迟或沉弦。

【治法】温阳通便。

【方药】济川煎。

【中成药】苁蓉通便口服液。

### （二）其他疗法

**1. 针刺疗法**

酌选支沟、丰隆、足三里等穴位。根据辨证酌选配穴，如气秘配气海、太冲、次髎等。

**2. 艾灸疗法**

酌选支沟、天枢等穴位，配阳陵泉、气海、足三里等穴位。

## 五、预防调护

注意饮食的合理性，保证食物的量、质及多样性。纠正不良饮食习惯，注意多食粗纤维食品及蔬菜水果。晨起饮温开水，促进肠道蠕动，引发便意，纠正不良排便习惯，定时排便，控制排便时间。调畅情志，减少焦虑等不良情绪。

【复习思考题】

1. 简述便秘的病因病机。

2. 简述便秘的预防调护。

# 第十三章　妇科疾病

## 第一节　绝经综合征

扫一扫，查阅本章数字资源，含PPT、音视频、图片等

　　绝经综合征（menopausal syndrome，MPS）是指妇女绝经前后出现性激素波动或减少所致的一系列躯体及精神心理症状。绝经（menopause）指卵巢功能停止所致永久性无月经状态。判断绝经是回顾性的，停经后12个月随诊方可判定绝经。绝经分为自然绝经和人工绝经。自然绝经指卵巢内卵泡生理性耗竭，或残余卵泡对促性腺激素失去反应，卵泡不再发育和分泌雌激素所致的绝经。人工绝经指手术切除两侧卵巢或放疗、化疗等损伤卵巢功能所致的绝经。人工绝经患者更易发生绝经综合征。绝经年龄与遗传、营养、地区、环境、吸烟等因素有关。

　　本病在古代医籍中无专篇记载，散见于"年老血崩""脏躁""百合病"等病证，现代中医妇科将本病称为"绝经前后诸证""经断前后诸证"。

### 一、病因病机

　　肾衰天癸竭为本病发病之基础，肾阴阳失衡为病机之关键。本病的发生与妇女绝经前后的生理特点密切相关。七七之年，肾气渐衰，天癸渐竭，冲任二脉逐渐亏虚，月经将断而至绝经，在此生理转折时期，受身体内外环境的影响，如素体阴阳有所偏衰，素性抑郁，宿有痼疾，或家庭、社会等环境变化，易导致肾阴阳平衡失调而发病。

　　"肾为先天之本"，又"五脏相移，穷必及肾"，故肾之阴阳失调，每易波及其他脏腑。其他脏腑病变，久则必然累及于肾，故本病之本在肾，常累及心、肝、脾等脏，或兼夹气郁、瘀血、痰湿等，致使本病证候复杂。

#### 1. 肾阴虚

　　肾阴素虚，精亏血少，绝经前后，天癸渐竭，精血衰少；或忧思不解，积念在心，营阴暗耗；或房事多产，精血耗伤，肾阴更虚；真阴亏损，冲任衰少，脏腑失养，则导致本病发生。

#### 2. 肾阳虚

　　素体肾阳虚衰，绝经前后，肾气更虚；或房事不节，损伤肾气；命门火衰，冲任失调，脏腑失于温煦，则导致本病发生。

#### 3. 肾阴阳两虚

　　肾藏元阴而寓元阳，若阴损及阳，或阳损及阴，真阴真阳不足，不能濡养、温煦脏腑，冲任失调，则导致本病发生。

**4. 肾虚肝郁**

肾气衰，天癸竭，阴精不足，心肝失养。若素体性格内向，常多忧郁，肝气郁而不畅，脉络失和，疏泄失常，则导致本病发生。

**5. 心肾不交**

绝经前后，肾水不足，不能上济于心，心火独亢，热扰心神，心肾不交，则导致本病发生。

## 二、临床表现

### （一）近期症状

**1. 月经紊乱**

月经紊乱是绝经过渡期的常见症状，由于稀发排卵或无排卵，表现为月经周期不规则、经期持续时间长及经量增多或减少。

**2. 血管舒缩症状**

主要表现为潮热，是雌激素减低的特征性症状。其特点是反复出现短暂的面部、颈部及胸部皮肤阵阵发红，伴有烘热，继之出汗。一般持续 1 ～ 3 分钟。症状轻者每日发作数次，严重者发作十余次或更多，夜间或应激状态易发作。该症状可持续 1 ～ 2 年，有时长达 5 年或更长。

**3. 自主神经失调症状**

常出现心悸、眩晕、头痛、失眠、耳鸣等症状。

**4. 精神神经症状**

表现为注意力不易集中，并且情绪波动大，如激动易怒、焦虑不安或情绪低落、抑郁、不能自我控制等，记忆力减退也较常见。

### （二）远期症状

**1. 泌尿生殖道症状**

主要表现为泌尿生殖道萎缩症状，如阴道干燥、性交困难及反复阴道感染，排尿困难、尿痛、尿急等反复发生的尿路感染。

**2. 骨质疏松**

绝经后妇女雌激素缺乏使骨质吸收增加，导致骨量快速丢失而出现骨质疏松。一般发生在绝经后 5 ～ 10 年内，最常发生在椎体。

**3. 阿尔茨海默病**

绝经后期妇女比老年男性患病风险高，可能与绝经后内源性雌激素水平降低有关。

**4. 心血管病变**

绝经后妇女动脉硬化、冠心病的发病风险较绝经前明显增加，可能与雌激素低下有关。

## 三、鉴别诊断

绝经期综合征会出现月经异常的情况，要与子宫肌瘤、子宫内膜息肉以及子宫内膜癌等可以引起月经异常的疾病相鉴别。可通过妇科检查、血清性激素检查、盆腔 B 超、诊断性刮宫、宫腔镜等检查进行鉴别。本病有月经不规律、出汗和情绪改变，还须与甲状腺功能亢进相鉴别，甲状腺功能检查有助于确诊。出现烦躁、焦虑、失眠等精神症状者，要与其他精神类疾病相鉴别，比如焦虑症、抑郁症等。妇女在绝经期前后容易发生高血压、冠心病、肿瘤等，因此必须除外心血管疾病、泌尿生殖器官的器质性病变。

## 四、中医治疗

本病的中医治疗主要以补肾为根本，滋阴清热、益肾宁心、交济水火、平衡阴阳，同时注意寒热错杂、上热下寒证，并且要以辅助治疗、综合调理为善后之关键。对患者给予耐心的疏导，适时表达同情与理解，常能达到事半功倍的效果。

### （一）辨证论治

**1. 肾阴虚证**

【证候】主症：绝经前后，月经周期紊乱，月经提前，量少或量多，或崩或漏，经色鲜红，烘热汗出，五心烦热。次症：头晕耳鸣，腰酸腿软，失眠多梦，口燥咽干，皮肤瘙痒，尿少便结。舌脉：舌红少苔，脉细数。

【治法】滋肾益阴，育阴潜阳。

【方药】左归丸合二至丸。

【中成药】左归丸、二至丸、杞菊地黄丸、六味地黄丸、坤宝丸。

**2. 肾阳虚证**

【证候】主症：绝经前后，月经不调，量多或少，或崩中漏下，色淡质稀，腰痛如折，腹冷阴坠，形寒肢冷。次症：精神萎靡，面浮肢肿，小便清长，夜尿频多，大便稀溏。舌脉：舌淡，或胖嫩边有齿印，苔薄白，脉沉细弱。

【治法】温肾扶阳。

【方药】右归丸。

【中成药】右归丸、龙凤宝胶囊、五加更年颗粒。

**3. 肾阴阳两虚证**

【证候】主症：绝经前后，乍寒乍热，烘热汗出，月经紊乱，量少或多。次症：头晕耳鸣，健忘，腰背冷痛。舌脉：舌淡苔薄，脉沉弱。

【治法】阴阳双补。

【方药】二仙汤合二至丸。

【中成药】更年灵胶囊、二至丸。

**4. 肾虚肝郁证**

【证候】主症：绝经前后，烘热汗出，伴情志异常，烦躁易怒，或易于激动，或精神紧张，或郁郁寡欢，或月经紊乱，量少色红。次症：腰酸膝软，头晕失眠，乳房胀痛，或胁肋疼痛，口苦咽干。舌脉：舌红，苔薄白，脉细数。

【治法】滋肾养阴，疏肝解郁。

【方药】滋水清肝饮。

【中成药】逍遥丸、丹栀逍遥丸、柴胡舒肝丸。

**5. 心肾不交证**

【证候】主症：绝经前后，心烦失眠，心悸易惊，甚至情志失常，月经周期紊乱，量少或多，经色鲜红。**次症**：头晕健忘，腰酸乏力。**舌脉**：舌红，苔薄白，脉细数。

【治法】滋阴降火，补肾宁心。

【方药】天王补心丹。

【中成药】更年安片、女珍颗粒、百合更年安颗粒、坤泰胶囊。

（二）其他疗法

**1. 针灸疗法**

主穴：关元、三阴交、肾俞、交信。阳虚配气海、命门、复溜；阴虚配然谷、阴谷、复溜。针用补法，酌情用灸。

**2. 耳针疗法**

取内分泌、卵巢、神门、交感、皮质下、心、肝、脾等穴，可用耳穴埋针、埋豆，每次选用4～5穴，每周2～3次。

## 五、预防调护

1. 教育绝经前后女性，使之充分认识到绝经是女性的正常生理，帮助其建立适应绝经过渡期生理、心理变化的新生活形态，使其安全度过该阶段。

2. 注意劳逸结合，生活规律，调畅情志，睡眠充足，鼓励患者加强体育锻炼，如散步、打太极拳、骑自行车等，增强体质。鼓励患者增强社交和脑力活动，以促进正向心态。

3. 帮助患者选择既有营养又符合饮食习惯的食物，多摄入奶制品、豆制品，适当补钙。

4. 定期体检，未病先防，有病早治。注意月经变化，如果经期延长过久，或经量过多，或停经后又出现阴道流血、白带增多等，应及早检查。

【复习思考题】

简述绝经综合征肾阴虚证的证候表现和治法。

# 第二节　盆腔炎性疾病

盆腔炎性疾病（pelvic inflammatory disease，PID）是指女性上生殖道及其周围结缔组织、盆腔腹膜的一组感染性疾病，主要由内源性和外源性病原体感染引起，以混合感染多见。内源性病原体为来自阴道内的菌群，如需氧菌及厌氧菌；外源性病原体主要为性传播疾病的病原体，如沙眼衣原体、淋病奈瑟菌等。盆腔炎性疾病的临床表现差异较大，轻者无症状或症状轻微，常见下腹痛、发热、阴道分泌物增多等症状，重者可寒战、高热、头痛、食欲缺乏。本病多发生于育龄期妇女，一般能彻底治愈，预后良好。若治疗不当，可由于盆腔粘连、输卵管堵塞导致不孕、输卵管妊娠、慢性盆腔痛及炎症反复发作，从而严重影响妇女的生殖健康及生活质量。

盆腔炎性疾病主要包括子宫内膜炎、输卵管炎、输卵管卵巢脓肿、盆腔腹膜炎等病，最常见的是输卵管炎、输卵管卵巢炎。本病与中医学的"带下病""热入血室""产后发热""癥瘕"等相类似。

## 一、病因病机

本病多因经期、产后、流产后、宫腔内手术后等卫生保健不当，邪毒乘虚侵袭，稽留于冲任及胞宫脉络，与气血相搏结，邪正交争而发病。或因素有瘀滞，体虚劳倦，或纵欲过度，复感外邪，引动旧疾而再次发病。若邪毒炽盛则腐肉酿脓，甚至泛发为急性腹膜炎、感染性休克。本病的主要病机是湿、热、瘀、毒交结，邪正相争于胞宫脉络，气血不畅，瘀血内阻，或在胞中结块，蕴积成脓。

**1. 热毒炽盛**

经期、产后、流产后或手术后血室正开，若摄生不慎，或房事不禁，邪毒内侵，直中胞宫，化热酿毒，与冲任胞宫气血相搏结，蕴积成脓而发病。

**2. 湿热瘀结**

经期、产后余血未净，若摄生不慎，或房事不禁，则湿热内侵，与血相搏结，瘀阻冲任胞宫脉络而发病。

## 二、临床表现

多有近期妇产科手术史，或经期产后摄生不慎，或房事不洁史，或慢性生殖器炎症史。主要表现为下腹部或全腹疼痛难忍，高热恶寒，头痛，带下量多，色黄或赤白兼杂，甚则如脓血，可伴有腹胀、腹泻、尿频、尿急等症状。体检可见下腹部肌紧张、压痛、反跳痛。妇科检查可见阴道有脓性分泌物；宫颈举痛或充血，或见脓性分泌物从宫颈口流出；子宫体及附件区压痛明显，甚则触及包块；盆腔脓肿形成位置较低者则后穹窿饱满，有波动感。

## 三、鉴别诊断

盆腔炎性疾病须与急性阑尾炎、输卵管妊娠流产或破裂、卵巢囊肿蒂扭转或破裂等急症鉴别。

**1. 急性阑尾炎**

急性阑尾炎是外科最多见的急腹症，临床上部分症状类似盆腔炎性疾病，不同之处包括：

（1）起病急骤、腹痛、发热，可能有厌食、恶心、呕吐或腹泻。

（2）多由阑尾管腔阻塞、细菌入侵等原因引起。

（3）体检可见麦氏点压痛，反跳痛明显，右下腹包块，腰大肌征及闭孔肌征可阳性。

（4）直肠指检前壁右侧有压痛，而妇科检查可无阳性征。

（5）白细胞计数升高，中性粒细胞比例增高，腹部平片可见盲肠扩张或液气平面。

**2. 输卵管妊娠**

异位妊娠是妇产科最常见的急腹症，其中输卵管妊娠最多见，临床特点为：

（1）突发下腹部剧痛，不规则阴道出血，常伴有恶心、呕吐，可有腹部包块，甚至晕厥及休克等。

（2）多有不规则阴道流血或停经史。

（3）体检可见腹腔内出血及贫血征，甚至有休克征。

（4）血红蛋白下降，血 $\beta$-HCG 多为阳性，阴道 B 型超声可见一侧附件低回声区，其内有妊娠囊，阴道后穹窿穿刺可抽出不凝血液。

**3. 卵巢囊肿蒂扭转亦可有腹痛，不同之处包括：**

（1）因体位改变而突发一侧下腹剧痛，常伴恶心、呕吐。

（2）既往有卵巢囊肿病史。

（3）妇科检查可扪及张力较大的肿块，有压痛，早期可无发热、血白细胞升高等感染征。

## 四、中医治疗

本病以中西医治疗为主，西医以抗生素治疗为主，中医药治疗以"急则治其标"为原则，治以清热解毒利湿，化瘀行气止痛；合并癥瘕脓肿者，又当解毒消肿排脓，活血消癥散结。必要时采取手术治疗。

### （一）辨证论治

#### 1. 热毒炽盛证

【证候】**主症**：高热寒战，下腹疼痛拒按，带下量多，色黄或赤白，质稠臭秽。**次症**：月经量多，淋漓不净，口干口苦，恶心纳少，精神不振，小便黄短，大便干结。**舌脉**：舌质红，苔黄腻或黄燥，脉滑数或洪数。

【治法】清热解毒，化瘀排脓。

【方药】五味消毒饮合大黄牡丹汤。

【中成药】清开灵片/胶囊/颗粒/软胶囊、妇乐片/胶囊/颗粒、金刚藤丸/片/胶囊/颗粒、龙胆泻肝丸/片/胶囊/颗粒。

#### 2. 湿热瘀结证

【证候】**主症**：热势起伏，寒热往来，下腹疼痛拒按，带下量多，色黄，质稠臭秽。**次症**：经量增多，淋漓不净，口苦口腻，胸闷纳差，小便短赤，大便溏或燥结。**舌脉**：舌质暗红有瘀点，苔黄腻，脉滑数。

【治法】清热利湿，化瘀止痛。

【方药】仙方活命饮。

【中成药】妇科千金片/胶囊、花红片/胶囊/颗粒、宫炎平片/胶囊、妇炎康复胶囊/片/颗粒。

### （二）其他疗法

#### 1. 针刺疗法

选中极、关元、归来、三阴交、足三里、肾俞等穴位，毫针直刺，平补平泻。热毒盛者加大椎、曲池、合谷，湿热下注者加次髎、白环俞、肝俞、血海、太冲，热毒伤阴加太溪、复溜、三阴交、肾俞，气血不足者加足三里、大赫、三阴交、气穴。

#### 2. 直肠给药

康妇消炎栓每次1粒，1次/日，纳肛内。适用于湿热瘀结证。

#### 3. 中药热敷

乌头、艾叶、鸡血藤、防风、五加皮、红花、白芷、川椒、羌活、独活、皂角刺、透骨草、千年健。上药研细末，布包隔水蒸，热敷少腹，1～2次/日，每次30分钟，每个疗程14天，经期停用。

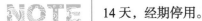

**4. 中药灌肠**

取紫花地丁 15g、蒲公英 15g、制乳没各 9g、香附 10g、赤芍 10g、黄柏 10g、红藤 20g，浓煎 100～150mL，保留灌肠，每日 1 次，7 天为 1 个疗程。适用于湿热瘀结证。

## 五、预防调护

1. 平时应做好经期、孕期及产褥期的卫生宣传，注意性生活卫生，避免阴道冲洗，及时治疗下生殖道感染，减少性传播疾病的发生。

2. 在治疗期间，应及时诊断和彻底治愈盆腔炎性疾病，防止失治、误治导致盆腔炎性疾病后遗症。还应严格掌握妇科手术指征，做好术前准备，严格遵循无菌操作规程，术后做好护理，预防感染。患者的性伴侣应同时进行检查治疗，避免无保护的性交。

3. 在饮食方面，宜加强饮食营养，增强体质。

【复习思考题】

1. 盆腔炎性疾病西医临床上常分为哪几种类型？

2. 盆腔炎性疾病有哪几种常见证型？

# 第三节 不孕症

女性无避孕性生活至少 12 个月而未受孕，称为不孕症（infertility），男性则称为不育症。按照是否有过妊娠，不孕症可分为原发性和继发性两类，其中从未妊娠者称为原发不孕，有过妊娠而后不孕者称为继发不孕。不孕症根据是否可以纠正又分为绝对不孕和相对不孕，因先天或后天解剖生理方面的缺陷，无法纠正而不能妊娠者称为绝对不孕；因某种因素阻碍受孕，导致暂时不孕，一旦得到纠正仍能受孕者称为相对不孕。不孕症发病率因国家、种族和地区不同存在差别，我国不孕症发病率为 7%～10%。

阻碍受孕的因素包括女方、男方、男女双方和不明原因。其中导致女方不孕的因素有盆腔因素、排卵障碍和免疫因素。中医学将原发性不孕症称为"全不产""绝产""绝嗣""绝子"等，继发性不孕称为"断续"。

## 一、病因病机

本病的主要病机为肾气不足，冲任气血失调。《医宗金鉴》云："女子不孕之故，由伤其任冲也。"

**1. 肾虚**

禀赋素弱，肾气不充；或房劳多产，久病大病，损伤肾气；或年逾五七，冲任耗损，难以成孕。若肾气不足，精不化血，则冲任虚衰，不能成孕；若肾阳亏虚，命门火衰，则冲任虚寒，胞宫失煦，致令不孕；若肾阴亏虚，天癸乏源，血海空虚，胞宫失养，或阴虚内热，热扰冲任，均可致不孕。

**2. 肝郁**

素性抑郁，情志不畅，肝郁气滞，疏泄失常，气血失和，冲任失调，以致不孕。

**3. 痰湿内阻**

素体肥胖，恣食肥甘，躯脂满溢，痰湿内盛，胞脉受阻，致令不孕；或脾阳不振，运化失职，水湿下注，湿聚成痰，壅滞冲任，不能成孕。

**4. 瘀滞胞宫**

经行产后感邪，寒凝血瘀或热灼血瘀；或房事不节，邪入胞宫致瘀；或气血失和致瘀，或气虚运血无力而致瘀，瘀滞冲任、胞宫、胞脉，以致不孕。

## 二、临床表现

未避孕，性生活正常，同居1年或曾孕育后（包括足月产、早产、流产、异位妊娠、妊娠滋养细胞疾病等）未避孕1年而未孕。

不孕症是一组由多种病因导致的生育障碍状态，临床症状可根据原发疾病的不同而有不同表现。如盆腔炎症及其后遗症导致的不孕，可有腹痛、痛经；子宫内膜异位症导致的不孕，可有严重的继发性痛经；排卵障碍导致的不孕，可有月经周期紊乱等。

## 三、鉴别诊断

不孕症的鉴别诊断，关键在于通过循序渐进的检查，找到导致不孕的原因，方可对因治疗，取得好的疗效。阻碍受孕的因素包括女方、男方、男女双方和不明原因。其中，女方不孕因素有盆腔因素、排卵障碍和免疫因素等，男方不育因素有精液异常、男性性功能障碍和免疫因素等。

## 四、中医治疗

不孕症往往不是单独的病证，而是多种疾病的结局，可见于多囊卵巢综合征、子宫内膜异位症、高泌乳素血症、盆腔炎性疾病后遗症、崩漏及闭经等。排卵功能障碍、输卵管阻塞及免疫因素等为不孕症常见的相关因素，还有相当一部分不孕症与情志因素密切相关，或者为不明原因的不孕症。因此，必须综合分析，男女同治，辨病与辨证相结合，妇科与内、外科疾病诊治相结合等，以明确病因、病位、病证等，从而提高临床疗效。在此基础上，应充分发挥中医治疗的特色和优势，以准确的辨证论治化繁为简，取得较好的治疗效果。治疗以温养肾气、调理气血为主，使经调病除，则胎孕可成。此外，还须调畅情志，房事有节，择氤氲之时而合阴阳，以利于成孕。

（一）辨证论治

**1. 肾虚证**

（1）肾气虚证

【证候】主症：婚久不孕，初潮延迟，月经不调或停闭，量多或少，色淡暗质稀。次症：腰酸腿软，头晕耳鸣，神疲肢倦，小便清长。舌脉：舌淡暗，苔白润，脉沉弱。

【治法】补肾益气，温养冲任。

【方药】毓麟珠。

【**中成药**】滋肾育胎丸、暖宫孕子丸、保胎灵胶囊、麒麟丸、健身全鹿丸、参茸保胎丸、定坤丸/丹。

（2）**肾阳虚证**

【**证候**】**主症**：婚久不孕，初潮延迟，月经周期推后，量少色淡质稀，甚至闭经，带下量多，质稀。**次症**：腰膝酸软，性欲淡漠，大便溏薄，小便清长，面色晦暗。**舌脉**：舌淡苔白，脉沉细或沉迟。

【**治法**】温肾助阳，调补冲任。

【**方药**】右归丸。

【**中成药**】右归丸、调经促孕丸、锁阳固精丸、参茸固本还少丸、鱼鳔补肾丸、蚕蛾公补合剂、海龙胶。

（3）**肾阴虚证**

【**证候**】**主症**：婚久不孕，月经周期提前，量少色红质稠，或闭经。**次症**：腰酸腿软，头晕心悸，或形体消瘦，口干失眠，五心烦热。**舌脉**：舌淡或舌红，少苔，脉细或细数。

【**治法**】补肾益精，滋阴养血。

【**方药**】养精种玉汤。

【**中成药**】左归丸、六味地黄丸、坤泰胶囊/丸、坤宝丸。

**2. 肝郁证**

【**证候**】**主症**：婚久不孕，月经先后不定期，量或多或少，色暗，有血块，经前胸胁、乳房胀痛，或经行腹痛。**次症**：精神抑郁，或烦躁易怒。**舌脉**：舌淡红，苔薄白，脉弦。

【**治法**】疏肝解郁，养血理脾。

【**方药**】开郁种玉汤。

【**中成药**】妇科养荣丸、调经益灵片、逍遥丸、加味逍遥丸。

**3. 痰湿内阻证**

【**证候**】**主症**：婚久不孕，月经周期延后或闭经，带下量多，质黏稠。**次症**：形体肥胖，头晕心悸，胸闷泛恶。**舌脉**：舌淡胖，苔白腻，脉滑。

【**治法**】燥湿化痰，理气调经。

【**方药**】苍附导痰丸合佛手散。

【**中成药**】桂枝茯苓丸。

**4. 瘀滞胞宫证**

【**证候**】**主症**：婚久不孕，月经周期延后，经行不畅，色紫黑，有血块，或经行腹痛。**次症**：平素小腹或少腹疼痛，或肛门坠胀不适。**舌脉**：舌质紫暗，边有瘀点，脉弦涩。

【**治法**】活血化瘀，止痛调经。

【**方药**】少腹逐瘀汤。

【**中成药**】少腹逐瘀颗粒、散结镇痛胶囊、调经活血片、宫瘤清颗粒。

（二）**其他疗法**

**1. 针刺疗法**

排卵障碍所致的不孕症，可应用针刺促进卵泡发育及排卵，体针取关元、中极、三阴交为主穴，随证加减。

**2. 其他外治法**

输卵管慢性炎症及阻塞或盆腔粘连所致不孕者，可应用中药保留灌肠、外敷热熨、穴位离子导入、导管介入配合中药灌注等方法治疗。

## 五、预防调护

1. 夫妻双方作息规律，积极锻炼，增强体质，维持适当体重，戒烟戒酒。

2. 注意经期卫生，行经期间及余血未净时禁止同房。性生活频次适当，学会预测排卵期，适时同房。

3. 保持心情舒畅，心境平和，耐心有序地接受各种检查，积极配合治疗。

【复习思考题】

简述不孕症的预防调护方法。

# 第四节　异常子宫出血

异常子宫出血（abnormal uterine bleeding，AUB）是指与育龄期非妊娠妇女正常月经的周期频率、规律性、经期长度、经期出血量任何一项不符的，源自子宫腔的异常出血。本病主要由机体内外各种因素，如精神紧张、营养不良、代谢紊乱、慢性疾病、环境及气候骤变、饮食紊乱、过度运动、酗酒及其他药物等，引起下丘脑－垂体－卵巢轴功能调节或靶细胞效应异常所致。临床按病因分为子宫内膜息肉、子宫腺肌病、子宫平滑肌瘤、子宫内膜恶变和不典型增生、全身凝血相关疾病、排卵障碍、子宫内膜局部异常、医源性、未分类九种类型。本节主要论述排卵障碍性异常子宫出血（AUB-O）。

AUB-O 是因稀发排卵、无排卵及黄体功能不足，致下丘脑－垂体－卵巢轴功能异常而引起的异常子宫出血。本病多发生于青春期、绝经过渡期，生育期也可因多囊卵巢综合征、肥胖、高催乳激素血症、甲状腺疾病等引起。AUB-O 与中医学的"崩漏"及"月经不调"类似。AUB-O 中，无排卵性 AUB-O 相当于中医学的崩漏，排卵性 AUB-O 包括月经先期、月经过多、经期延长、经间期出血（简称"出血类月经不调"），稀发排卵性 AUB-O 包括月经后期、月经过少、月经先后无定期（简称"稀发类月经不调"）。月经先后无定期，周期缩短者，可参照月经先期治疗。

## 一、病因病机

**1. 崩漏**

本病的主要病机是冲任不固，不能约制经血而妄行。常见的病因有肾虚、脾虚、血热和血瘀。

（1）肾虚　先天肾气不足，少女肾气未充，更年期肾气渐衰，或早婚多产，房事不节，损伤肾气。若肾阴虚损，阴虚内热，热伏冲任，迫血妄行，以致经血非时而下；或肾阳虚损，封藏失职，冲任不固，不能制约经血，亦致经血非时而下，遂成崩漏。

（2）**脾虚** 素体脾虚，饮食失节，忧思不解，或劳倦过度，损伤脾气，统摄无权，冲任不固，经血失约，非时而下，遂致崩漏。

（3）**血热** 素体阳盛，肝火易动，或情志不遂，肝郁化火，或感受热邪，或过食辛辣助阳之品，火热内盛，热伤冲任，迫血妄行，非时而下，致成崩漏。

（4）**血瘀** 经期产后，余血未尽，又感于寒热湿邪，邪与血结，或七情内伤，气滞血瘀，瘀阻冲任，血不循经，非时而下，发为崩漏。

**2. 月经不调**

（1）**月经先期、月经过多、经期延长** 其主要发病机理是气虚、血热或血瘀致冲任不固，经血失于制约。

（2）**月经后期、月经过少** 主要发病机理是肾虚、血虚致精血不足，或血寒、气滞、痰湿、血瘀致邪气阻滞，血海不能满盈，遂致月经过少；若血海不能按时满溢，则出现月经后期。

（3）**月经先后无定期** 主要为肾虚、脾虚、肝郁引起冲任气血不调，血海蓄溢失常。

（4）**经间期出血** 经间期是冲任阴精充实，阳气渐长，由阴盛向阳盛转化的生理阶段，若肾阴不足，脾气虚弱，湿热扰动或瘀血阻遏，则使阴阳转化不协调而发生本病。

## 二、临床表现

本病根据病因和病变范围的不同，临床表现可有不同的类型。

**1. 崩漏**

崩漏主要表现为妇女在非行经期间，阴道大量出血或淋漓下血不断，前者称"崩中"，后者称"漏下"。西医学中无排卵性功能失调性子宫出血、生殖器炎症和某些生殖器良性肿瘤引起的不规则阴道出血可参照本病辨证治疗。

**2. 月经不调**

月经不调有广义和狭义之别，广义的月经失调泛指一切月经病，本节讨论的是狭义的月经失调，主要表现为月经的周期、经期和经量发生异常，包括出血类月经不调（月经先期、月经过多、经期延长、经间期出血）和稀发类月经不调（月经后期、月经过少、月经先后无定期）。月经先期、月经先后无定期伴有月经多、经期延长，若不治或失治者，可发展为崩漏。月经后期如伴有月经过少，治疗不及时者，可发展为闭经。另外，育龄期妇女月经不调若失治误治，可导致不孕、流产等，故应及时进行治疗。

（1）**月经先期** 临床表现为月经周期提前7天以上，甚至10余天一行，连续2个周期以上。

（2）**月经后期** 临床表现为月经周期延长7天以上，甚至3～5个月一行，连续出现2个周期以上。

（3）**月经先后无定期** 临床表现为月经周期时或提前、时或延后7天以上，连续3个周期以上。

（4）**月经过多** 临床表现为月经周期、经期正常，经量明显增多，或每次经行总量超过80mL。

（5）**月经过少** 临床表现为月经周期正常，经量明显减少，或经期不足2天，甚或点滴即净。

（6）经期延长　临床表现为月经周期正常，经期 7 天以上，甚或淋漓半月方净。

（7）经间期出血　临床表现为月经周期基本正常，在两次月经之间，氤氲之时，发生周期性出血。

### 三、鉴别诊断

**1. 崩漏与月经不调鉴别**

（1）与月经先期、月经过多及经期延长鉴别　月经先期是周期的缩短，月经过多者似崩，经期延长者似漏，这种周期、经量和经期的改变易与崩漏混淆，但仍有一定规律性，经量的增多与经期的延长应在 2 周之内自然停止，周期的缩短一般在 7 天以上 2 周以内，与崩漏的出血无定时且持续出血、不能自然停止、周期长短不一显然有别。

（2）与月经先后无定期鉴别　月经先后无定期的周期先后不定，提前或错后在 7 天以上，经期一般正常，与崩漏无规律性的阴道出血不同。

（3）与经间期出血鉴别　经间期出血与崩漏同为非月经期的出血，但经间期出血常发生于两次月经的中间，出血量少，一般持续 2 ～ 7 天，常可自然停止，而崩漏的出血周期、经期和血量都没有规律性。

**2. 异常子宫出血与某些出血性妊娠病、生殖道外伤及内科血证鉴别**

（1）与胎漏鉴别　胎漏与漏下都有阴道少量出血，但胎漏者有早孕反应，妊娠试验阳性，B 超检查可见宫内孕囊。漏下则无上述妊娠征象。

（2）与堕胎、小产鉴别　堕胎、小产者停经后阴道出血，应与崩漏相鉴别。堕胎、小产者有早孕反应或妊娠试验阳性，阴道出血量多，伴有小腹部阵发性疼痛，甚则有胚胎样组织排出。崩漏则无上述改变。

（3）与异位妊娠鉴别　异位妊娠大多发生在停经后，阴道少量不规则出血，少腹部一侧突然剧烈疼痛，甚至出现昏厥或休克等，有早孕反应，妊娠试验阳性，B 超检查可见孕囊在子宫腔以外部位，有盆腔内出血时，后穹隆穿刺阳性。异常子宫出血则无上述阳性改变。

（4）与外阴、阴道外伤出血鉴别　病发于外阴、阴道，有创伤史或粗暴性交史，妇科检查可见外阴、阴道伤口，有活动性出血，宫颈口未见有血液自宫腔内流出，与异常子宫出血不难鉴别。

（5）与内科血证鉴别　心血管疾患、肝脏疾病和血液病等导致的不正常子宫出血，通过详细的病史询问、体格检查、妇科检查、血液分析、肝功能以及凝血因子的测定、骨髓细胞分析等，不难与异常子宫出血相鉴别。

### 四、崩漏的中医治疗

崩漏的治疗，应根据病情的缓急轻重、出血的久暂，采用"急则治其标，缓则治其本"的原则，灵活运用"塞流""澄源""复旧"三法。塞流即止血，澄源即求因治本，复旧即调理善后。出血期治疗以塞流、澄源为主；止血后以复旧为主，结合澄源。对出血导致的严重贫血应输血，绝经过渡期患者应防止子宫内膜病变。

（一）辨证论治

**1. 肾虚证**

（1）肾阴虚证

【证候】**主症**：经血非时而下，出血量少或多，淋漓不净，色鲜红，质稠。**次症**：头晕耳鸣，腰膝酸软，手足心热。**舌脉**：舌红，苔少，脉细数。

【治法】滋补肾阴，固冲止血。

【方药】左归丸去牛膝合二至丸。

【中成药】左归丸合二至丸。

（2）肾阳虚证

【证候】**主症**：经血非时而下，出血量多，或淋漓不尽，色淡质稀。**次症**：腰痛如折，畏寒肢冷，面色晦暗，小便清长，大便溏薄。**舌脉**：舌淡暗，苔白润，脉沉迟无力。

【治法】温肾助阳，固冲止血。

【方药】右归丸。

【中成药】妇科再造丸/胶囊、右归丸。

**2. 脾虚证**

【证候】**主症**：经血非时而下，量多如崩，或淋漓不断，色淡质稀。**次症**：神倦懒言，面色㿠白，不思饮食，或面浮肢肿。**舌脉**：舌淡胖，苔薄白，脉缓弱。

【治法】补气摄血，固冲调经。

【方药】固本止崩汤。

【中成药】归脾丸/合剂/片/胶囊/颗粒、人参归脾丸、补中益气丸/颗粒/合剂/片/口服液。

**3. 血热证**

【证候】**主症**：经血非时而下，量多如崩，或淋漓不断，色深红，质稠。**次症**：烦热口渴，渴喜冷饮，头晕面赤。**舌脉**：舌红，苔黄，脉滑数。

【治法】清热凉血，固冲止血。

【方药】清热固经汤。

【中成药】宫血宁胶囊、断血流片/胶囊/颗粒/口服液、妇科断红饮胶囊、丹栀逍遥丸、加味逍遥丸。

**4. 血瘀证**

【证候】**主症**：经血非时而下，量多或少，淋漓不净，色紫暗有块。**次症**：小腹疼痛拒按，块下痛减。**舌脉**：舌紫暗或有瘀点，苔薄白，脉涩。

【治法】活血化瘀，固冲止血。

【方药】逐瘀止崩汤。

【中成药】致康胶囊、云南红药胶囊、云南白药胶囊、茜芷胶囊、益母草膏/片/胶囊/颗粒、益母草注射液。

（二）其他疗法

**1. 针刺疗法**

选取关元、三阴交、气海、血海、肾俞、太冲、断红穴，用平补平泻法。

**2. 艾灸疗法**

艾灸选取隐白、百会、神阙、关元等穴位。

**3. 耳针疗法**

选取内分泌、肾、脾、卵巢、内生殖器、子宫穴等。

（三）预防调护

1. 平时重视经期卫生，尽量避免宫腔手术。调畅情志，寒温适宜，加强锻炼，以防复发。

2. 在治疗期间，应尽早治疗月经过多、月经先期、经期延长等疾病，以防发展成崩漏。暴崩下血时，应卧床休息。严重贫血患者容易晕倒，生活起居须有人陪同。长期大量出血者易发生感染，应加强外阴清洁护理。

3. 在饮食方面，忌食辛辣生冷之品，加强营养，防止继发贫血等疾病。

## 五、出血类月经不调的中医治疗

出血类月经不调的治疗应治本调经，治本大法有补肾、扶脾、疏肝、调理气血等。月经过多、经期延长、经间期出血的出血期以辨证止血为大法，月经先期则应辨证祛因以调周期，同时可根据月经周期各阶段阴阳气血的变化规律进行调经。

（一）辨证论治

**1. 肾虚证**

（1）肾气虚证

**【证候】主症：** 月经提前，经量或多或少，色淡暗，质清稀。**次症：** 腰膝酸软，头晕耳鸣，面色晦暗或有暗斑。**舌脉：** 舌淡暗，苔白润，脉沉细。

**【治法】** 补肾益气，固冲调经。

**【方药】** 固阴煎。

**【中成药】** 五子衍宗丸、妇科止血灵片。

（2）肾阴虚证

**【证候】主症：** 月经提前，经间期少量出血，色鲜红，质稠。**次症：** 头晕耳鸣，腰膝酸软，手足心热，夜寐不宁。**舌脉：** 舌红，苔少，脉细数。

**【治法】** 滋肾养阴，固冲止血。

**【方药】** 两地汤合二至丸。

**【中成药】** 六味地黄丸 / 片 / 胶囊 / 颗粒 / 口服液合二至丸。

**2. 脾气虚证**

**【证候】主症：** 月经提前，或经期延长，或经间期出血，经量增多，色淡红，质清稀。**次症：** 神疲肢倦，气短懒言，小腹空坠，纳少便溏。**舌脉：** 舌淡红，苔薄白，脉细弱。

**【治法】** 补脾益气，固冲调经。

**【方药】** 归脾汤。

**【中成药】** 补中益气丸 / 颗粒 / 合剂 / 口服液、归脾丸 / 颗粒 / 合剂 / 胶囊、当归养血丸、妇良片。

**3. 血热证**

（1）虚热证

**【证候】主症：**月经提前，或经期延长，或经间期出血，量少，色红，质稠。**次症：**潮热盗汗，手足心热，咽干口燥。**舌脉：**舌质红，苔少，脉细数。

**【治法】**养阴清热，凉血调经。

**【方药】**两地汤。

**【中成药】**葆宫止血颗粒、固经丸、安坤颗粒／片／胶囊。

（2）实热证

**【证候】主症：**月经提前，量多，色红，质稠。**次症：**心胸烦闷，渴喜冷饮，大便燥结，小便短赤，面色红赤。**舌脉：**舌质红，苔黄，脉滑数。

**【治法】**清热凉血调经。

**【方药】**清经散、保阴煎。

**【中成药】**宫血宁胶囊、断血流片／胶囊／颗粒／口服液、妇科断红饮胶囊、丹栀逍遥丸／加味逍遥丸。

（3）湿热证

**【证候】主症：**经间期出血，或行经时间延长，量多，色深红，质稠。**次症：**带下量多色黄，小腹时痛，胸脘满闷，口苦纳呆。**舌脉：**舌质红，苔黄腻，脉滑数。

**【治法】**清热除湿，凉血止血。

**【方药】**清肝止淋汤。

**【中成药】**固经丸、妇科千金片／胶囊。

**4. 血瘀证**

**【证候】主症：**经行延长，量或多或少，或经间期出血，色紫暗，质稠有血块。**次症：**少腹刺痛拒按，块下痛减。**舌脉：**舌紫暗或有瘀点，脉涩有力。

**【治法】**活血祛瘀止血。

**【方药】**桃红四物汤合失笑散或逐瘀止血汤。

**【中成药】**致康胶囊、云南红药胶囊、茜芷胶囊、宫宁颗粒。

**（二）其他疗法**

**1. 针刺疗法**

①月经先期，主穴选关元、气海、血海、三阴交，操作：关元、三阴交用平补平泻法，气海用补法，血海用泻法；②月经过多，主穴选中脘、下脘、气海、关元，操作：中脘、下脘、关元用平补平泻法，气海用补法；③经期延长，主穴取三阴交、关元、气海，操作：三阴交、关元用平补平泻法，气海用补法。

**2. 艾灸疗法**

取百会穴，每日2次。用于气虚证。

**3. 耳针疗法**

①月经先期，取内生殖器、皮质下、内分泌、肝、脾、肾等耳穴；②月经过多，取子宫、卵巢、内分泌等耳穴；③经期延长，取卵巢、内分泌、内生殖器、脑垂体等耳穴。

（三）预防调护

1.平时坚持适当体育锻炼，避免精神刺激，保持心情舒畅，防止忧思郁怒损伤肝脾；同时应注意经期个人卫生，避免经期过度劳累和剧烈运动，节制房事；体虚者及时调补。

2.治疗期间应注意休息，避免过劳；保持外阴清洁，防止感染。

3.饮食宜清淡，忌食生冷寒凉，经期、排卵期前后禁食辛燥肥甘之品，尽量戒烟戒酒。

## 六、稀发类月经不调的中医治疗

稀发类月经不调的治疗原则在于调整周期，重在平时。治法应遵循"明辨虚实，治本调经"的原则，分别施治。虚证治以补肾益精，养血调经；实证又当祛瘀化痰，温经通滞。

（一）辨证论治

**1.肾虚证**

【证候】**主症**：月经周期延后，量少，色淡暗，质清稀。**次症**：腰膝酸软，头晕耳鸣，面色晦暗或有暗斑。**舌脉**：舌淡暗，苔薄白，脉沉细。

【治法】补肾益精，养血调经。

【方药】大补元煎。

【中成药】安坤赞育丸、左归丸合复方川芎片/胶囊、复方滇鸡血藤膏。

**2.血虚证**

【证候】**主症**：月经周期延后，量少，色淡红，质稀。**次症**：小腹空痛，面色苍白或萎黄，头晕眼花，心悸失眠。**舌脉**：舌淡红，苔薄白，脉细弱。

【治法】补血养营，益气调经。

【方药】人参养营汤。

【中成药】四物片/胶囊/颗粒、乌鸡白凤丸、定坤丹、女金胶囊。

**3.血寒证**

（1）虚寒证

【证候】**主症**：月经周期延后，量少，色淡红，质清稀。**次症**：小腹冷痛，喜暖喜按，腰酸无力，小便清长，大便稀溏。**舌脉**：舌淡，苔白，脉沉迟无力。

【治法】温经扶阳，养血调经。

【方药】艾附暖宫丸。

【中成药】温经丸、艾附暖宫丸。

（2）实寒证

【证候】**主症**：月经周期延后，量少，色暗有血块。**次症**：小腹冷痛拒按，得热痛减；畏寒肢冷。**舌脉**：舌暗，苔白，脉沉紧或沉迟。

【治法】温经散寒，活血调经。

【方药】温经汤。

【中成药】少腹逐瘀丸/胶囊/颗粒、痛经丸。

**4.气滞证**

【证候】**主症**：月经周期延后，量少，色暗红有血块。**次症**：小腹胀痛，或胸胁、乳房胀痛。**舌脉**：舌淡红，苔薄白，脉弦。

【治法】理气行滞，活血调经。

【方药】乌药汤。

【中成药】七制香附丸、妇科十味片、妇康宁片。

**5. 痰湿证**

【证候】**主症**：月经周期延后，量少，色淡，质黏。**次症**：带下量多，头晕体胖，脘闷呕恶，腹满便溏。**舌脉**：舌淡胖，苔白腻，脉滑。

【治法】燥湿化痰，活血调经。

【方药】苍附导痰丸。

【中成药】二陈丸合复方川芎片/胶囊。

（二）其他疗法

**1. 针刺疗法**

①月经后期，主穴选气海、归来、三阴交，操作：气海、三阴交、归来用补法，血海用泻法；②月经过少，主穴选血海、足三里、三阴交、关元，操作：血海用泻法，足三里、三阴交、关元用补法；③月经先后无定期，主穴选关元、肝俞、三阴交，操作：关元、三阴交用补法，肝俞用泻法。

**2. 艾灸疗法**

肾虚证选八髎、归来、三阴交穴；血虚证选膻中、关元、子宫、内关、涌泉穴；血寒证取关元、八髎、三阴交、足三里穴；气滞证选关元、命门、肩井、太冲穴。

**3. 耳针疗法**

①月经后期，取子宫、卵巢、内分泌等穴；②月经过少，取子宫、卵巢、内分泌、皮质下等穴；③月经先后无定期，取子宫、卵巢、内分泌等穴。

（三）预防调护

1. 平时加强锻炼身体，增强体质，避免精神刺激，保持心情舒畅，节制房事，注意经前及经期防寒保暖，避免涉水贪凉。

2. 在治疗期间，应注意发现疾病，及时彻底治疗，防止月经后期、月经过少发展为闭经，防止月经先后无定期发展为闭经或崩漏。选择切实可行的避孕措施，避免人工流产术过度耗伤精血，损失冲任。

3. 在饮食方面，宜调饮食，忌生冷，防止寒冷冰凉之物，使经脉壅涩，血行受阻。

【复习思考题】

1. 异常子宫出血西医临床上常分为哪几种类型？

2. 崩漏有哪几种常见证型？

3. 出血类月经不调有哪几种常见证型？

4. 稀发类月经不调有哪几种常见证型？

NOTE

# 第五节　痛经

妇女正值经期或行经前后，出现周期性小腹疼痛，或痛引腰骶，甚至剧痛晕厥者，称为"痛经"，亦称"经行腹痛"。若经前或经期仅有小腹或腰部轻微的胀痛不适，不影响日常工作和生活者，则属经期常见生理现象，不作病论。

西医学的原发性痛经，子宫内膜异位症、子宫腺肌症及盆腔炎等引起的继发性痛经可参照本病辨证施治。

## 一、病因病机

痛经的发生与冲任、子宫的周期性生理变化密切相关，主要病机在于邪气内伏或精血素亏，更值经期前后冲任二脉气血的生理变化急骤，导致胞宫气血运行不畅，"不通则痛"；或冲任、胞宫失于濡养，"不荣则痛"，其病位在冲任、胞宫，变化在气血，表现为痛证。

### 1. 气滞血瘀

素性抑郁，或恚怒伤肝，肝郁气滞，气滞血瘀，瘀阻胞宫、冲任。经期气血下注冲任，胞宫气血更加壅滞，"不通则痛"；或复伤于情志，肝气更为郁结，气血壅滞更甚，经血运行不畅，发为痛经。

### 2. 寒湿凝滞

多因经期冒雨、涉水、游泳，或经水临行，贪食生冷，内伤于寒，或过于贪凉，或久居阴湿之地，风冷寒湿客于冲任、胞宫，以致胞宫、冲任气血凝滞。经前、经期气血下注冲任，胞宫气血更加壅滞不畅，"不通则痛"，导致痛经。

### 3. 湿热瘀阻

宿有湿热内蕴，或于经期、产后（包括堕胎、小产后）摄生不慎，感受湿热之邪，湿热与血相搏结，流注冲任，蕴结于胞宫，阻滞气血，经前、经期气血下注冲任，胞宫气血壅滞更甚，发为痛经。

### 4. 阳虚内寒

素禀阳虚，阴寒内盛，冲任、胞宫失于温煦，经期气血下注冲任，寒凝血脉，使经血运行迟滞，发为痛经。

### 5. 气血虚弱

脾胃虚弱，化源不足，或大病久病、大失血后，气血俱虚，冲任气血虚少，经期、经后血海气血更加空虚，冲任、胞宫失于濡养；兼之气虚血滞，无力流通，因而发生痛经。

### 6. 肝肾亏损

禀赋素弱，肝肾本虚，或因多产房劳，损及肝肾，精亏血少，冲任不足，胞宫失养，经期、经后血海更虚，冲任、胞宫失于濡养，而致痛经。

## 二、临床表现

经期或经行前后小腹疼痛，随月经周期规律性发作，腹痛多发生于行经第 1～2 天或经期前 1～2 天，可呈阵发性痉挛性或胀痛下坠感，疼痛可连及全腹或腰骶部，或外阴、肛门坠痛，可伴发恶心、呕吐、腹泻、头晕、乏力等症状，严重者可出现面色苍白、出冷汗、手足发凉等晕厥现象。疼痛程度虽有轻重之别，但一般无腹肌紧张或反跳痛。偶有经行腹痛延续至经净或于经净后 1～2 天始发病者。

## 三、鉴别诊断

本病应与发生在经期的内、外、妇诸科有腹痛症状的疾病，如急性阑尾炎、结肠炎、膀胱炎、卵巢囊肿蒂扭转等鉴别。重点应与阴道流血伴有小腹疼痛的异位妊娠、胎动不安相鉴别。

### 1. 异位妊娠

异位妊娠多有停经史或早孕反应。阴道不规则流血，突然一侧少腹撕裂样疼痛，甚则晕厥或休克。腹部检查，下腹一侧或全腹压痛、反跳痛，肌紧张不明显，可有移动性浊音。妇科检查，后穹隆饱满，宫颈摇举痛，子宫稍大而软，宫旁可扪及痛性包块，后穹隆穿刺可抽出不凝血。HCG 阳性，血红蛋白下降，红细胞计数正常或稍高。B 超示宫内无妊娠囊，宫外有混合性包块。痛经虽可出现剧烈的小腹疼痛，但无上述妊娠征象。

### 2. 胎动不安

胎动不安多有停经史，阴道少量流血，腰酸腹痛或下腹坠胀，但不严重。妇科检查子宫增大与孕周相符。HCG 阳性，B 超可探及宫内妊娠囊，可有胎芽、胎心。痛经则无上述妊娠征象。

## 四、中医治疗

痛经实证多而虚证少，实证痛经疼痛剧烈，影响工作、生活，亟需止痛为要，可以针灸迅速止痛。中药治疗亦需本着"急则治其标"或"标本同治"的原则，常配伍相应止痛药以协助止痛，并应在经前 2～3 天开始服用。平时辨证求因以治本，以调理冲任、胞宫气血为主，或补虚，或泻实，根据不同的月经周期阶段各有侧重地调治。月经期调血止痛以治标，平时辨证求因以治本，一般以 3 个周期为 1 个疗程，务必注意巩固疗效，方可收到较好的治疗效果。

### （一）辨证论治

#### 1. 气滞血瘀证

【证候】主症：经前或经期小腹胀痛拒按，经血量少，行而不畅，血色紫暗有块，块下痛暂减。次症：乳房胀痛，胸闷不舒。舌脉：舌质紫暗或有瘀点，脉弦。

【治法】理气行滞，化瘀止痛。

【方药】膈下逐瘀汤。

【中成药】女金胶囊、妇科十味片、复方益母片、经舒颗粒、妇科养坤丸、元胡止痛片 / 滴丸、七制香附丸、痛经口服液、调经姊妹丸、调经活血片 / 胶囊、九气拈痛丸、独一味软胶囊、益母草分散片 / 胶囊 / 膏、参七乳泰片。

#### 2. 寒湿凝滞证

【证候】主症：经行小腹冷痛，得热则舒，经量少，色紫暗有块。次症：形寒肢冷，小便清长。舌脉：苔白，脉细或沉紧。

【治法】温经散寒除湿，化瘀止痛。

【方药】少腹逐瘀汤。

【中成药】少腹逐瘀丸、痛经宝颗粒、痛经丸、温经颗粒、桂枝茯苓丸 / 胶囊。

**3. 湿热瘀阻证**

【证候】**主症**：经前或经期小腹灼热，胀痛拒按，经色暗红，质稠有块。**次症**：平素带下量多色黄，或平时小腹痛，经来疼痛加剧，或伴低热起伏，小便黄赤。**舌脉**：舌紫红，苔黄而腻，脉滑数或涩。

【治法】清热除湿，化瘀止痛。

【方药】清热调血汤。

【中成药】康妇灵胶囊、盆炎净胶囊、康妇炎胶囊、抗妇炎胶囊、妇炎消胶囊、金鸡胶囊。

**4. 阳虚内寒证**

【证候】**主症**：经期或经后小腹冷痛喜按，得热则舒，经量少，经色暗淡。**次症**：腰腿酸软，小便清长。**舌脉**：舌淡胖，苔白润。

【治法】温经扶阳，暖宫止痛。

【方药】温经汤。

【中成药】艾附暖宫丸 / 贴、养血调经膏、调经促孕丸。

**5. 气血虚弱证**

【证候】**主症**：经期或经后小腹隐隐作痛，喜按；或小腹及阴部空坠不适，月经量少色淡，质清稀。**次症**：面色无华，头晕心悸，神疲乏力。**舌脉**：舌淡，脉细无力。

【治法】益气养血，调经止痛。

【方药】圣愈汤。

【中成药】止痛化癥胶囊、当归调经颗粒、妇康宁片、当归片。

**6. 肝肾亏损证**

【证候】**主症**：经期或经后小腹绵绵作痛，经行量少，色暗淡，质稀薄。**次症**：腰膝酸软，头晕耳鸣。**舌脉**：舌淡红，苔薄，脉沉细。

【治法】益肾养肝，缓急止痛。

【方药】调肝汤。

【中成药】妇舒丸、妇科再造胶囊。

### （二）其他疗法

**1. 针刺疗法**

实证用泻法，留针 15～20 分钟。虚证用补法，寒证用温针和灸法。寒湿凝滞者取穴中极、水道、地机；气滞血瘀者取穴气海、太冲、三阴交、内关；湿热瘀阻者取穴次髎、阴陵泉；气血虚弱者取穴命门、肾俞、关元、足三里、照海。剧痛晕厥时，应迅速平卧，取头低足高位，保持呼吸道通畅，同时针刺或按压合谷、内关、水沟等穴，以快速缓解症状。

**2. 艾灸疗法**

隔姜灸神阙、命门、关元、足三里、三阴交、肾俞等穴位，适用于阳虚寒凝型痛经。

**3. 耳穴压豆**

取子宫、卵巢、内分泌、交感、肾、脾、肝、神门等耳穴。

**4. 敷脐法**

肉桂、细辛、吴茱萸、延胡索、乳香各等分，共研细末备用。经前3天取药粉2～3g，用醋调成糊状，纳入脐中，外用胶布固定，2日换药1次，连用3次。适用于寒凝血瘀型痛经。

**5. 热熨法**

青盐150g，炒热后用布包好，温熨小腹，待不烫皮肤时，包扎于小腹上。适用于寒证痛经。

## 五、预防调护

1. 养成良好的生活习惯，经期注意保暖，避免过劳或剧烈运动，避免冒雨涉水。讲究个人卫生，保持外阴清洁，勤换内裤。经期忌盆浴、房事和游泳。

2. 学会自我调节情绪，避免不良情绪的刺激，以免诱发或加重腹痛症状。

3. 经期注意饮食调摄，忌贪凉饮冷。小腹可用热水袋热敷。遵医嘱合理使用止痛药，防止成瘾。

4. 积极治疗原发病。标本结合，坚持周期性、系统性治疗。

【复习思考题】

简述痛经的预防调护方法。

# 第十四章　儿科疾病

## 第一节　小儿发热

发热即体温异常升高，是儿科临床常见病证之一，多见于各种急慢性疾病。正如明代王肯堂《幼科准绳》所言："小儿之病，惟热居多。"小儿很多急慢性病证都有发热症状。本病任何年龄都可发生，与时令风、寒、暑、热等邪气有关，但又无明显季节性。肺胃实热多与饮食不节相关，阴虚内热与先天不足、后天失养有关。西医学认为，当体温超过基础体温1℃以上时，即为发热，38℃左右为低热，39℃以上为高热。感染性疾病是导致发热的最常见致病因素，其中呼吸道感染是小儿发热的最主要原因。

### 一、病因病机

发热是人体正邪交争，营卫偏盛偏衰，阴阳不相济的一种现象。小儿具有"纯阳"及"稚阴未长"的生理特点，脏腑娇嫩，形气未充，卫外力弱，寒暑不能自调，饮食不能自节，易为六淫邪气及饮食等所伤，出现阳盛而阴微，致使发热。小儿年龄越小，体温调节功能越不完善，所以新生儿、婴幼儿体温更易于波动。根据感受邪气及患儿体质虚实之不同，可将小儿发热的病因概括为外感、内伤两类。

**1. 外感邪气**

（1）外感六淫　小儿肌肤疏薄，卫外未固，加之寒暖不能自调，若风邪夹寒侵袭，则卫阳郁遏，或风邪夹热侵袭，则营卫失和，正邪相争，故而发热。若外感暑邪，暑伤心营，则高热烦渴。若湿邪外侵，则身热不扬，病程缠绵。

（2）外感疫疠　小儿"稚阴稚阳"之体，正气未盛，易染疫疠。疫疠多为温热之性，其犯小儿，常致发热，且有发病急、体温高、病性重、症状相似、传染性强等特点。

**2. 内伤乳食**

小儿脾常不足，饮食不知自节。《素问·痹论》谓"饮食自倍，肠胃乃伤"，若饮食不调，乳食过多，积滞脾胃，郁而化热，热蒸于内，则见小儿夜间发热，腹部灼手，手足心热，夜卧不宁，食少纳差，腹满便溏等。

**3. 阴阳失调**

小儿"稚阴稚阳"之体，此阴阳二气最易偏盛偏衰。大病之后或失水失血，导致脾肾阳衰，阴盛于内，格阳于外，虚阳外越而发热。久病耗阴或热病津伤，也可导致阴亏阳亢、发热盗汗、五心烦热等。

**4. 气血亏损**

小儿脾常不足，若调护失宜，脾气受损，可致中气下陷，阳气浮散于外而发热。若脾虚化源不足，或各种失血，则阴血耗伤，虚阳独盛，也见阳浮于外而发热。

**5. 瘀血发热**

气滞血瘀，或病久入血留瘀，积热内生，引发热象。瘀血留滞机体不同部位，可表现为不同特点的发热。

## 二、临床表现

患儿一般先天禀赋不足或有感受外邪、乳食不节等病史，以体温异常升高为主要临床表现，伴有精神疲惫、食欲不振、口干唇燥、渴欲饮水、小便黄、舌红、脉数等症状。一般肛温检查在37.5℃以上，或腋温检查在37.3℃以上，并有呼吸、心率相应加快。

## 三、鉴别诊断

长期发热者，如伴贫血或有出血倾向者，可能为急性白血病、恶性肿瘤等；伴全身淋巴结肿大者，可能为传染性单核细胞增多症、淋巴瘤、结核病、变应性亚败血症、白血病等；伴尿路刺激征者，可能为泌尿系感染、肾结核、恶性肿瘤等；伴肝、脾肿大者，可能为肝硬化、白血病、红斑狼疮等。

## 四、中医治疗

《黄帝内经》谓："寒者热之，热者寒之。""虚者补之，实者泻之。"治疗小儿发热，应当结合具体病情，或祛邪，或扶正，或扶正祛邪、标本兼顾，以发散外感之六淫、疫气，补益气血之不足，调理失衡之阴阳。

（一）辨证论治

**1. 外感发热**

（1）外感风寒

【证候】**主症：**发热恶寒，无汗，头身疼痛。**次症：**鼻流清涕，咳嗽，痰清白，口不渴。**舌脉：**舌质不红，苔薄白，脉浮紧，指纹青紫。

【治法】辛温解表，宣肺散寒。

【方药】荆防败毒散、荆防解表汤。

【中成药】午时茶颗粒、感冒清热颗粒/片/胶囊、宝咳宁颗粒、保婴丹、小儿至宝丸、正柴胡饮颗粒、柴连口服液。

（2）外感风热

【证候】**主症：**发热有汗，鼻流浊涕，咳嗽痰黄。**次症：**咽喉肿痛，面唇红，口干微渴。**舌脉：**舌红，舌苔薄黄，脉浮数，指纹浮紫。

【治法】辛凉解表，清宣肺卫。

【方药】桑菊饮、银翘散。

【中成药】银翘解毒颗粒/丸/片/胶囊、银黄口服液/颗粒/胶囊/片、金莲清热颗粒/胶囊、穿心莲内酯滴丸/胶囊、小儿感冒宁糖浆、清宣止咳颗粒、风热清口服液。

（3）外感暑邪

**【证候】主症：** 壮热心烦，口渴欲饮，蒸蒸自汗。**次症：** 烦躁不安，大便干结，小便短少，面赤唇红。**舌脉：** 舌红苔厚，脉浮或洪数，指纹青紫。

**【治法】** 清热解暑，止渴除烦。

**【方药】** 新加香薷饮、白虎加人参汤。

**【中成药】** 金银花露、保济口服液、藿香正气水/口服液/颗粒/丸/软胶囊、小儿暑感宁糖浆。

（4）感受湿邪

**【证候】主症：** 日晡发热，身热不扬。**次症：** 渴不思饮，头身困倦，脘腹胀满，纳差，大便黏稠，小便短赤。**舌脉：** 苔黄厚腻，脉濡数，指纹青紫。

**【治法】** 清热祛湿，芳香化浊。

**【方药】** 甘露消毒丹、藿香正气散。

**【中成药】** 藿香正气水/口服液/颗粒/丸/软胶囊、甘露消毒丸。

（5）表寒里热

**【证候】主症：** 发热微恶风寒，头身疼痛。**次症：** 心烦不宁，眼眶疼痛，口苦口渴，唇舌红赤。**舌脉：** 苔黄白相兼，脉紧数，指纹青紫。

**【治法】** 清热解肌。

**【方药】** 柴葛解肌汤。

**【中成药】** 柴葛解肌颗粒。

（6）热在气分

1）阳明经证

**【证候】主症：** 壮热汗出，烦渴引饮。**次症：** 唇红舌赤，小便黄少。**舌脉：** 苔黄燥，脉洪数。

**【治法】** 清热生津。

**【方药】** 白虎汤。

**【中成药】** 三黄片、清降片。

2）阳明腑证

**【证候】主症：** 日晡潮热，手足汗出。**次症：** 胸腹痞满，大便秘结，甚则神昏谵语。**舌脉：** 舌质深红或起芒刺，舌苔黄燥，脉沉有力。

**【治法】** 通腑泄热。

**【方药】** 大承气汤。

**【中成药】** 新清宁片。

（7）热在营分

**【证候】主症：** 发热夜甚，烦躁不寐。**次症：** 神昏谵语，斑疹隐隐，口干饮水不多。**舌脉：** 舌质红绛无苔，脉细数。

**【治法】** 清营凉血。

**【方药】** 清营汤。

**【中成药】** 小儿牛黄清心散。

（8）热入血分

【证候】**主症**：高热不退，夜间烦躁不安，神昏谵语。**次症**：斑疹显露，或吐血、衄血、便血，四肢抽搐。**舌脉**：舌质紫绛，脉沉细。

【治法】清热凉血。

【方药】犀角（水牛角）地黄汤。

【中成药】醒脑静注射液、紫雪散。

**2. 内伤发热**

（1）伤食发热

【证候】**主症**：发热以夜暮为甚，手足心热，腹部灼热，夜卧不安。**次症**：嗳腐吞酸，不欲饮食，胸腹胀满，腹痛拒按，便秘或泻下酸臭。**舌脉**：舌质微红，苔白厚或黄腻，脉沉滑，指纹青紫滞。

【治法】消食，导滞，清热。

【方药】保和丸。

【中成药】保和丸、清热化滞颗粒。

（2）气虚发热

【证候】**主症**：发热，自汗，气短神怯，倦怠乏力。**次症**：大便稀溏，面白无华。**舌脉**：舌质淡，舌体胖嫩，苔少，脉虚无力，指纹淡红。

【治法】健脾益气，甘温除热。

【方药】补中益气汤。

【中成药】补中益气丸。

（3）阳虚发热

【证候】**主症**：虽身热而四肢逆冷，畏寒，倦卧神疲。**次症**：口不渴或喜热饮，面色㿠白。**舌脉**：舌淡白，苔白滑，脉沉细无力。

【治法】温阳散寒，引火归原。

【方药】桂附理中丸。

【中成药】桂附理中丸。

（4）阴虚发热

【证候】**主症**：发热以午后或夜间为甚，五心烦热。**次症**：盗汗，两颧潮红，口干咽燥，形体消瘦，大便干结。**舌脉**：舌红，舌苔花剥或少苔、无苔，脉细数。

【治法】养阴清热，滋阴潜阳。

【方药】清骨散、秦艽鳖甲汤。

【中成药】六味地黄口服液、知柏地黄丸、青蒿鳖甲片。

（5）血虚发热

【证候】**主症**：发热夜甚，头昏眼花，甚则心悸。**次症**：面色苍白，眼睑、爪甲淡白，大便燥结。**舌脉**：舌质淡，苔白少，脉虚无力，指纹淡红。

【治法】益气补血，滋养肝肾。

【方药】圣愈汤、六味地黄丸。

【中成药】当归补血片。

（6）血瘀发热

**【证候】主症**：入暮发热或自觉发热，头或胸胁部刺痛，口渴不欲饮，肌肤甲错。**次症**：面色晦暗，或脱发。**舌脉**：舌紫暗，边有瘀点，脉涩，指纹紫滞。

**【治法】**活血化瘀。

**【方药】**血府逐瘀汤。

**【中成药】**血府逐瘀口服液。

（二）其他疗法

**1. 针灸疗法**

（1）可根据病情需要选用十宣、大椎、涌泉等穴进行放血治疗。

（2）对气虚或阳虚者，可选百会、脾俞、肾俞等穴艾灸治疗。

**2. 推拿疗法**

（1）外感发热　开天门、分头阴阳、清肺经、清天河水。属风寒者，加推三关、揉二扇门、拿风池；属风热者，加推脊。

（2）肺胃实热　清肺经、清胃经、清大肠、揉板门、清天河水。

（3）阴虚内热　补脾经、补肺经、补肾经、清肝经、揉上马。

## 五、预防调护

**1. 预防**

经常户外活动，呼吸新鲜空气，加强锻炼。加强小儿预防接种，在传染病流行期间，应积极预防接种。乳食喂养应有节制，以免损伤脾胃，造成食积或湿热内蕴。

**2. 调护**

大病之后须注意饮食营养，以免内伤津液、气血亏损。发热时宜吃容易消化之食品，忌食肉鱼虾蛋等肥甘厚味。

**【复习思考题】**

1. 小儿发热的主要临床表现是什么？

2. 小儿发热的主要治疗原则是什么？

# 第二节　小儿咳嗽

咳嗽是小儿常见的一种以咳嗽或伴咳痰为临床主证的肺系疾病。咳以声言，嗽以痰名，有声无痰为咳，有痰无声为嗽，有声有痰谓之咳嗽。小儿咳嗽有痰但大多难以咯出，四季均可发病，冬春季多发，各年龄小儿均可患病，多见于婴幼儿。外感或内伤所致的多种急慢性疾病都可引起咳嗽，多数预后良好，部分可致反复发作，日久不愈，或者病情加重，发展为肺炎喘嗽。本病相当于西医学的急性支气管炎、小儿慢性咳嗽。

## 一、病因病机

《素问·咳论》云："五脏六腑皆令人咳，非独肺也。"本病的病变部位在肺，常涉及脾。小儿肌表薄弱，肺常不足，易为外邪所侵，故小儿咳嗽以外感多见，又以风邪为主。外邪从口鼻或皮毛而入，邪侵于肺，肺气不宣，清肃失职而发生咳嗽。本病的主要内因是肺脾虚弱。脾为生痰之源，肺为贮痰之器，脾虚不运，聚湿为痰，上贮于肺。内伤咳嗽也多由外感咳嗽未愈转化而来。

**1. 感受外邪**

主要为感受风邪，又易夹杂其他外邪侵袭人体。若风夹寒邪袭肺，肺失宣降而病咳嗽；若风夹热邪犯肺，肺失清肃，气道不宣而生咳嗽；燥邪伤肺，灼伤津液，肺无津不降，肺气逆满，故病咳嗽。

**2. 痰热蕴肺**

外感之邪不解，化热入里，灼津为痰，痰热壅肺，或因心肝火热，胃热内蕴，炼液成痰，逆积于肺，肺失清肃而病咳嗽。

**3. 痰湿蕴肺**

小儿脾常不足，若调护失宜，为乳食、生冷所伤，致使脾失健运，酿湿成痰，上贮于肺，壅塞气道，肺失宣降而生咳嗽。

**4. 肺脾气虚**

小儿素体虚弱，或脾虚及肺，肺脾气虚，运化失司，水湿不运，痰湿内生，蕴于肺络，故病久咳不愈。

**5. 肺阴亏虚**

小儿肺脏嫩弱，若咳嗽日久不愈，灼伤肺阴，或阴虚火旺，上灼于肺，损伤肺络，肺燥气逆，肃降失司而病阴虚咳嗽。

## 二、临床表现

小儿咳嗽以咳嗽或伴咳痰为主，外感咳嗽，发病较急，咳声高扬，病程短，伴有表证；内伤咳嗽，发病较缓，咳声低沉，病程较长，常呈由实转虚或虚中夹实的证候变化。热证咳嗽多见鼻流黄浊涕，或痰稠色黄，或咽红，舌苔薄黄或苔虽白而舌质红，干咳声重浊或咳如破竹声等。寒证咳嗽多见鼻流清涕，喉痒咽不红，痰稀色白，舌苔薄白质不红等，肺部闻及干啰音或不固定的粗湿啰音。

## 三、鉴别诊断

**1. 感冒**

感冒以恶寒、发热、咳嗽、鼻塞、喷嚏、流涕为主要表现。

**2. 百日咳**

百日咳具有传染性，以阵发痉挛性咳嗽为主症，咳毕咯吐痰涎，伴鸡鸣样回声，进行性加重。

**3. 肺炎喘嗽**

肺炎喘嗽以发热、咳嗽、气急、鼻扇为主症。肺部听诊有细湿啰音。

**4. 支气管哮喘**

支气管哮喘的主要症状为发作性喉间哮鸣，呼吸困难，咳痰不爽，甚则不能平卧，烦躁不安等，听诊双肺满布哮鸣音，呼气延长。

## 四、中医治疗

本病以宣肃肺气，化痰止咳为基本治则。外感咳嗽者，配以疏风解表；内伤咳嗽者，配以清热化痰或燥湿化痰、健脾益气、养阴润肺等法，随证施治。

### （一）辨证论治

**1. 风寒咳嗽**

【证候】主症：咳嗽频作、声重，咽痒，痰白清稀。次症：头身痛楚，恶寒无汗，或伴发热，咽部色淡。舌脉：苔薄白，脉浮紧，指纹浮红。

【治法】疏散风寒，宣肺止咳。

【方药】杏苏散加减。

【中成药】感冒疏风丸 / 片 / 胶囊 / 颗粒、半夏止咳糖浆、麻黄止嗽丸 / 胶、儿感清口服液、三拗片、通宣理肺丸 / 颗粒 / 胶囊 / 片、杏苏止咳糖浆、小儿百日咳散、风寒感冒颗粒、至圣保元丸、解肌宁嗽丸、宝咳宁颗粒等。

**2. 风热咳嗽**

【证候】主症：咳嗽不爽，痰黄黏稠，不易咳出。次症：汗出恶风，口渴咽痛，伴有发热，头痛。舌脉：舌质红，苔薄黄，脉浮数，指纹浮紫。

【治法】疏风清热，宣肺止咳。

【方药】桑菊饮加减。

【中成药】桑菊感冒丸 / 片 / 颗粒、清宣止咳颗粒、小儿宝泰康颗粒、蛇胆川贝液、急支糖浆 / 颗粒、小儿清热利肺口服液、小儿肺热咳喘口服液 / 颗粒、小儿清热止咳糖浆 / 口服液、小儿麻甘冲剂、小儿清肺化痰口服液、疏风解毒胶囊等。

**3. 秋燥咳嗽**

【证候】主症：干咳无痰，或痰少不易咳出。次症：鼻干咽燥或恶风发热，咽喉肿痛。舌脉：舌红干少津，苔薄白，脉浮数。

【治法】辛凉甘润，养阴清肺。

【方药】桑杏汤加减。

【中成药】蜜炼川贝枇杷膏、复方梨膏、莱阳梨膏。

**4. 痰热咳嗽**

【证候】主症：咳嗽痰多，色黄黏稠，难以咯出，甚则喉间痰鸣。次症：发热口渴，烦躁不宁，尿少色黄，大便干结。舌脉：舌质红，苔黄腻，脉滑数或指纹紫。

【治法】清肺化痰止咳。

【方药】清金化痰汤加减。

【中成药】金振口服液、小儿肺热咳喘口服液、小儿清热止咳糖浆 / 口服液、小儿清肺化

痰口服液 / 颗粒、儿童清肺口服液、儿童咳液、鹭鸶咳丸、小儿百部止咳糖浆、小儿热咳口服液、小儿珍贝散、小儿白贝止咳糖浆、小儿牛黄清肺散 / 片、小儿清热利肺口服液、小儿咳喘颗粒、灯台叶颗粒、金莲清热颗粒、小儿宝泰康颗粒、蓝芩口服液、蒲地蓝消炎口服液、三号蛇胆川贝片等。

**5. 痰湿咳嗽**

【证候】**主症**：咳嗽重浊，痰多壅盛，色白而稀，喉间痰声辘辘。**次症**：胸闷纳呆，神情倦怠。**舌脉**：舌淡红，苔白腻，脉滑。

【治法】燥湿化痰止咳。

【方药】二陈汤加减。

【中成药】橘红痰咳液 / 膏 / 液、蛇胆陈皮口服液、小儿消积止咳口服液、半夏露 / 颗粒、二陈丸、祛痰止咳颗粒等。

**6. 气虚咳嗽**

【证候】**主症**：咳嗽无力，痰白清稀。**次症**：面黄唇淡，气短懒言，语声低微，自汗畏寒，病程迁延，反复不息。**舌脉**：舌淡嫩，边有齿痕，苔薄白，脉沉细无力。

【治法】健脾补肺，止咳化痰。

【方药】六君子汤加减。

【中成药】利肺片、童康片、黄龙止咳颗粒、玉屏风散口服液。

**7. 阴虚咳嗽**

【证候】**主症**：干咳无痰，或痰少而黏，或痰中带血，不易咯出，午后夜间咳重。**次症**：午后潮热或手足心热，盗汗，形体消瘦。**舌脉**：舌质嫩红，苔少欠津，脉细数。

【治法】养阴润肺，兼清余热。

【方药】沙参麦冬汤加减。

【中成药】蜜炼川贝枇杷膏、养阴清肺丸 / 膏 / 颗粒 / 口服液 / 糖浆、川贝半夏液、小儿咳宁糖浆、止咳片、参贝止咳颗粒、罗汉果止咳颗粒、小儿肺咳颗粒、复方梨膏、莱阳梨膏。

（二）其他疗法

**1. 针刺疗法**

（1）银针刺法　主穴选列缺、合谷、肺俞，咽喉肿痛加少商，发热恶寒加大椎、外关，痰多加丰隆。风寒咳嗽可针后加灸。风热咳嗽只针不灸。用浅刺捻转泻法，不留针。

（2）耳针法　主穴选肺、气管、神门等耳穴。毫针刺或用压丸法。

（3）三棱针法　少商穴用三棱针点刺出血。

**2. 穴位敷贴法**

以芥子、延胡索、甘遂、细辛共研细末，加生姜汁调膏，分别贴在肺俞、心俞、膈俞、膻中。

**五、预防调护**

**1. 预防**

加强身体锻炼，增强抗病能力。注意气候变化，及时添加衣服，防止过冷或过热，过敏体质者避免接触过敏原。家人有感冒时，采取适当措施避免交叉感染。

**2. 调护**

发病后注意饮食清淡，多饮水，少食油腻食物及生冷、过甜、过咸之品。经常变换体位及拍打背部，以利排痰。注意休息，咳嗽重的患儿可影响睡眠，应保持室内安静，保证充足的睡眠。

【复习思考题】

1. 小儿咳嗽具有哪些主要特点？
2. 小儿咳嗽的主要辨证要点是？

# 第三节　小儿腹泻

小儿腹泻属中医学的"泄泻"范畴，以大便次数增多、粪质稀薄或如水样为主要临床特征，是婴幼儿最常见的疾病之一。6个月至2岁婴幼儿发病率高，1岁以内约占半数，是造成小儿营养不良、生长发育障碍和死亡的常见原因之一。本病西医称为小儿腹泻病，分为感染性和非感染性两类，以前者更为多见。感染性腹泻多由病毒、细菌、原虫和霉菌等引起，非感染性腹泻常由饮食失宜及肠道功能紊乱引起。

## 一、病因病机

小儿腹泻主要病变在脾胃，多为感受外邪、伤于饮食、脾胃虚弱所致。胃主受纳，能腐熟水谷，脾主运化，能散布水湿及水谷精微，若脾胃功能失调，则水谷不化，精微不布，清浊不分，合污而下，发生泄泻。本病全年均可发病，但多发生在夏秋季节，不同季节发生的泄泻证候表现有所不同。轻者治疗适宜，预后良好；重者泄下过度，易伤气阴，甚至阴竭阳脱。久泻难愈者，还可转为慢惊风或疳证。

**1. 感受外邪**

风、寒、暑、热等邪气常与湿邪相合为病。小儿脏腑柔嫩，肌肤薄弱，易受此类邪气侵袭。脾喜燥而恶湿，若为湿困，则运化失职，湿浊内盛，濡泻而下。因长夏多湿，故外感泄泻以夏秋多见。

**2. 内伤饮食**

小儿脾胃力弱，若哺乳不当，饮食失节，皆能损及脾胃，引发泄泻。如《素问·痹论》云："饮食自倍，肠胃乃伤。"

**3. 脾虚胃弱**

小儿素体脾虚，或久病迁延不愈，脾胃虚损，腐熟无能，运化失司，水谷不化为精微，则变生湿滞，清浊不分，水湿、水谷合污而下，形成脾虚泄泻。

**4. 脾肾阳虚**

脾不伤不泻，肾不伤不久泻。泻下日久则脾损及肾，脾肾阳气皆弱，阴寒内盛，水谷不化，并走肠间，澄澈清冷、洞泄而下，形成脾肾阳虚泻。

小儿稚阳稚阴之体，泄泻为患，更易损阴伤阳，变生他证。若久泻不止，气血不足，脾虚肝旺，虚风内动，则可转化为慢惊风。

## 二、临床表现

患儿大便次数和量较平时明显增多。粪便呈淡黄色、黄绿色或褐色；或粪便清水样，或夹奶块、不消化物，或呈蛋花汤、稀薄或糊状，或夹少量黏液；大便臭。可伴有恶心呕吐、腹痛、发热、纳差、口渴、小便少等症。严重者可出现气阴两伤或阴竭阳脱的表现，可见小便短少，精神烦躁或萎靡，皮肤干瘪，眼窝、囟门凹陷，啼哭无泪等脱水症状，以及口唇樱红，呼吸深长，腹部胀满，四肢逆冷等症。

## 三、鉴别诊断

### 1. 生理性腹泻

生理性腹泻多见于6个月以内的婴儿，出生不久即出现便次增多，色绿，常伴湿疹，无其他症状，但食欲好，体重和生长发育不受影响。添加辅食后，大便转为正常。

### 2. 细菌性痢疾

细菌性痢疾患者常有菌痢接触史，初起大便稀，次数多，里急后重明显，呈黏液脓血便，腹痛明显，时有发热。大便镜检有脓细胞、红细胞和吞噬细胞，大便培养有痢疾杆菌生长。

### 3. 急性阿米巴痢疾

急性阿米巴痢疾患者大便呈血性黏液便，镜检大量红细胞及少许白细胞，镜检可见阿米巴滋养体，无明显全身中毒症状。

## 四、中医治疗

中医治疗泄泻重在辨病因、辨虚实、辨病情。急性腹泻多属实，慢性腹泻多属虚。治疗原则以运脾化湿为主。实证以祛邪为主，不宜收敛固涩；风寒所致者宜疏风散寒；伤食所致者宜消食导滞；湿热所致者宜清热利湿。虚证以扶正为主，属脾虚者宜健脾益气，属脾肾阳虚者宜温补脾肾。泄泻之变证者，宜益气养阴或温阳救逆。除内服药外，也可结合推拿、针灸、外治等法治疗。

（一）辨证论治

**1. 风寒泄泻**

【证候】**主症**：泻下清稀，色淡，多泡沫，臭气不甚，腹胀肠鸣，腹痛多啼。**次症**：恶寒发热，伴鼻塞，流清涕。**舌脉**：舌苔薄白，脉浮紧或指纹淡红。

【治法】疏风散寒，化湿止泻。

【方药】藿香正气散。

【中成药】藿香正气水 / 片 / 口服液 / 颗粒 / 丸 / 软胶囊、纯阳正气丸等。

**2. 湿热泄泻**

【证候】**主症**：水样便，急迫量多，粪色深黄而臭，或带有黏液，肛周发红。**次症**：发热或不热，倦怠，口渴引饮，小便短黄。**舌脉**：舌苔厚腻，脉滑数或指纹紫滞。

【治法】清热利湿，安肠止泻。

【方药】葛根芩连汤。

【中成药】枫蓼肠胃康片 / 胶囊 / 颗粒 / 合剂、葛根芩连丸 / 微丸、双芩止泻口服液、苍苓止泻口服液、小儿泻速停颗粒、小儿肠胃康颗粒等。

**3. 伤食泄泻**

【证候】**主症**：大便次数多，完谷不化，气味酸臭。**次症**：腹胀，嗳气或呕吐，纳呆，倦怠，夜卧不安。**舌脉**：舌淡红，苔厚腻或黄垢，脉滑或指纹沉滞。

【治法】消食化积，运脾止泻。

【方药】楂曲胃苓汤。

【中成药】化积颗粒 / 口服液、保济口服液、保和丸 / 片 / 颗粒、神曲消食口服液、小儿化食丸 / 口服液等。

**4. 脾虚泄泻**

【证候】**主症**：腹泻反复发作，大便稀溏，色淡无臭，夹有奶块及食物残渣。**次症**：面色萎黄，食欲不振，体瘦神疲。**舌脉**：舌淡，苔白，脉缓弱。

【治法】健脾益气，运脾止泻。

【方药】参苓白术散。

【中成药】健脾止泻颗粒、参苓白术散 / 丸 / 颗粒、小儿香橘丸、小儿止泻安颗粒、小儿泻速停颗粒、小儿吐泻宁散、复方丁香开胃贴、小儿腹泻贴等。

**5. 脾肾阳虚泄泻**

【证候】**主症**：大便清稀，久泻不止，完谷不化。**次症**：精神萎靡，面色苍白，睡时露睛。**舌脉**：舌淡，苔白，脉细弱。

【治法】健脾温肾，固涩止泻。

【方药】附子理中汤合四神丸。

【中成药】附子理中丸 / 片、桂附理中丸、四神丸 / 片、固本益肠片等。

**6. 变证之气阴两伤证**

【证候】**主症**：泻下无度，质稀如水，小便短少，目眶及前囟凹陷。**次症**：啼哭无泪，皮肤干燥，神疲乏力或烦躁。**舌脉**：舌红少津，苔少或无苔，脉细数。

【治法】益气养阴。

【方药】人参乌梅汤。

【中成药】乌梅丸。

**7. 变证之阴竭阳脱证**

【证候】**主症**：暴泻不止，便稀如水，量多。**次症**：神疲气弱，面色青灰或苍白，啼哭无泪，尿少或无，四肢厥冷。**舌脉**：舌淡苔白，脉沉细欲绝。

【治法】挽阴回阳，救逆固脱。

【方药】生脉散和参附龙牡救逆汤。

【中成药】生脉注射液、益气复脉胶囊 / 颗粒。

（二）其他疗法

**1. 针刺疗法**

取穴足三里、中脘、合谷、脾俞、大肠俞。伴发热者加曲池、少商；伴呕吐者加内关、上脘；水泻者加三阴交；久泻不愈者加长强、止泻穴（关元上 5 分）。实证用泻法，虚证用补法。营养不良者加四缝点刺，放出黄色黏液。

### 2. 艾灸疗法

取足三里、中脘、神阙，艾灸或隔姜灸。用于脾虚泻、脾肾阳虚泻。

### 3. 推拿疗法

摩腹揉脐 5 分钟，揉足三里 10 分钟，捏脊 3 ～ 5 遍，揉脊椎以热为度，1 次 / 日。

## 五、预防调护

### 1. 预防

加强户外活动，注意气候变化，腹部要注意保暖。注意饮食卫生，合理控制饮食，减轻脾胃负担。以清淡、易消化的流食或半流食为宜，忌油腻、生冷及难消化食物。轮状病毒肠炎等传染性强的感染性腹泻流行时，注意消毒隔离，避免交叉感染。注意临床规范合理应用抗生素，防止抗生素诱发性肠炎的发生。

### 2. 调护

忌食油腻、生冷及不易消化的食物。保持臀部清洁干燥，勤换尿布。每次便后用温水清洗臀部，用软毛巾擦干。密切观察病情变化，及早发现泄泻变证。预防脱水的发生。

【复习思考题】

1. 小儿腹泻的主要治疗原则是什么？

2. 如何辨别小儿腹泻轻重及寒热虚实？

3. 如何从小儿大便的性状初步辨别各型泄泻？

# 第十五章　男科疾病

## 第一节　慢性前列腺炎

慢性前列腺炎（chronic prostatitis）在临床上有细菌性和非细菌性，其中以慢性无菌性前列腺炎最为多见，主要表现为会阴、骨盆、耻骨上区或外生殖器疼痛，伴有不同程度的排尿问题和射精障碍。前列腺炎是临床表现不一的一组症状群，好发于青壮年，不论是炎症性还是非炎症性，可能还包括定位不在前列腺的疾病，故有"前列腺综合征"之称。本节讲述的慢性前列腺炎，其特点是发病缓慢、病情顽固、反复发作、缠绵难愈。本病属于中医学的"白浊""劳淋"或"肾虚腰痛"等范畴，因病位在精室，故又称之为"精浊"。

### 一、病因病机

中医学认为，本病的病因病机主要涉及湿热、血瘀、肾虚三个阶段，前期与湿热蕴结有关，中期多为气滞血瘀，后期多为肾虚。

**1. 湿热蕴结**

嗜食辛辣肥腻，湿热内生，或房事不洁，精室空虚，复感湿热秽毒之邪，湿热循经下行，扰于精室，发为本病。

**2. 气滞血瘀**

相火旺盛，因所愿不遂；或忍精不射，肾火郁而不散，离位之精失于疏泄，而致气滞血瘀，阻滞精室，发为精浊。

**3. 肾虚**

房事过度，以竭其精，或病久伤阴，肾阴暗耗，致使肾阴亏虚。亦有体质偏阳虚者，久则火势衰微，则见肾阳亏虚之候，均可致本病发生。

### 二、临床表现

本病临床表现不一，患者可出现轻微的尿频、尿急、尿痛、尿道内灼热不适或排尿不净之感，有的患者在排尿终末或大便用力时，自尿道滴出少量乳白色的前列腺液。多数患者可伴有腰骶、腹股沟、下腹及会阴部等处坠胀隐痛，有时可牵涉耻骨上、阴茎、睾丸及股内侧。部分患者因病程较长而出现阳痿、早泄、遗精或射精痛等，或伴情绪低落、焦虑、头晕、耳鸣、失眠多梦、腰酸乏力等神经衰弱症状。

直肠指检前列腺多为正常大小，或稍大，或稍小，触诊可轻度压痛。有的患者前列腺可出现软硬不均或缩小变硬等异常现象。

## 三、鉴别诊断

### 1.慢性子痈（附睾炎）

慢性子痈患者阴囊、腹股沟部隐痛不适，类似慢性前列腺炎。但慢性子痈（附睾炎）附睾部可触及结节，并伴有轻度压痛。

### 2.前列腺增生症

前列腺增生症大多在老年人群中发病。患者尿频且伴排尿困难，尿线变细，残余尿增多。B超、肛诊检查可进行鉴别。

### 3.精囊炎

精囊炎和慢性前列腺炎多同时发生，除有类似前列腺炎的症状外，还有血精及射精疼痛的特点。

## 四、中医治疗

本病主张综合治疗，注意调护。临床以辨证论治为主，抓住肾虚为本、湿热为标、瘀血为变的三个基本病理环节，分清主次，权衡用药。

（一）辨证论治

**1.湿热蕴结证**

【证候】主症：尿频，尿急，尿痛，尿道有灼热感，排尿终末或大便时偶有白浊。次症：会阴、腰骶、睾丸、少腹坠胀疼痛，阴囊潮湿，口苦口干，大便黏腻。舌脉：舌苔黄腻，脉滑数。

【治法】清热利湿。

【方药】八正散或龙胆泻肝汤。

【中成药】癃清片、银花泌炎灵片、八宝丹、热淋清片、宁泌泰胶囊、龙胆泻肝丸、四妙丸。

**2.气滞血瘀证**

【证候】主症：尿频，尿急，尿痛，会阴、腰骶、睾丸、少腹坠胀疼痛。次症：排尿不净，情志抑郁。舌脉：舌暗或有瘀斑，苔白或薄黄，脉沉涩。

【治法】活血化瘀，行气止痛。

【方药】前列腺汤。

【中成药】前列通瘀胶囊、前列舒通胶囊、前列倍喜胶囊、前列安栓。

**3.阴虚火旺证**

【证候】主症：尿频，尿急，尿痛，排尿或大便时偶有白浊，尿道不适，腰膝酸软，五心烦热。次症：遗精，血精，失眠多梦。舌脉：舌红少苔，脉细数。

【治法】滋阴降火。

【方药】知柏地黄丸。

【中成药】六味地黄丸、知柏地黄丸、左归丸。

**4. 肾阳虚损证**

【证候】主症：尿频，尿急，尿痛，排尿淋漓，腰膝酸痛，形寒肢冷。次症：阳痿，早泄，小便清长，大便溏稀。舌脉：舌淡胖，苔白，脉沉细。

【治法】补肾助阳。

【方药】济生肾气丸。

【中成药】右归丸、菟丝子丸、金匮肾气丸、复方玄驹胶囊。

（二）其他疗法

**1. 坐浴**

温水坐浴，或用清热利湿、活血化瘀血的中药煎汤坐浴，20分钟/次，1～2次/日。

**2. 中药灌肠**

一般以前列腺汤、化浊通淋汤灌肠，2次/日。

**3. 针灸治疗**

包括针刺和艾灸，常用穴位有会阴、关元、秩边、中髎、次髎、足三里、阴陵泉、肾俞、中极等。

## 五、预防调护

1. 避免频繁的性冲动，适度射精。

2. 禁酒，忌过食辛辣肥甘厚味。

3. 生活作息规律，劳逸结合，避免久坐或骑车时间过长。

4. 调节情志，保持乐观的生活态度，树立战胜疾病的信心。

【复习思考题】

1. 试述慢性前列腺炎的中医病因病机。

2. 慢性前列腺炎湿热蕴结证的临床表现、治法、方药及中成药有哪些？

3. 试述慢性前列腺炎的中医外治方法。

# 第二节　良性前列腺增生症

良性前列腺增生（benign prostatic hyperplasia，BPH）是指中老年男性（50岁以上）以前列腺移行区为主，组织学上前列腺间质、腺体成分的增生和解剖学上前列腺的增大（benign prostatic enlargement，BPE），以尿动力学上的膀胱出口梗阻（bladder outlet obstruction，BOO）和临床主要表现上的下尿路症状（lower urinary tract symptoms，LUTS）为特征的一种疾病。良性前列腺增生症是老年男性常见疾病，发病率随着年龄的增长而逐渐增加，其临床特点以尿频、夜尿次数增多、排尿困难为主，严重者可发生尿潴留或尿失禁，甚至出现肾功能受损。

本病属于中医学"精癃""癃闭"范畴。

## 一、病因病机

《类证治裁·闭癃遗溺》说："闭者小便不通，癃者小便不利，遗溺者小便不禁，虽膀胱见症，实肝与督脉三焦主病也。"又说："夫膀胱仅主藏溺，主出溺者三焦之气化耳。"因此本病在病因病理上涉及上中下三焦所属脏器。

本病的病理基础是年老肾气虚衰，气化不利，血行不畅，与肾和膀胱的功能失调有关。

**1. 脾肾两虚**

年老脾肾气虚，推动乏力，不能运化水湿，终致痰湿凝聚，阻于尿道而生本病。

**2. 气滞血瘀**

前列腺部位是肝经循行之处，肝气郁结，疏泄失常，可致气血瘀滞，阻塞尿道；或年老之人，气虚阳衰，不能运气行血，久之气血不畅，聚而为痰，痰血凝聚于水道；或憋尿过久，败精瘀浊停聚不散，凝滞于溺窍，致膀胱气化失司而发为本病。

**3. 湿热蕴结**

水湿内停，郁而化热，或饮食不节，酿生湿热，或外感湿热，或恣饮醇酒聚湿生热等，均可致湿热下注，蕴结不散，瘀阻于下焦，诱发本病。

## 二、临床表现

**1. 主要症状**

本病多见于 50 岁以上的男性患者。临床症状以 LUTS 为主，包括储尿期症状、排尿期症状及排尿后症状。储尿期症状包括尿频、尿急、尿失禁以及夜尿增多等，排尿期症状包括排尿踌躇、排尿困难及间断排尿等，排尿后症状包括排尿不尽、尿后滴沥等。部分患者由于尿液长期不能排尽，导致膀胱残余尿增多而出现假性尿失禁。在发病过程中，常因受寒、劳累、憋尿、便秘等而发生急性尿潴留。严重者可引起肾功能损伤而出现肾功能不全的一系列症状。有些患者可并发尿路感染、膀胱结石、疝气或脱肛等。

**2. 辅助检查**

体格检查中直肠指诊前列腺常有不同程度的增大，表面光滑，中等硬度而富有弹性，中央沟变浅或消失。此外可行 B 超、尿动力学等检查以协助诊断。

## 三、鉴别诊断

**1. 前列腺癌**

两者发病年龄相似，且可同时存在。但前列腺癌有早期发生骨骼与肺转移的特点。直肠指诊前列腺多不对称，表面不光滑，可触及不规则、无弹性的硬结。前列腺特异抗原增高。B超、盆腔 CT 和 MRI 可进行鉴别。前列腺穿刺活体组织检查可确诊。

**2. 神经源性膀胱**

部分中枢、周围神经系统疾病患者可发生排尿困难、尿潴留或尿失禁等，且多见于老年人，须注意与前列腺增生症相鉴别。该病神经系统检查常有会阴部感觉异常或肛门括约肌松弛等。此外，尿流动力学、膀胱镜检查可协助鉴别。

## 四、中医治疗

本病的中医治疗应根据"腑以通为用"的原则，着眼于通。但通利之法，又须根据证候虚实不同而异。实证以治标为主，宜清湿热，散瘀结，利气机而通水道。虚证则以治本为法，当补脾肾，助气化，使水气得化，小便自通。同时还须审因论治，并根据病变在肺、在脾、在肾的不同，进行辨证施治，不可滥用通利小便之品。对于膀胱蓄水之急症，可配合针灸、取嚏、探吐、导尿等法急通小便。

### （一）辨证论治

**1. 湿热下注证**

【证候】主症：小便频数黄赤，尿道灼热或涩痛，排尿不畅。次症：点滴不通，小腹胀满；或大便干燥，口苦口黏。舌脉：舌暗红，苔黄腻，脉滑数或弦数。

【治法】清热利湿，消癃通闭。

【方药】八正散。

【中成药】前列欣康胶囊、宁泌泰胶囊。

**2. 脾肾气虚证**

【证候】主症：尿频，滴沥不畅，尿线细，甚或夜间遗尿或尿闭不通。次症：神疲乏力，纳谷不香，面色无华，便溏脱肛。舌脉：舌淡，苔白，脉细无力。

【治法】补脾益气，温肾利尿。

【方药】补中益气汤。

【中成药】补中益气丸或黄芪胶囊。

**3. 气滞血瘀证**

【证候】主症：小便不畅，尿线变细或点滴而下，或尿道涩痛，闭塞不通。次症：或小腹胀满隐痛，偶有血尿。舌脉：舌质暗或有瘀点瘀斑，苔白或薄黄，脉弦或涩。

【治法】行气活血，通窍利尿。

【方药】沉香散。

【中成药】桂枝茯苓丸。

**4. 肾阴亏虚证**

【证候】主症：小便频数不爽，尿少热赤，或闭塞不通。次症：头晕耳鸣，腰膝酸软，五心烦热，大便秘结。舌脉：舌红少津，苔少或黄，脉细数。

【治法】滋补肾阴，通窍利尿。

【方药】知柏地黄丸。

【中成药】知柏地黄丸、六味地黄丸、左归丸。

**5. 肾阳不足证**

【证候】主症：小便频数，夜间尤甚，尿线变细，余沥不尽，尿程缩短。次症：小便或点滴不爽，甚则尿闭不通；精神萎靡，面色无华，畏寒肢冷。舌脉：舌质淡润，苔薄白，脉沉细。

【治法】温补肾阳，通窍利尿。

【方药】济生肾气丸加减。排尿困难如伴有咳嗽、气喘、胸闷等肺热失宣症状，可用黄芩清肺饮加减。

【中成药】金匮肾气丸、龟龄集、前列康片。

（二）其他疗法

**1. 毫针法**

基本治法为调理膀胱，行气通闭。主取膀胱的背俞穴、募穴为主。主穴：中极、膀胱俞、秩边、三阴交、阴陵泉。膀胱湿热配委中、行间；肝郁气滞配蠡沟、太冲；瘀血阻滞配膈俞、血海；脾气虚弱配脾俞、足三里；肾阳亏虚配肾俞、命门。操作：毫针常规刺法，针刺中极时针尖向下，使针感能达到会阴并引起小腹收缩、抽动为佳，膀胱充盈时针刺不可过深，以免伤及膀胱；秩边透水道。肾阳亏虚、脾气虚弱者可温针灸。尿潴留患者，可针刺中极、归来、三阴交、膀胱俞、足三里等穴，强刺激，反复捻转提插。体虚者灸气海、关元、水道等穴。

**2. 耳针法**

肾、膀胱、肺、脾、三焦、交感、尿道。每次选 3 ～ 5 穴，毫针刺，中强度刺激。可用埋针法或压丸法。

**3. 穴位贴敷法**

取穴神阙。用葱白、冰片、田螺或鲜青蒿、甘草、甘遂各适量，混合捣烂后敷于脐部，外用纱布固定，加热敷。或将食盐炒黄，冷却后放于神阙穴填平，再用 2 根葱白压成 0.3cm 厚的饼置于盐上，艾炷置葱饼上施灸，至温热入腹内，有尿意为止。适用于虚证。

**4. 脐疗法**

取独头蒜 1 个、生栀子 3 枚、盐少许，捣烂如泥敷脐部；或以葱白适量捣烂如泥，加少许麝香和匀敷脐部，外用胶布固定；或以食盐 250g 炒热，布包熨脐腹部，冷后再炒再熨。

**5. 灌肠法**

大黄 15g，泽兰、白芷各 10g，肉桂 6g，煎汤 150mL，每日保留灌肠 1 次。

## 五、预防调护

1. 积极消除外邪入侵和湿热内生的有关因素，保持心情舒畅，忌忧思恼怒，积极锻炼身体，注意起居饮食，勿过食肥甘、辛辣、醇酒，勿憋尿、纵欲。避免长时间压迫会阴部，如久坐、骑车等。积极治疗淋证、水肿、尿路肿块、结石等疾患。

2. 对于 BPH 患者，有些药物要慎用或禁用，以免诱发或加重尿潴留。如抗胆碱类的阿托品、山莨菪碱等，抗过敏的氯雷他定等，抗抑郁的丙咪嗪等，以及含有麻黄的中成药或汤剂。必要时应在专科医师的指导下使用，以减少合并用药对 BPH 患者的影响。

3. 尿潴留需要进行导尿的患者，必须严格执行规范操作。保留导尿管患者，应保持会阴部清洁卫生，鼓励患者多饮水，每 4 小时开放 1 次。当患者能自动解出小便时，尽快拔除尿管。

【复习思考题】

中医有哪些外治疗法可用于治疗良性前列腺增生症？

# 第三节　男性不育症

男性不育症（male infertility，MI）是指夫妇有规律性生活 1 年以上，未采取任何避孕措施，由于男方因素造成女方无法自然受孕的病症。男性不育症病因复杂，通常由多种因素共同引起，遗传因素、职业因素、环境因素和不良习惯均可通过损伤男性生殖器官、影响内分泌功能、异化精液指标等因素造成男性不育，在不育夫妇中，存在精液异常的不育症夫妇占比约 50%。本病根据发病过程可分为原发性不育症和继发性不育症，一般病程较长，影响预后的原因繁多且相对复杂。

导致男性不育症的疾病主要包括少精子症、弱精子症、无精子症、死精症、少精液症、精液液化异常、脓精症、畸精症、免疫性不育等。本病属于中医学"无子""艰嗣""精少""绝育"等范畴。

## 一、病因病机

中医学认为不育症与肾、心、肝、脾等脏腑相关，《素问·上古天真论》云："二八，肾气盛，天癸至，精气溢泻，阴阳和，故能有子。"说明本病与肾关系最为密切，大多以精少、精弱、死精、无精、精稠、阳痿及不射精等症状引起。

### 1. 肾虚

若禀赋不足，肾气虚弱，命门火衰，可致阳痿不举，甚至阳气内虚，无力射出精液；先天禀赋不足或房事不节，以致肾精亏损，可见腰膝酸软，精液清稀，精少精弱；元阴不足或病久伤阴，阴虚火旺，相火偏亢，五心烦热，出现精液量少、液化不良、早泄遗精等症状，均可导致不育。

### 2. 脾胃虚弱

素嗜肥甘滋腻、辛辣炙煿之品，损伤脾胃，脾失健运，水液停滞不化，则致食少纳呆，胸闷脘痞，面色萎黄，致食少纳呆，精液量多，精子偏少、活动力差。脾虚痰湿内生，致使脘腹痞闷，肢体困重，头胀眩晕，精液稠厚，液化不良，出现精弱或死精。痰湿郁久化热，阻遏命门之火，可致阳痿、死精、黏稠不化等而造成不育。

### 3. 气血两虚

思虑过度、劳倦伤心而致心气不足，心血亏耗；大病久病之后，元气大伤，气血两虚，血虚不能化生精液而精少精弱，甚或无精，亦可引起不育。

### 4. 肝郁气滞

情志不舒，郁怒伤肝，肝气郁结，疏泄无权，可致宗筋痿而不举，或气郁化火，肝火热盛，灼伤肾水，肝木失养，宗筋拘急，精窍之道被阻，或见精液黏滞，亦可影响生育。

### 5. 气滞血瘀

情志内伤，抑郁不遂，气机阻滞，而致血瘀，二者亦互为因果，致使病情加重，出现少腹睾丸疼痛坠胀，或睾丸发育不良导致的精子畸形，或因精道瘀阻而出现无精等，均可造成不育。

## 二、临床表现

本病根据病因和病变范围的不同，临床表现可有不同的类型。

**1. 少精子症**

少精症，亦称精子减少症或精子稀薄症，WHO 称"少精子症"，其诊断标准是精子密度低于 $20×10^6/mL$，和（或）一次射精总的精子数低于 $40×10^6/mL$。因精子数减少而致男性不育的发病率较高，是男性不育的主要原因之一。精子密度与生育能力一般呈正相关，但临床上还应根据精液的其他检测值综合分析。本病属于中医学的"精少""精清""精薄"等范畴，属虚劳范畴，多因先天不足；或房劳太过，损伤肾精；或大病久病，气血两亏，肾精化源亏乏，最终导致肾精不足而成本病。

**2. 弱精子症**

弱精症即精子活力低下。对于精子活力的评价，WHO 正常标准：A 级（快速首线运动）达到 25% 以上，或 A 级加 B 级（慢速直线运动）之和大于 50%。精子活力低下指 A 级精子少于 25% 或 A 级加 B 级少于 50%。精子活力低下所致的不育占 60% ～ 80%，从病程上可分为原发性弱精子症和继发性弱精子症，从病因可分为单纯型弱精子症和伴有其他精液异常的弱精子症，本病也是男性不育的主要原因之一。本病属于中医学的"精寒""精冷"等范畴，多因先天禀赋不足，或久病体虚，或房劳过度，以致肾阳亏虚，肾精不足，气血亏虚；或因嗜食肥甘，湿热内蕴，下注肝经而成。

**3. 少精液症**

人体正常精液量为 2 ～ 6mL，少于 0.5mL 称为无精液症，大于 0.5mL 但少于 2mL 称为少精液症。少精液症属于中医学的"精少""精清""精稀"等范畴，历代医家对精子质量病变已有相当的认识。《诸病源候论·虚劳精少候》曰："肾主骨髓，而藏于精，虚劳肾气虚弱，故精液少也。"《辨证录·种嗣门》亦云："男子有泄精之时，具有一二点之精，此种之人，亦不能生子。"

**4. 精液液化异常**

正常情况下，精液排出体外 15 ～ 20 分钟后即开始液化，若超过 60 分钟仍不能化者，则称为精液不液化。精液不液化是男性不育症的常见病因之一，因精液不液化而致男性不育的发生率为 2.51% ～ 42.65%。由于精液凝固不化，使精子发生凝集或制动，减缓或抑制了精子的正常运动，使其不能通过宫颈而致不育。临床上确诊精液不液化的依据主要是精液液化时间和精液的黏稠度。本病属于中医学的"淋浊""精寒""精热"等范畴。精液的正常液化有赖于阳气的气化作用，精液为肾所属，故与肾的气化功能有直接的关系。凡阳不足，肾之阴阳失调，湿热之邪或寒凝血瘀阻遏气机，均可导致气化失常，进而出现精液不液化。中医辨证精液液化异常有虚有实，治疗的关键在于使肾之阴阳平衡，恢复其气化功能。

**5. 脓精症**

正常情况下，精液中无脓细胞，白细胞计数小于 5 个 / 高倍视野。不育患者精液检查发现脓细胞，且白细胞大于 5 个 / 高倍视野者，称为脓精症或精液白细胞过多症。本病属于中医学的"淋证""精浊""赤白浊"等范畴，感受湿、热、毒邪是主要病因，基本病机为湿热积毒侵袭精室，化腐成脓而致脓精，治疗当清热利湿，解毒排脓。脓精症是男性不育症患者中常见的一种病症，与泌尿生殖系统的感染有关，大多是生殖系统炎症引起，其中较为常见的是急、慢性前列腺炎。

### 6. 死精症

死精症指精子成活率降低，精液中无活动精子或死亡精子超过 40% 的病症，属于中医学的"无子""绝孕""不育"等范畴。中医学认为本病的病因病机是肾气不足、气滞血瘀、湿热蕴结及相火亢盛导致生殖之精失养，治疗以补肾养阴、理气活血、清热利湿为主。西医学认为引起死精症的原因除生精功能障碍外，还与精子所处的微环境异常，如附属性腺炎症、精索静脉曲张、营养不良、微量元素失调有关。

### 7. 畸精症

畸精症指精液中异常形态精子数超过 20%，是精子质量异常的一种病变，属于中医学的"精冷""精清"等范畴。畸精症的发病多责之于肾，或肾阳亏虚，或肾阴不足，阴虚火旺，还可因湿热瘀阻为患，治疗当分虚实，补肾祛邪。

### 8. 无精子症

无精子症是指连续 3 次以上实验室检查，精液中均未检出精子，是导致男性不育的主要原因之一。中医文献中无此病名，究其证候，多属"精气清冷""无子""无嗣"等范畴。中医学认为精气清冷首先责之于肾，精道不通应责之于肝。病机为肾精亏虚或生殖之精难生，精道阻塞，精阻难出，治疗当补肾生精，疏肝活血通络。无精子症是男性不育中最严重的一种，发病率约占不育患者的 10%。无精子症病因复杂，分真、假两种，真性无精子症是睾丸生精细胞萎缩退化，不能产生精子；假性无精子症是睾丸能生成精子，但因输精管道阻塞不能排出体外，故检查不出精子，也不能使女方受孕，应对症治疗。

### 9. 免疫性不育

免疫性不育是由男性自身免疫系统对抗精子的自身免疫反应所引起的不育症。本病病位主要在肝、肾，其次在肺、脾，病因之本为体虚，标为湿热瘀血或损伤，病机为正虚邪实，治疗宜扶正祛邪，以补益肝肾、清热利湿、活血化瘀为法。西医学常用的治疗方法有免疫抑制疗法、辅助生殖技术等。

## 三、鉴别诊断

男性不育的原因比较复杂，本病须与不射精症相鉴别：二者均出现不育，但男性不育症存在精液异常，不射精症是指阴茎勃起正常，但性交过程中不能射精，有功能性不射精和器质性不射精两种。前者多见于性知识缺乏、心理因素如新婚时的紧张，或由纵欲过度造成，后者常见于神经系统的病变与损伤。

## 四、中医治疗

中医治疗男性不育症的原则是以辨证施治为纲，注重调整脏腑之阴阳，其中应以调整肾之阴阳为主，补充肾之精气，疏通精道。虚证以补肾为主，兼顾肝脾，实证则以疏导为主，虚实夹杂者当攻补兼施，灵活变通。

（一）辨证论治

**1. 肾阳虚衰证**

【证候】主症：性欲减退，阳痿早泄，精子数少、成活率低、活动力弱，或射精无力。**次症**：腰腿酸软，疲乏无力，小便清长。**舌脉**：舌质淡，苔薄白，脉沉细。

【治法】温补肾阳，益肾填精。

【方药】金匮肾气丸合五子衍宗丸或羊睾丸汤加减。

【中成药】生精胶囊、龙鹿胶囊、复方玄驹胶囊、右归丸、龟龄集。

**2. 肾精亏损证**

【证候】主症：精液量多小于 1.5mL，且精液清稀；腰膝酸软，神疲肢倦，性功能减退。**次症**：健忘恍惚，头晕耳鸣。**舌脉**：舌淡苔薄，脉细。

【治法】补肾填精。

【方药】五子衍宗丸。

【中成药】五子衍宗丸。

**3. 肾阴亏虚证**

【证候】主症：精液量少，精子数少，液化不良，畸形精子较多等；腰膝酸软，五心烦热，潮热盗汗，咽燥口干。**次症**：头晕耳鸣，形体消瘦，面色潮红，早泄遗精，阳强易举，性欲强。**舌脉**：舌红少苔，脉细数或沉细。

【治法】滋补肾阴，益精养血。

【方药】左归丸合五子衍宗丸。

【中成药】知柏地黄丸、大补阴丸、河车大造丸。

**4. 肝郁气滞证**

【证候】主症：性欲低下，阳痿不举，或性交时不能射精，精子稀少、活力下降。**次症**：精神抑郁，两胁胀痛，嗳气泛酸。**舌脉**：舌质暗，苔薄，脉弦细。

【治法】疏肝解郁，温肾益精。

【方药】柴胡疏肝散合五子衍宗丸。

【中成药】疏肝益阳胶囊、逍遥丸/颗粒。

**5. 脾虚湿盛证**

【证候】主症：精液量多，食少纳呆，体倦乏力，大便溏。**次症**：胸脘痞闷，面色萎黄无华，形体胖。**舌脉**：舌淡胖，边有齿印，苔薄白，脉细弱或濡。

【治法】健脾和胃，益精通窍。

【方药】补中益气丸。

【中成药】补中益气颗粒/丸。

**6. 湿热下注证**

【证候】主症：阳事不兴或勃起不坚，精液黏稠、量多、色黄、味臭，精子数少或死精子较多，小便短赤，阴囊潮湿。**次症**：口干而苦，小腹急满，小便短赤。**舌脉**：舌苔薄黄，脉弦滑或滑数。

【治法】清热利湿，通精开窍。

【方药】程氏萆薢分清饮。

【中成药】宁泌泰胶囊、龙胆泻肝丸、八正片。

**7. 气血两虚证**

【证候】**主症**：性欲减退，阳事不兴，或精子数少、成活率低、活动力弱。**次症**：神疲倦怠，面色无华。**舌脉**：舌质淡，苔薄白，脉沉细无力。

【治法】补益气血，益肾固精。

【方药】十全大补汤。

【中成药】归脾丸、卫生培元丸、十全大补丸。

**8. 气滞血瘀证**

【证候】**主症**：精子偏少，或因精道瘀阻而出现无精子；或睾丸发育不良，则畸形精子多；少腹隐痛，睾丸坠胀疼痛。**次症**：胸胁胀满，烦躁易怒，可有阳痿或不射精。**舌脉**：舌质暗红，边尖有瘀斑、瘀点，苔薄白或少津，脉涩。

【治法】疏肝理气，活血祛瘀。

【方药】桃红四物汤合五子衍宗丸。

【中成药】血府逐瘀颗粒／胶囊。

（二）其他疗法

**1. 针灸疗法**

无精子症，经辨证为肾阳虚衰者，取穴命门和肾俞，腰阳关和三阴交，两组交替使用，隔天治疗一次，每次艾灸5壮。

死精子症，取穴气海、三阴交，或命门、地机，两组交替使用，毫针补法或平补平泻法，隔天治疗一次，每次留针15分钟，留针期间行针1次，18次为一个疗程。

**2. 药膳食疗**

鳖肉银耳汤：鳖1只，银耳15g，盐、姜适量。将鳖宰杀洗净，切块；银耳水发，与鳖肉、姜同炖，熟后加盐调味。食鳖肉、银耳并饮汤，每日1剂，连用5～7天，能滋阴降火。适用于精液不液化所致的不育症。

## 五、预防调护

1. 提倡进行婚前教育，宣传生殖生理方面的有关知识，科学指导青年男女正确认识两性关系，使夫妻和睦，性生活和谐。

2. 不嗜烟酒，不食棉籽油。

3. 消除有害因素的影响，对接触放射线、有毒物品或因高温环境而致不育者，可适当调动工作。

4. 纠正不良生活方式，如久坐、穿紧身裤、长途骑车等，应合理锻炼。

5. 性生活适度。性交不要过频，也不宜相隔时间太长，否则可能影响精子质量。如果能利用女方排卵时间进行性交，往往可以提高受孕机会。

【复习思考题】

试述中医对男性不育症发生的基本认识。

# 第四节 阳痿

阳痿，即勃起功能障碍（erectile dysfunction，ED），是指性成熟男性在有性需求的前提下，性交时不能勃起，或勃起不坚，或勃起不能维持，或勃起能维持但无法在阴道内完成射精，导致不能进行正常性生活的病症。阳痿是男性性功能障碍中最为常见的疾病，属于中医学"不起""阴痿""筋痿""阴器不用"等范畴。阳痿根据发生的时间可以分为原发性阳痿和继发性阳痿，根据勃起的程度可以分为完全性阳痿和不完全性阳痿。

## 一、病因病机

阳痿的病因复杂，主要包括先天禀赋不足、后天耗伤过度、长期精神紧张、饮食不节，阻遏阳道，致阳气不布，宗筋弛痿。病位主要在肝肾，并与脾、胃、心关系密切。

### 1. 命门火衰

《济生方》曰："五劳七伤，真阳衰惫……阳事不举。"《景岳全书》认为："火衰者十居七八，而火盛者仅有之耳。""凡男子阳痿不起，多由命门火衰，精气虚冷。"阳痿常因先天禀赋不足，或素体命火衰微，或房事不节，阴损及阳而致。

### 2. 肝气郁结

肝主筋，阴器为宗筋之汇。若情志不遂，忧思郁怒，肝失疏泄条达，不能疏通气血而畅达前阴，则宗筋所聚无能，如《杂病源流犀烛·前阴后阴病源流》说："又有失志之人，抑郁伤肝，肝木不能疏达，亦致阴痿不起。"

### 3. 肾精亏损

《类证治裁》曰："伤于内则不起，故阳之痿多由色欲竭精，斫丧太过。"先天禀赋不足，少年误犯手淫，青壮年恣情纵欲，或久病损伤肾精，肾精亏虚，可使宗筋失养而成痿。

### 4. 心脾两虚

胃为水谷气血之源，若忧愁思虑不解，饮食不调，损伤心脾，气血生化无源，病及阳明冲脉，致气血两虚，宗筋失养，而成阳痿。《景岳全书·阳痿》说："凡思虑焦劳忧郁太过者，多致阳痿。盖阴阳总宗筋之会，会于气街，而阳明为之长，此宗筋为精血之孔道，而精血实宗筋之化源。若以忧思太过，抑损心脾，则病及阳明冲脉，而水谷气血之海，必有所亏，气血亏而阳道斯不振矣。"

### 5. 瘀血阻滞

《阳痿论》曰："跌仆则血妄行，每有淤滞精窍，真阳之气难达阴茎，势遂不举。"跌打击仆，外伤手术，或新婚强力入房损伤前阴，伤及脉络，瘀血阻滞，阳气不达阴茎，血不养茎而痿。

### 6. 湿热下注

过食醇酒厚味，脾胃运化失常，聚湿生热，湿热下注，气血不荣宗筋，乃成阳痿；或交合不畅，致使湿热毒邪盘踞肝脉，体内湿热困阻，经脉失畅，致其弛纵，发而成痿；或久居湿地，湿热外侵，蕴结肝经，下注宗筋，发为阳痿。

### 7. 七情所伤

《医镜》曰："阳痿有因志意不遂所致者。"卒受惊恐，突遭不测，心肾受伤，茎失所主，致萎软不用；忧思气结，伤及脾胃，精微不布，致宗筋失养，亦发阳痿。《景岳全书·阳痿》云："凡思虑、焦劳、忧郁太过者，多致阳痿。"忧郁不舒，哀愁缠绵，情志不遂，致肝失调达，疏泄不利，气机不畅，阳气不伸，宗筋弛缓，则病阳痿。

## 二、临床表现

阳痿一般表现为勃而不起、起而不坚、坚而不久、久而不用，最终导致患者无法正常完成性交。生理情况下，阴茎的勃起是在神经、血管、内分泌、阴茎海绵体及心理等因素协同配合下完成的一种复杂血管活动，其中任一因素的异常均可导致阳痿。根据病因可将阳痿分为三类：器质性阳痿、心理性阳痿及混合性阳痿。器质性阳痿表现为阴茎在任何时候都不能正常勃起，而心理性阳痿和混合性阳痿多表现为只在性生活时不能勃起，或在兴奋时不能勃起，或在进入阴道后松弛。

## 三、鉴别诊断

### 1. 早泄

二者均有阴茎萎软不用的特点。早泄之阴茎萎软是阴茎能正常勃起，过早泄精后萎软不用。阳痿则是阴茎始终不能正常勃起或勃起不坚，坚而不用，且一般不射精。早泄病久不愈，往往会导致阳痿。

### 2. 假性阳痿

假性阳痿是指男性在疲劳、心情压抑及某些药物的作用下可出现阴茎不能勃起，此为生理性或药物性的正常现象，易被误认为阳痿，一般在充分休息或药物代谢后可自行缓解。阳痿则是病程在 1 个月以上，无法自行缓解，且无法正常完成性交。

### 3. 阳缩

阳缩为突然发病，以阴茎内缩抽痛，伴少腹拘急，疼痛剧烈，畏寒肢冷为特征，可影响性交。阳痿的特点是阴茎痿软，不能勃起，无阴茎内缩、疼痛等症状。

## 四、中医治疗

阳痿的病因病机比较复杂，但总与肝、肾、心、脾、胃功能失调密切相关。其理归根结底，乃阳道不兴，功能失用之故，其基本病理变化多为肝郁、肾虚、瘀血。实证者，肝郁宜疏通，湿热应清利，瘀滞当通络；虚证者，命门火衰宜温补，综合养精，阴虚火旺应滋补，综合填精，心脾血虚当调养气血，佐以温补开郁；虚实夹杂者，须标本兼顾。

（一）辨证论治

#### 1. 命门火衰证

【证候】**主症**：阴茎不举或举而不坚，性欲低下，精液清冷。**次症**：面色苍白，腰膝发冷，四肢欠温，可伴有胡须减少，便溏。**舌脉**：舌淡，苔薄白，脉沉细。

【治法】温补肾阳。

【方药】右归丸。

【中成药】复方玄驹胶囊、右归丸/胶囊、金匮肾气丸、赞育丹、龟龄集。

**2. 肾精亏虚证**

【证候】**主症**：阴茎勃起不坚，夜勃、晨勃减少，精液量少偏稀。**次症**：眩晕耳鸣，腰膝酸软，性功能减退，神疲健忘。**舌脉**：舌淡，苔少，脉沉细。

【治法】补肾填精。

【方药】五子衍宗丸。

【中成药】龟龄集、五子衍宗丸。

**3. 肾阴亏虚证**

【证候】**主症**：阳事不举，或举而不坚，多由正常而逐渐不举，最终痿软不起。**次症**：腰膝酸软，眩晕耳鸣，失眠多梦，遗精，形体消瘦。**舌脉**：舌红少津，脉细数。

【治法】滋阴补肾。

【方药】左归丸或二地鳖甲煎。

【中成药】左归丸、知柏地黄丸。

**4. 心脾两虚证**

【证候】**主症**：阴茎不举，或坚而不久，性欲减少。**次症**：神疲乏力，心悸自汗，纳少，肢体倦怠，少气懒言，面色萎黄或淡白。**舌脉**：舌淡，苔薄白，脉细弱。

【治法】健脾养心。

【方药】归脾汤。

【中成药】归脾丸/颗粒/胶囊。

**5. 肝气郁结证**

【证候】**主症**：阴茎萎软不起，抑郁不舒，多愁善感。**次症**：可有失眠多梦，伴性欲减退，甚至畏惧同房，胸闷不舒，少腹胀痛。**舌脉**：舌暗红，苔薄白，脉弦细。

【治法】疏肝解郁。

【方药】逍遥散。

【中成药】疏肝益阳胶囊、逍遥丸/颗粒。

**6. 血脉瘀滞证**

【证候】**主症**：阴茎不举，伴勃起有胀痛、刺痛感。**次症**：口渴不喜饮，少腹、会阴、腰骶部疼痛，睾丸、阴茎根部坠胀不适。**舌脉**：舌紫暗，可伴有瘀点，脉涩。

【治法】活血化瘀，通络振痿。

【方药】少腹逐瘀汤。

【中成药】少腹逐瘀颗粒。

**7. 湿热下注证**

【证候】**主症**：阳事不举，或易举而不坚。**次症**：胸胁胀痛灼热，阴部潮湿臊臭，双腿酸重，体困乏力。**舌脉**：舌红，苔黄腻，脉滑数或沉滑。

【治法】清热利湿，解困宗筋。

【方药】龙胆泻肝汤。

【中成药】龙胆泻肝丸/颗粒。

**8. 脾虚胃弱证**

【证候】**主症**：临房阴茎举而不坚。**次症**：纳食减少，脘腹饱闷，身体倦怠，四肢乏力，面色萎黄。**舌脉**：舌淡，苔薄，脉沉弱。

【治法】补脾益胃。

【方药】参苓白术散。

【中成药】参苓白术颗粒、补中益气丸。

（二）其他疗法

**1. 针刺疗法**

选关元、中极、太溪、次髎、肾俞、命门、三阴交等，毫针补法或平补平泻法。中极穴针尖向下斜刺，力求针感向前阴传导。次髎以 65°角朝向耻骨联合深刺，力求针感向前阴传导。

**2. 中药外治法**

（1）露蜂房适量烧灰，临卧时加水涂敷阴茎。

（2）肾虚者，用蛇床子、韭菜子、淫羊藿、蜂房各等量，煎水候温浸泡阴茎，每晚 1 次，每次 15 ～ 20 分钟。

（3）湿热者，用蛇床子、千里光、土茯苓、苦参、马鞭草适量，煎水候温浸洗阴茎，每晚 1 次，每次 10 ～ 15 分钟。

**3. 穴位注射**

鹿茸精注射液 4mL，注入气海、关元、中极、曲骨、足三里（双）各 0.5mL，命门 1mL，隔日 1 次。也可用维生素 $B_1$ 50mg 或丙酸睾酮 5mg，轮流注射关元、中极、肾俞，每隔 2 ～ 3 天 1 次。

## 五、预防调护

1. 控制性欲，切忌恣情纵欲，房事过频，手淫过度，以防精气虚损，命门火衰，导致阳痿。宜清心寡欲，摒除杂念，怡情养心。

2. 饮食有节，起居有常，不可过量饮酒或过食肥甘，以免酿成此患。

3. 学习必要的性知识，养成正确的世界观，客观看待性的生理功能，减轻对房事的焦虑心理，消除不必要的思想顾虑。

4. 提前治疗易造成阳痿的原发病，切忌讳疾忌医，隐瞒病情，贻误治疗时机。慎用对性功能有抑制作用的药物。

5. 情绪低落、焦虑惊恐是阳痿的重要诱因。精神抑郁是阳痿患者难以治愈的主要因素。调畅情志、愉悦心情、防止精神紧张是预防及调护阳痿的重要环节。

6. 嘱女方体贴、谅解男方，不可指责或轻视男方。使患者在温暖的气氛中增强信心，帮助男方树立战胜疾病的勇气，有益于精神调养和疾病的康复。

【复习思考题】

简述阳痿与早泄的鉴别要点。

# 第五节　早泄

早泄（premature ejaculation，PE）是指射精潜伏期较短，缺乏射精控制能力，出现"未交则泄"或"乍交则泄"，导致伴侣双方无法进行正常性行为，是男子性功能障碍的常见病证，多与遗精、阳痿相伴出现。中医学认为本病属"鸡精""溢精""见花谢"等范畴，西医又称为射精过早症。《素问•六节藏象论》曰："肾者，封藏之本，精之处也。"指出精之闭藏在肾。元•朱丹溪进一步指出："主闭藏者，肾也；司疏泄者，肝也。二脏皆有相火，而其系上属于心。心君火也，为物所感则易动，心动则相火易动，动则精自走。"由此可见，肾主藏精，肝主疏泄，心主神明，三脏共司精关之开阖，与精液的闭藏和施泄密切相关。西医学将本病分为原发性早泄和继发性早泄两大类。

## 一、病因病机

早泄多由素体亏虚，情志内伤，湿热侵袭，纵欲过度，久病体虚所致。其基本病理是精关约束无权，精液封藏失职。本病的发生以肾为要，与心、肝、脾关系密切，病理性质为虚多实少，虚实夹杂证候亦在临床上常见。早泄的病因病机主要包括以下几个方面。

**1. 肾失封藏**

禀赋不足，遗精日久，或恣情纵欲，房事不节，或少年未婚，频繁手淫，以致肾气虚衰，封藏失固，而致早泄。

**2. 劳伤心脾**

劳倦伤神，思虑伤脾，思虑劳倦，致使心脾两虚。心阴不足，引动相火，扰动精室，使精关过早开启而提前泄精。脾伤化源不足，肾气失充，精气不固而见早泄。

**3. 阴虚火旺**

房事不节，色欲过度，或频犯手淫，揭其明精。欲念无穷，阴精暗耗，肾阴不足，阴亏火旺，相火妄动，精室受扰，固摄无权，则发早泄。

**4. 湿热下注**

平素抑郁或郁怒伤肝，日久化热，湿热蕴络，下注阴器，疏泄失常，约束无能，则易出现早泄。或饮食不节，过食肥甘厚腻，湿热内生，相火妄动，扰乱精室，精不守舍，故而早泄。

**5. 七情所伤**

突遇惊恐或交合时恐惧受惊，损伤肾气，恐则气下，惊则气乱，忧思气结，气机逆乱，精关不固，以致早泄。

## 二、临床表现

中医描述早泄症状为未交先泄，或乍交即泄。西医认为早泄的定义应包括以下3点：①射精总是或者几乎总是发生在阴茎插入阴道1分钟以内；②不能在阴茎全部或者几乎全部进入阴道后延迟射精；③消极的个人精神心理因素，比如苦恼、忧虑、挫折感或逃避性活动等。

此外，还有两种特殊早泄综合征。

自然变异早泄的临床特征是：①无规律地射精过早；②延迟射精能力低下，在射精即将来临时抑制射精的能力降低或消失；③在延迟射精能力降低的同时，伴有射精潜伏期缩短。

早泄样射精功能障碍的临床特征是：①性交时主观感受发生射精过快和射精缺乏控制；②实际阴道内射精潜伏期在正常范围；③延迟射精能力低下，在射精即将来临时抑制射精的能力降低或消失；④射精过快或射精缺乏控制造成的心理障碍不能诊断为其他心理疾病。

## 三、鉴别诊断

### 1. 阳痿

二者均有阴茎萎软不用的特点。但早泄之阴茎萎软，是阴茎能正常勃起，过早泄精后萎软不用；阳痿则是阴茎始终不能正常勃起或勃起不坚，坚而不用，且一般不射精。早泄病久不愈往往会导致阳痿。

### 2. 遗精

二者均有泄精的特点。但遗精是精液在无性交状态下的无意识遗泄，一般可正常性交；早泄则是阴茎刚插入阴道或尚未插入阴道即射精，不能正常完成性交。早泄多伴有遗精病史，而遗精者很少有早泄病史，早泄多是遗精进一步发展的结果。

## 四、中医治疗

本病的治疗原则以固摄精关为要。治疗早泄，须辨虚实、明脏腑、审寒热、分阴阳。早期、湿热、年轻健壮者多属实证，多用泄法，以清利为主。早泄日久、久病体虚、年老体弱者多属虚证，当以补虚固精为主。根据不同病机，采取"虚则补之，实则泻之""男女双方同治""坚持两个配合"的治则。治疗早泄，须在辨证论治的框架下明辨病机，顾护阴阳，同时注重心理辅导，给予性生活指导，取得女方的配合，并适当应用性行为疗法。

### （一）辨证论治

#### 1. 肾气不固证

【证候】主症：未交即泄，或乍交即泄，性欲减退。次症：腰膝酸软或疼痛，夜尿多，小便清长或不利，面色无华。舌脉：舌淡，苔薄白，脉沉弱或细弱。

【治法】补肾固精。

【方药】金匮肾气汤加减。

【中成药】锁阳固精丸、金匮肾气丸、五子衍宗丸、金锁固精丸、龟龄集。

#### 2. 心脾两虚证

【证候】主症：行房早泄，性欲减退。次症：四肢倦怠，气短乏力，食少纳呆，腹胀便溏。心悸寐差，多梦健忘。舌脉：舌淡，苔薄白，舌边有齿印，脉细。

【治法】健脾养心，安神摄精。

【方药】归脾汤加减。

【中成药】归脾丸、健脾生血片、补中益气丸、天王补心丹。

#### 3. 阴虚火旺证

【证候】主症：阳事易举，甫交即泄，或未交即泄。次症：五心烦热，潮热，盗汗，腰膝酸软。**舌脉：**舌红，少苔，脉细数。

【**治法**】滋阴降火，补肾涩精。

【**方药**】知柏地黄汤加减。

【**中成药**】知柏地黄丸、六味地黄丸。

**4. 肝经湿热证**

【**证候**】**主症：**交则早泄，性欲亢进。**次症：**烦闷易怒，口苦咽干，阴囊湿痒，小便黄赤。**舌脉：**舌红，苔黄腻，脉弦滑或弦数。

【**治法**】清肝泻火，利湿泄浊。

【**方药**】龙胆泻肝汤加减。

【**中成药**】龙胆泻肝丸、四妙丸、八正颗粒、丹栀逍遥散。

**5. 心肾不交证**

【**证候**】**主症：**阳事易举，早泄或梦遗。**次症：**头晕耳鸣，潮热盗汗，咽干口燥，健忘，腰酸腿软，心烦不寐。**舌脉：**舌红少苔，脉细数。

【**治法**】交通心肾，潜阳固精。

【**方药**】交济汤或黄连阿胶汤加减。

【**中成药**】交泰丸、天王补心丹。

（二）其他疗法

**1. 针灸疗法**

取穴 2 组：第 1 组为气海、关元、中极、三阴交，第 2 组为肾俞、气海、关元、会阳穴。2 组穴位交替使用，每日或者隔日 1 次。一般用平补平泻手法，每次留针 20 ～ 30 分钟，15 次为 1 个疗程。虚象明显者用补法，气滞血瘀或者湿热较重者用泻法。也可以配合艾灸疗法。

**2. 中药外治**

（1）丁香、细辛各 20g，浸泡于 95% 乙醇 100mL 中 15 天，过滤取汁。性交前涂擦龟头 1 ～ 3 分钟。10 次为 1 个疗程。

（2）五倍子 10g、石榴皮 15g、细辛 10g，水煎，性交前温洗前阴并揉擦阴茎和龟头。

**3. 推拿与牵引治疗**

有研究表明部分患者的早泄与中央型椎间盘突出有一定的相关性，因此，对于影像学确诊有椎间盘突出症的患者，可选择推拿或腰椎牵引，隔天 1 次，每次 30 分钟，15 次为 1 个疗程。

**4. 行为疗法**

常用的行为疗法有改变性交时间、性交间歇刺激法、性感集中训练法、提高性刺激耐受性、挤捏法、落水冲击法等。古代房中学提出的九浅一深、浅纳徐动等方法，是在性交的同时进行耐受性训练，对延缓射精有较好帮助，若应用得当，可以逐步建立射精控制力。

**5. 心理治疗**

早泄常伴随焦虑、抑郁等心理障碍。可传授患者射精生理学方面的知识，增进重建射精反射的信心，掌握性生活的规律，避免早泄的发生。

## 五、预防调护

**1. 学习性知识，正确认识早泄**

夫妻双方要正确地学习掌握有关性的知识，了解男女之间性反应的生理性差异，消除误会，勿把新婚、未婚、久旷房事出现射精过快归于早泄，正确对待性的自然生理功能，减少对房事的焦虑。同时需适当掌握性生活中必要的性技巧，动停结合等技巧有助于延缓射精潜伏时间。

**2. 改善夫妻关系，保持心情舒畅**

偶然出现早泄，女方理应安慰、谅解、关怀男方，温柔体贴地帮助男方克服恐惧、紧张、内疚心理，切忌埋怨、责怪男方。同时处理协调好人际关系、家庭关系以及夫妻关系，保持心情舒畅。

**3. 切勿恣情纵欲，性生活适度**

避免色情放纵，情思过度，克服过度手淫的不良习惯，做到房事有节，使性中枢和性器官得到调节和休息。科学应对早泄、疲劳状态下的射精过快，注意劳逸结合，有利于提高射精控制力。

**4. 生活起居有常，饮食有节**

保持生活规律，勤加锻炼，增强体质，提高整体功能。不可以酒为浆，过食肥甘辛辣食物，以免湿热内生，加重病情。

**5. 积极治疗疾病，避免早泄发生**

积极治疗可能引起早泄的全身性疾病和生殖性疾病，切忌隐瞒病情，耽误治疗时机。同时，重视性伴侣在诊疗中的价值，性伴侣的准备、阴道内及全身的反应也是影响男性射精快慢的重要因素。


【复习思考题】

试述早泄的中医治疗原则。

# 第十六章　骨科疾病

## 第一节　颈椎病

颈椎病（cervical spondylosis）是指颈椎骨质增生、颈项韧带钙化、颈椎间盘萎缩退化等改变，刺激或压迫颈部神经、脊髓、血管而产生一系列症状和体征的综合征。本病好发于40～60岁的成人，男多于女。我国有7%～10%的人患有颈椎病，近年来颈椎病发病有年轻化的趋势。中医古籍中没有颈椎病的提法，其相关症状散见于"痹证""痿证""项强""眩晕"等论述。

扫一扫，查阅本章数字资源，含PPT、音视频、图片等

### 一、病因病机

颈椎病常见的基本类型有颈型、神经根型、脊髓型、椎动脉型、交感神经型以及混合型。

**1. 先天不足**

骨骼发育不良，椎管发育狭窄，成为颈椎病的发病基础。

**2. 慢性劳损**

长期从事伏案工作，引起颈椎关节囊韧带松弛，加速颈椎退变。

**3. 颈椎退变**

椎间盘退变，髓核含水量下降，纤维环软骨板变性，周围肌肉、韧带退变失衡，进而诱发小关节应力变化等，导致骨质增生、椎间隙狭窄，尤其以下位颈椎5、6为好发部位。

**4. 急性外伤**

急性颈椎损伤造成颈椎或椎间盘的损害，进一步诱发颈椎病。

**5. 风寒湿邪**

人过中年，肾精渐虚，筋骨失于濡养，风寒湿邪侵袭，痹阻经络，气滞血瘀，引发酸痛不仁等症状。

**6. 痰湿阻络**

脾虚湿盛，化痰化浊，阻滞经络，见头晕眼胀，耳鸣恶心，多汗心悸，颈椎体位改变加重，久则肢体萎废，步履蹒跚，容易跌倒。

### 二、临床表现

颈型颈椎病具有颈痛症状以及颈部压痛点。神经根型颈椎病具有神经根性分布的麻木疼痛症状，臂丛神经牵拉阳性。椎动脉型具有颈性眩晕，伴有猝倒史及交感神经症状。脊髓型伴

有脊髓损伤症状。

### 三、鉴别诊断

**1. 周围神经卡压综合征**

周围神经卡压综合征包括胸廓出口综合征、肘管综合征和尺管综合征等。这些综合征的发生均有局部的骨性和纤维性嵌压神经的因素，凭借仔细体检和影像学分析及肌电图（EMG）可以确定。

**2. 肌萎缩侧索硬化症**

肌萎缩侧索硬化症多见于 40 岁左右患者，发病突然，病情进展迅速，常以上肢运动改变为主要症状，一般有肌力减弱，但无感觉障碍。肌萎缩以手内在肌明显，并由远端向近端发展，出现肩部和颈部肌肉萎缩，而颈椎病罕有肩部肌肉萎缩，故应检查胸锁乳突肌和舌肌。肌电图 (EMG) 示胸锁乳突肌和舌肌出现自发电位。

**3. 脊髓空洞症**

脊髓空洞症多见于青壮年，患者常有感觉分离现象，呈痛、温觉消失，触觉及深感觉存在。因关节神经营养障碍，无疼痛感觉，出现关节骨质破坏，称为 Charcot 关节 ( 神经性、创伤性关节炎 )。MRI 示脊髓内有与脑脊液相同之异常信号区。

**4. 发作性眩晕**

发作性眩晕常发于中青年，发作时伴有耳鸣、耳聋、恶心、呕吐。眩晕发作有规律性，伴有水平性眼球震颤，缓解后可无症状。神经系统检查无异常发现。前庭功能试验不正常。

### 四、中医治疗

#### （一）辨证论治

**1. 风寒痹阻证**

【证候】**主症**：颈肩上肢部窜痛麻木，以痛为主。**次症**：头有沉重感，颈部僵硬，活动不利，恶寒畏风。**舌脉**：舌淡红，苔薄白，脉弦紧。

【治法】祛风散寒，祛湿通络。

【方药】葛根汤或羌活胜湿汤。

【中成药】葛根汤片 / 颗粒 / 合剂、颈舒颗粒、颈痛颗粒。

**2. 血瘀气滞证**

【证候】**主症**：颈部单侧局限性痛，颈根部呈电击样向肩、上臂、前臂乃至手指放射，且有麻木感，或以刺痛为主，伴有肢体麻木。**次症**：部分患者可有头晕、耳鸣、耳痛、握力减弱及肌肉萎缩，此类患者的颈部常无疼痛感觉。**舌脉**：舌质暗，脉弦。

【治法】行气活血，通络止痛。

【方药】以痛为主，用桃红四物汤；以麻木为主，用黄芪桂枝五物汤。

【中成药】颈复康颗粒、归芪活血胶囊、根痛平冲剂。

**3. 痰湿阻络证**

【证候】**主症**：头晕目眩，头重如裹，单侧颈枕部或枕顶部发作性头痛、眩晕，可见猝倒发作。常因头部活动到某一位置时诱发或加重。**次症**：四肢麻木，纳呆等。**舌脉**：舌暗红，苔厚腻，脉沉细。

【治法】祛湿化痰，通络止痛。

【方药】半夏白术天麻汤。

【中成药】半夏天麻丸、小活络丸（片）。

**4. 肝肾不足证**

【证候】**主症：**眩晕头痛，耳鸣耳聋，肌张力增高，胸腹有束带感，缓慢进行性双下肢麻木、发冷、疼痛，走路欠灵、无力，打软腿、易绊倒，不能跨越障碍物。**次症：**下肢无力、肌肉萎缩，休息时症状缓解，紧张、劳累时加重，时缓时剧，逐步加重。晚期下肢或四肢瘫痪，二便失禁或尿潴留。**舌脉：**舌红少苔，脉弦。

【治法】补益肝肾，通络止痛。

【方药】肾气丸或健步虎潜丸。

【中成药】万通筋骨片、活壮筋丸、健步丸。

**5. 气血亏虚证**

【证候】**主症：**头晕目眩，面色苍白，心悸气短，四肢麻木。**次症：**倦怠乏力。**舌脉：**舌淡，苔少，脉细弱。

【治法】益气养血，化痰通络。

【方药】黄芪桂枝五物汤。

【中成药】归脾丸（合剂）、舒筋通络颗粒。

（二）其他疗法

**1. 练功疗法**

患者可进行项前屈后伸、左右侧屈、左右旋转及前伸后缩等活动锻炼。此外，还可以进行体操、太极拳、健美操等运动锻炼。

**2. 针刺疗法**

选用后溪、束骨、外关、阳陵泉等。平衡针灸治疗，交叉取穴，无名指、小指掌指关节背侧结合部3寸毫针平刺2寸，以酸麻胀为度，每日1次，10次为1个疗程。

**3. 外敷疗法**

急性子50g，制草乌10g，制川乌10g，白芷25g，三七20g，制马钱子15g，川椒15g，冰片20g。上药与80%乙醇溶液1000mL放入干净容器内混合制成药液，使用时直接涂擦患处，并以保鲜膜覆盖。每日涂擦1～2次，连续用2～3天，休息1天，21天为1个疗程。用药后局部有明显烧灼感，这是药力通过毛孔逐渐渗透的物理反应，对皮肤无损坏。

**4. 牵引治疗**

通常用枕颌带牵引法。患者可取坐位或仰卧位牵引，牵引姿势以头部略向前倾为宜，牵引重量可逐渐增大至6～8kg，隔日或每日1次，每次30分钟。

**5. 理筋手法**

先在颈项部用点压、拿捏、弹拨、揉法、按摩等舒筋活血、和络止痛的手法，放松紧张痉挛的肌肉。然后用颈项旋扳法，患者取稍低坐位，术者站于患者的侧后方，以同侧肘弯托住患者下颌，另一手托其后枕部，嘱患者颈部放松，术者将患者头部向头顶方向牵引，随后向本侧旋转，当接近限度时，再以适当的力量使其继续旋转5～10度，闻及轻微的关节弹响声后，再行另一侧的旋扳。

### 五、预防调护

1.合理用枕，选择高度与硬度合适的枕头，保持良好睡眠体位。

2.长期伏案工作者应经常做颈项部的功能活动，以避免颈项部长时间处于某一低头姿势而发生慢性劳损。急性发作期应注意休息，以静为主，以动为辅，也可用颈围或颈托固定1～2周。慢性期以活动锻炼为主。

3.防寒保暖，避风，加强项背肌锻炼。颈椎病病程较长，症状易反复，患者往往有悲观心理和急躁情绪。因此要注意心理调护，以科学的态度向患者宣传和解释，帮助患者树立信心，配合治疗，早日康复。

【复习思考题】

颈椎病主要分为哪几型？有哪些主要临床表现？

## 第二节　腰椎间盘突出症

腰椎间盘突出症（lumbar disc herniation）是腰椎间盘发生退行性变，并在外力的作用下，纤维环破裂、髓核突出，刺激或压迫神经根而引起的以腰痛及下肢坐骨神经放射痛等症状为特征的腰腿痛疾患，亦是临床最常见的腰腿痛原因之一。两个相邻腰椎椎体之间由椎间盘相连接，椎间盘由纤维环、髓核、软骨板三个部分组成。纤维环位于椎间盘的外周，其前部紧密地附着于坚强的前纵韧带，后部最薄弱，较疏松地附着于薄弱的后纵韧带。髓核位于纤维环之内，随着年龄增长，髓核组织水分逐渐减少，变成颗粒状和脆弱易碎的退行性组织。软骨板位于椎间盘的上、下面。腰椎间盘具有很大的弹性，起着稳定脊柱、缓冲震荡等作用。腰前屈时椎间盘前方承重，髓核后移。腰后伸时椎间盘后方负重，髓核前移。腰椎间盘突出症好发于20～40岁青壮年，男性多于女性。本病属于中医学"腰腿痛""痹证"范畴。

### 一、病因病机

多数腰椎间盘突出症患者因腰扭伤或劳累而发病，少数可无明显外伤史。

**1.先天不足**

肾主骨生髓，肾中精气不足，则无以充养骨髓。两个椎体由椎间盘相连接，构成脊椎骨的负重关节，是脊柱活动的枢纽。每个椎间盘由纤维环、髓核、软骨板三个部分组成。随着年龄增长，其含水量逐渐减少，失去弹性，继之使椎间隙变窄，周围韧带松弛，或产生裂隙，腰前屈时椎间盘前方承重，髓核后移，形成腰椎间盘突出的内因。其中以腰4、5椎间盘发病率最高，腰5骶1次之。

**2.外力诱发**

弯腰搬抬重物或久坐劳损、姿势不当，使椎间盘不断遭受脊柱纵轴的挤压力、牵拉力和扭转力等外力作用，发生纤维环破裂、髓核向后侧或后外侧突出。未压迫神经根时，只有后纵韧带受刺激，而以腰痛为主。若突破后纵韧带而压迫神经根时，则以腿痛为主，出现腰痛伴一侧或双侧下肢放射性疼痛。急性损伤局部血瘀气滞，疼痛剧烈，固定不移。

**3. 肝肾亏虚**

风寒湿邪乘虚而入，腰部着凉后，引起腰肌痉挛，促使已有退行性变的椎间盘突出。坐骨神经根受压则下肢坐骨神经痛，久则下肢肌肉失养，麻木无力。压迫马尾神经者，出现马鞍区麻痹症状。

## 二、临床表现

多数患者可出现腰痛和下肢坐骨神经放射痛等症状。腰腿疼痛可在咳嗽、打喷嚏、用力排便等腹腔内压升高时加剧，步行、弯腰、伸膝起坐等牵拉神经根的动作也使疼痛加剧，腰前屈活动受限，屈髋屈膝、卧床休息可使疼痛减轻。重者卧床不起，翻身极为困难。病程较长者，其下肢放射痛部位感觉麻木、有冷感、无力。中央型突出造成的马尾神经压迫症状为会阴部麻木、刺痛，二便功能障碍，阳痿或双下肢不全瘫痪。少数病例的起始症状是腿痛，而腰痛不甚明显，或仅有腰痛。

## 三、鉴别诊断

本病应与腰椎椎管狭窄症、腰椎结核、腰椎骨关节炎、强直性脊柱炎、脊柱转移肿瘤等鉴别。

**1. 腰椎椎管狭窄症**

患者腰腿痛并有典型间歇性跛行，卧床休息后症状可明显减轻或消失，腰部后伸受限，并引起小腿疼痛，其症状和体征往往不相一致。X线摄片及CT检查显示椎体、小关节突增生肥大，椎间隙狭窄，椎板增厚，椎管前后径变小。

**2. 腰椎结核**

患者腰部疼痛，有时夜间痛醒，活动时加重。乏力、消瘦、低热、盗汗，腰肌痉挛，脊柱活动受限，可有后凸畸形和寒性脓肿。X线片显示椎间隙变窄，椎体边缘模糊不清，有骨质破坏，发生寒性脓肿时，可见腰肌阴影增宽。

**3. 腰椎骨关节炎**

腰部钝痛，劳累或阴雨天时加重，晨起时腰部僵硬，脊柱屈伸受限，稍活动后疼痛减轻，活动过多或劳累后疼痛加重。X线片显示椎间隙变窄，椎体边缘唇状增生。

**4. 强直性脊柱炎**

腰背部疼痛，不因休息而减轻，脊柱僵硬不灵活，脊柱各方向活动均受限，直至强直，可出现驼背畸形。X线片显示早期骶髂关节和小关节突间隙模糊，后期脊柱可呈竹节状改变。

**5. 脊柱转移肿瘤**

疼痛剧烈，夜间尤甚，有时可出现放射性疼痛，消瘦、贫血，血沉加快。X线片显示椎体破坏变扁，椎间隙尚完整。

## 四、中医治疗

### （一）辨证论治

#### 1. 寒湿证

【证候】主症：腰腿冷痛重着，转侧不利，静卧痛不减，直腿抬高疼痛加重。次症：受寒或阴雨天加重，肢体发凉，小便清长。舌脉：舌质淡，苔白或腻，脉沉紧。

【治法】散寒除湿，温经通络。

【方药】独活寄生汤或乌头汤。

【中成药】独活寄生丸/颗粒/合剂、腰痹通胶囊、腰痛宁胶囊、寒湿痹片/胶囊/颗粒、黑骨藤追风活络胶囊、祖师麻片。

#### 2. 湿热证

【证候】主症：腰部疼痛，腿软无力，活动受限，姿势异常。次症：痛处伴有热感，活动后痛减，恶热口渴，小便短赤。舌脉：舌红，苔黄腻，脉弦数或濡数。

【治法】散寒除湿，温经通络。

【方药】四妙丸加减。

【中成药】四妙丸、湿热痹颗粒。

#### 3. 血瘀证

【证候】主症：发作急性期腰腿痛如针刺，腰部板硬，俯仰旋转受限，痛处拒按，日轻夜重。次症：小腿肌肤甲错，下肢放射痛，痛有定处，烦躁口干。舌脉：舌质暗紫或有瘀斑，苔白，脉沉涩。

【治法】活血化瘀，行气止痛。

【方药】身痛逐瘀汤加减。

【中成药】正清风痛宁缓释片、正清风痛宁片/胶囊、血府逐瘀颗粒/口服液。

#### 4. 肝肾亏虚证

【证候】主症：慢性恢复期腰酸痛，腿膝无力，劳累更甚，喜揉喜按，卧则痛减。次症：偏阳虚者面色黄白，少气懒言，手足不温，腰腿发凉，伴早泄阳痿，或女子宫寒、带下清稀。阴虚者咽干口燥，面色潮红，心烦失眠，多梦遗精或女子带下色黄味臭。舌脉：舌质淡，脉沉细，或舌红少苔，脉弦细数。

【治法】补益肝肾，强筋壮骨。

【方药】补肾壮筋汤，偏阳虚者加肉桂、附子、巴戟天；偏阴虚者加枸杞子、墨旱莲。

【中成药】左归丸、右归丸、丹鹿通督片、壮腰健肾片。

### （二）其他疗法

#### 1. 针刺疗法

体针常选用肾俞、志室、大肠俞、环跳、殷门、阳陵泉、足三里、昆仑等穴，用泻法，隔日一次，有疏通经络、缓解疼痛、解除局部肌肉痉挛的作用。平衡针灸选用前额正中腰痛穴，3寸毫针向下平刺1寸左右，行提插手法，局部酸麻胀为度，每日1次，10次为1个疗程。

#### 2. 理筋手法

先用按摩法，患者俯卧，术者用两手拇指或掌部自上而下按摩脊柱两侧膀胱经，至患肢承扶处改用揉捏，下抵殷门、委中、承山；推压法，术者两手交叉，右手在上，左手在下，手掌向下用力推压脊柱，从胸椎至骶椎；㨰法，从背、腰至臀腿部，着重于腰部，缓解、调理腰臀部的肌肉痉挛。

然后用俯卧推髋扳肩法，术者一手掌于一侧推髋固定，另一手自同侧肩外上方缓缓扳起，使腰部后伸旋转到最大限度时，再适当推扳 1～3 次，对侧相同；俯卧推腰扳腿法，术者一手掌按住一侧患椎以上腰部，另一手自膝上方外侧将腿缓缓扳起，直到最大限度时，再适当推扳 1～3 次，对侧相同；侧卧推髋扳肩法，在上的下肢屈曲，贴床的下肢伸直，术者一手扶患者肩部，另一手同时推髂部向前，两手同时向相反方向用力斜扳，使腰部扭转，可闻及或感觉到"咔嗒"响声，换体位操作另一侧；侧卧推腰扳法，术者一手掌按住患处，另一手自外侧握住膝部（或握踝上，使之屈膝），进行推腰牵腿，做腰髋过伸动作 1～3 次，换体位操作另一侧。推扳法可调理关节间隙，松解神经根粘连，或使突出的椎间盘回纳。推扳手法要有步骤、有节奏地缓慢进行，绝对避免使用暴力。中央型椎间盘突出症不适宜用推扳法。

最后用牵抖法，患者俯卧，两手抓住床头。术者双手握住患者两踝，用力牵抖并上下抖动下肢，带动腰部，再行按摩下腰部；滚摇法，患者仰卧，双髋膝屈曲，术者一手扶两踝，另一手扶双膝，将腰部旋转滚动 1～2 分钟。以上手法可隔日 1 次，1 个月为 1 个疗程。

### 3. 药膳食疗

鸡血藤 250g，川牛膝、桑寄生各 100g，老母鸡 1 只。母鸡去毛及内脏，药物布包，同煮至鸡肉脱骨为度。食肉喝汤，连食 3～7 只鸡。此方具有补肾强腰、活血止痛之功效，适用于肾虚型腰椎间盘突出症。

### 4. 牵引治疗

主要采用骨盆牵引法，适用于初次发作或反复发作的急性期患者。患者仰卧于床上，在腰胯部缚好骨盆牵引带后，每侧各用 10～15kg 重量作牵引，并抬高床尾，增加对抗牵引的力量，每天牵引 1 次、每次约 30 分钟，10 次为 1 个疗程。目前已有各种机械牵引床、电脑控制牵引床替代传统的牵引方式。

### 5. 练功疗法

腰腿痛症状减轻后，应积极进行腰背肌的功能锻炼，可采用飞燕点水、五点支撑练功，经常做后伸、旋转腰部、直腿抬高或压腿等动作，以增强腰腿部肌力，有利于腰椎的平衡稳定。

## 五、预防调护

1. 急性期应严格卧硬板床 3 周，手法治疗后亦应卧床休息，使损伤组织修复。

2. 可佩戴腰围保护腰部，避免腰部过度屈曲、劳累或受风寒。弯腰搬物姿势要正确，避免腰部扭伤。

3. 疼痛减轻后，应注意加强锻炼腰背肌，以巩固疗效。

4. 改善居住环境，做到饮食起居有节。注重心理调护，充分调动患者的治疗积极性。

【复习思考题】

简述腰椎间盘突出症的好发部位与常见的临床表现。

# 第三节　骨性关节炎

骨性关节炎（osteoarthritis）是一种慢性退行性关节疾病，又称退行性关节病、软骨骨化性关节炎、增生性骨关节炎。它的主要病变是关节软骨的退行性改变和继发性骨质增生。骨性关节炎可继发于创伤性关节炎、畸形性关节炎。

本病起病缓慢，多在中年以后发生，70岁以上老年人有90%存在骨关节退行性改变。本病好发于负重大、活动多的关节，如脊柱、膝、髋等处，以膝关节最为常见。本病属于中医学"痹证"范畴。

## 一、病因病机

### 1. 肝肾亏损

肝藏血，血养筋，故肝之合筋也。肾主骨生髓，骨髓生于精气，故肾之合骨也。诸筋者皆属于节，膝为筋之府，筋能约束关节。中年以后肝肾亏虚，肝虚则血不养筋，筋不能维持骨节之弛张，肾虚髓减，关节滑液不足，失于濡养，导致原发性骨性关节炎的发生，使关节软骨变得脆弱，软骨因承受不均压力而出现破坏。

### 2. 慢性劳损

久行伤筋，筋骨受损，营卫失调，经脉阻滞，筋骨失养，软骨磨损，软骨下骨显露，呈象牙样骨，在关节缘形成厚的软骨圈，通过软骨内化骨，形成骨赘。伴筋惕肉𥉥，肌肉萎缩，关节变形。

### 3. 阳虚寒凝

脾主四肢，四肢受气于脾阳，肾主水，膝关节为水之壑，脾肾阳虚，寒凝筋脉，关节失养，痰瘀互结，关节变形，关节囊产生纤维变性和增厚，限制关节活动，关节周围的肌肉因疼痛而产生保护性痉挛，使关节活动进一步受到限制，加速了退行性变进程，关节发生纤维性强直。

## 二、临床表现

本病病程长，多见于老年人，患者多有关节劳损和负重史。疼痛是骨关节炎最突出的表现，是关节因各种不同的刺激因素（包括机械干扰）所引发炎症性反应的结果。早期多为轻至中度间歇性钝痛，病情加重可呈持续性，最后发展至活动受限。早期疼痛常因某些因素（例如劳累、活动量增加、天气变化等）加重，后期则休息时或夜间疼痛反而明显。

患者关节活动受限，早期轻微，仅在晨起和久坐后感觉关节活动不灵活，活动后可恢复。随着病情的发展，关节活动范围逐渐受到限制，并可出现关节屈曲挛缩、关节畸形，关节有炎症时，可见关节滑膜肿胀、积液，关节活动时可有交锁感或伴滑膜摩擦音。

手、指间关节最常受累，尤其是远端指间关节。肿痛和压痛不太明显，亦很少影响关节活动。特征性改变为：在指关节背面的内外侧，出现骨性增生而形成硬结节，位于远端指间关节的结节称为Heberden结节，位于近端指间关节称为Bouchard结节。这种结节发展很慢，只有少数患者最终会出现远指关节的屈曲或外斜畸形。第一腕掌关节受累而有骨质增生时，就形成"方"形手，这种畸形在中国人中少见。

膝关节痛是本病患者就医常见的主诉。其早期症状为上下楼梯时疼痛明显，尤其以下楼时为甚，呈单侧或双侧交替出现；平地行走时，可出现关节交锁；后期或关节有炎症时，可出现关节肿大，也可出现关节腔积液；严重者可出现膝内外翻畸形。

脊柱椎体、椎间盘、骨突关节的退行性病变引起颈、腰段椎体的病变，局部出现疼痛、僵硬。少数严重者因椎体缘的唇样增生和骨赘压迫局部神经根、脊髓或局部血管，而出现各种放射性痛或神经系症状。

X 线摄片检查为骨性关节炎的常规检查，早期多正常，中、晚期可见关节间隙不对称狭窄、关节面下骨硬化和变形、关节边缘骨赘形成、关节面下囊肿及关节腔游离体。根据 Kellgren 和 Lawrence 的放射学诊断标准，骨性关节炎分为 5 级。0 级为正常。Ⅰ 级关节间隙可疑变窄，可能有骨赘。Ⅱ 级有明显的骨赘，关节间隙轻度变窄。Ⅲ 级中等量骨赘，关节间隙变窄较明确，软骨下骨骨质轻度硬化改变，范围较小。Ⅳ 级大量骨赘形成，可波及软骨面，关节间隙明显变窄，硬化改变极为明显，关节肥大及明显畸形。

### 三、鉴别诊断

#### 1. 类风湿关节炎

类风湿关节炎病损关节周围骨质稀疏，关节间隙弥漫狭窄，软骨下散在性、多发性的小囊腔透亮阴影，以关节滑膜受侵犯为主。骨侵蚀最易发生在关节边缘，软骨与骨组织连接部位。两者都累及指关节、膝关节等，但类风湿关节炎发病年龄多为 30～50 岁，以近指关节和掌指关节的病变为突出，且关节肿痛、滑膜炎症远较骨性关节炎明显，多伴有全身症状。类风湿因子阳性、血沉增快是类风湿关节炎与骨关节炎最重要的鉴别点之一。

#### 2. 痛风性关节炎

痛风性关节炎常表现为偏心性边缘清晰的骨侵蚀，关节间隙通常保留，在病程后期，可看到骨增殖而表现为骨骺端骨赘增大，伴有关节间隙狭窄，类似骨关节炎表现。特别是当有骨组织沉着而掩盖潜在浸润性一侧时更易混淆，X 线摄片显示关节软骨面有钙化线，关节液中可找到焦磷酸钙的结晶。

### 四、中医治疗

#### （一）辨证论治

**1. 肾虚髓亏证**

【证候】主症：膝关节隐隐疼痛，晨僵，休息痛，久坐或清晨起床加重，活动后减轻。次症：头晕耳鸣，耳聋目眩，小便短赤。舌脉：舌淡红，脉细。

【治法】补益肝肾，强筋壮骨。

【方药】加味肾气汤。

【中成药】苁蓉益肾颗粒、七味通痹口服液、杜仲补腰合剂。

**2. 阳虚寒凝证**

【证候】主症：膝关节疼痛重着，屈伸不利，昼轻夜重，遇天气变化加重。次症：遇寒痛剧，得热稍减。**舌脉**：舌淡，苔薄白，脉沉细缓。

【**治法**】温阳散寒，祛瘀散结。

【**方药**】阳和汤。

【**中成药**】附桂骨痛片／胶囊／颗粒、风寒双离拐片、复方杜仲健骨颗粒。

**3. 瘀滞筋骨证**

【**证候**】**主症**：膝关节刺痛，固定不移，关节畸形，活动不利。**次症**：遇寒加重，肌肤甲错。**舌脉**：舌紫暗苔白，脉沉涩。

【**治法**】活血通络，化瘀通痹。

【**方药**】身痛逐瘀汤。

【**中成药**】威灵骨刺膏、舒筋通络颗粒、益肾蠲痹丸。

**4. 痰瘀互结证**

【**证候**】**主症**：膝关节骨节疼痛，活动不利，关节周围肌肉瘦削。**次症**：骨突形成，局部麻木，轻度肿胀。**舌脉**：舌紫暗，苔白，脉沉涩。

【**治法**】化痰通络，活血止痛。

【**方药**】小活络丹。

【**中成药**】小活络丸／片、复方小活络丸、肿痛安胶囊。

（二）其他疗法

**1. 针刺疗法**

取穴梁丘、血海、内膝眼、外膝眼、阳陵泉、阴陵泉、鹤顶、阿是穴，仰卧位，膝关节腘窝处垫毛巾，使膝关节轻度屈曲，梁丘、血海直刺 1.0～1.5 寸，鹤顶直刺 0.8～1.0 寸，阳陵泉透刺阴陵泉，使针感向下放射，每日 1 次，10 次为 1 个疗程。

**2. 手法治疗**

患者仰卧，术者立于患侧，用拿、捏、揉、按等手法在膝关节周围操作 10 分钟，然后用手掌揉按研磨髌骨，上下左右推动髌骨，再一手扶膝关节，一手握踝关节，使小腿正反方向旋转各 5 次，然后一手放膝关节后方，一手握踝。尽力屈曲膝关节，用手指弹拨周围的韧带、肌腱，并点按膝眼、血海、阳陵泉、阴陵泉、委中、承山等，最后轻揉、擦搓结束，隔日 1 次，10 次为 1 个疗程。

**3. 外敷治疗**

海桐皮、牛膝、宽筋藤、鸡血藤、刘寄奴、威灵仙、千年健、伸筋草、生艾叶、苏木、透骨草、延胡索、椒目各 30g，打粗末分装布袋，煮 20 分钟，候温热敷膝关节前后，1 副药用 2 天，3 副为 1 个疗程。

## 五、预防调护

1. 提高对骨性关节炎的认识，控制体重，延缓衰老，防止过度劳累，避免超强度劳动和运动造成损伤。

2. 加强股四头肌锻炼，改善关节的稳定性，减少对膝关节的磨损，避免过度爬山、上下楼梯，防止再度损伤，防止畸形。

3. 防寒保暖，热敷与手法按摩有利于促进气血运行，缓解症状，保护关节功能。

【复习思考题】

简述骨性关节炎的预防调护方法。

# 第四节　脊柱侧弯

脊柱侧弯（scoliosis）是指脊柱在三维空间上发生的结构和形态畸形。脊柱侧向弯曲畸形向左或向右偏离中轴线，Cobb 角超过 10°即称为脊柱侧凸。严重脊柱侧凸常合并较严重的后凸畸形、脊柱旋转、胸廓畸形和心肺功能损害。

脊柱侧凸可分为功能性侧凸和结构性侧凸两种，没有明确发病原因的结构性脊柱侧凸称为原发性脊柱侧凸（或称特发性脊柱侧凸），好发于青少年，又称为青少年脊柱侧凸，尤以女性多见。原发性脊柱侧凸最常见，约占患者总数的 80%，发病原因不明，可能与遗传因素、姿势不良和大脑皮质运动控制等方面的因素有关。

## 一、病因病机

中医学认为，脊为督脉所藏，藏经会脉，诸筋所系。先天禀赋不足，肝肾亏虚，骨失充盈，筋失濡养，以致筋骨柔弱，形成脊僵节黏之证。或后天失调，姿势不良，或风寒湿邪侵袭，客于脊隙骨节，气血凝滞，节窍黏结，筋肌拘挛，脊僵筋弛，发为本病。

## 二、临床表现

脊柱侧凸早期畸形不明显，常不被注意。生长发育期，侧凸畸形迅速进展，表现为身高不及同龄人、双肩不等高、胸廓畸形、侧凸畸形，严重者可出现剃刀背畸形。严重的脊柱侧凸可使椎管、椎间孔变形，椎间盘突出，压迫神经和脊髓，出现神经系统牵拉或压迫的相应症状，如肢体麻木、无力、感觉异常，严重者甚至可致瘫痪。脊柱侧凸可以造成心肺功能下降，异常姿势和不正确的负重日久易引起背部疼痛等并发症状。严重脊柱侧凸可影响患者身心健康，形体畸形可造成心理障碍。

## 三、鉴别诊断

### 1. 脊柱结核

脊柱结核的临床症状有脊椎疼痛、僵硬，肌肉萎缩，驼背畸形等，与脊柱侧凸相似。脊柱结核时，个别患者具有结核病症状，表现为低热、盗汗、虚弱、乏力、体重减轻，结核菌检查阳性。影像学检查表现为脊椎边缘模糊不清、椎间隙变窄，有时脊椎旁有结核脓肿阴影存在，骶髂关节常受累。

### 2. 脊柱肿瘤

脊柱肿瘤多见于老人，症状以疼痛为主，病情逐日加重，X 线可见骨破坏，常累及椎弓根，椎间隙正常。肿瘤标志物检查常为阳性。

### 3. 强直性脊柱炎

强直性脊柱炎多发于 15～30 岁男性青壮年，发病缓慢，间歇疼痛，多关节受累，脊柱活动受限，关节畸形。X 线检查示骶髂关节间隙狭窄、模糊，脊柱韧带钙化，呈竹节状改变。实验室检查示血沉快，HLA-B27 阳性。类风湿因子检查多为阴性。

## 四、中医治疗

治疗本病的关键是早发现、早确诊、早治疗。中医治疗以辨证论治为主，肾气不足者治以益气补肾，肾阳亏虚者治以补肾壮阳，脾肾阳虚者又当温补脾肾。

### （一）辨证论治

**1. 肾气不足证**

【证候】主症：脊柱侧弯畸形。次症：平时神疲乏力，气短，易劳累。舌脉：舌质淡红，苔薄白，脉细弱。

【治法】益气补肾。

【方药】补骨脂丸。

【中成药】全鹿大补丸。

**2. 肾阳亏虚证**

【证候】主症：脊柱呈侧弯畸形。次症：久坐后腰部隐隐作痛，酸软无力，肢冷，喜暖。舌脉：舌质淡，脉沉无力。

【治法】补肾壮阳。

【方药】右归丸。

【中成药】金匮肾气丸。

**3. 脾肾阳虚证**

【证候】主症：脊柱呈侧弯畸形。次症：久坐后腰部隐隐作痛，酸软无力，肢冷，喜暖，纳差，倦怠懒言，气短乏力，大便稀溏。舌脉：舌质淡红，舌体胖大，脉沉无力。

【治法】温补脾肾。

【方药】右归丸合附子理中丸。

【中成药】人参健脾丸、无比山药丸。

### （二）其他疗法

**1. 中药热敷疗法或熏蒸法**

辨证应用中药，水煎后熨烫或熏蒸萎缩侧肌肉，以促进萎缩肌肉恢复，每次 30 分钟，每日 1 次。

**2. 针刺法**

取脊柱凹侧华佗夹脊穴为主，辅以辨证取穴，配合脉冲治疗仪治疗，每次 20 分钟，每日 1 次。

**3. 推拿、捏脊法**

沿脊柱两旁自腰骶开始捏拿皮肤和肌肉，捏脊松筋，以强健脾胃，肌肉萎缩侧配合擦、拿、揉、拍打等推拿手法。

**4. 正脊骨法**

通过胸腰旋转法、腰椎旋转法、提胸过伸法和腰骶侧扳法纠正椎体和骨盆的旋转，进而改善侧弯。

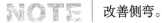

（1）**胸腰旋转法**　患者骑坐在整脊椎上，面向前，双手交叉抱后枕部，略向前屈至以胸12腰1为顶点。以右侧为例，助手固定患者左髋，医者立于患者右侧后方，右手经过患者右臂前至颈胸背部（大椎以下），左手固定于胸腰枢纽关节右侧，右手旋转患者胸腰部，待患者放松后，双手相对同时瞬间用力，即右手向右旋转的同时左手向左推，可听到局部"咯嗒"声。左侧操作与右侧相反。

（2）**腰椎旋转法**　患者骑坐在整脊椎上，面向前，双手交叉抱后枕部，向前屈至以棘突偏歪处为顶点。以棘突右偏为例，助手固定左髋，医者立于患者右侧后方，右手穿过患者右腋下至对侧肩部，左手掌固定于偏歪棘突右侧，右手摇动患者腰部，待患者放松后，双手相对同时瞬间用力，即右手向右旋转的同时左手向左推，可听到局部"咯嗒"声。左侧操作与右侧相反。

（3）**提胸过伸法**　有三种术式。一式：患者骑坐在整脊椎上，面向前，双手十指交叉抱项部，医者站在患者后方，用一膝顶上段胸椎，双手摆患者肩上伸向两侧胁部，然后双手抱两胁，将患者向后上方提拉。二式：患者骑坐在整脊椎上，面向前，双手十指交叉抱项部，医者站在患者背后，双手自患者腋下穿过，向上反握其双前臂，用前胸顶患者胸背，然后双手用力，将患者向后上方提拉。三式：患者骑坐在整脊椎上，面向前，双臂前胸交叉，双手抱对侧肩，医者坐在患者背后，双手从腋下拉患者对侧肘关节，使肩胛拉开，然后将患者向后上方提起。

（4）**腰骶侧扳法**　患者取侧卧位。以左侧卧位为例，医者面向患者站立，右手前臂置于患者右腋前，左手前臂置于患者右臀部，在患者充分放松情况下。两手相对同时瞬间用力，力的交点在腰骶枢纽关节处。右侧卧位与此相反。

**5. 牵引调曲法**

根据脊柱侧弯类型，使用四维整脊治疗仪辨证行四维调曲法治疗，以调整椎体的旋转、侧弯，恢复脊柱生理曲度。胸椎单弧形行四维调曲法，腰椎单弧形和胸腰椎双弧形先行一维调曲法，3～7天后改行四维调曲法，如腰骶角异常，配合三维牵引调曲。

**6. 功能锻炼**

以加强腰背肌及腰大肌功能锻炼为主，选用"健脊强身十八式"中的第六式双胛合拢式、第十四式前弓后箭式及第十六式过伸腰肢式进行功能锻炼。

**7. 弹力腰围支持疗法**

治疗后选用型号合适的弹力腰围进行固定，功能锻炼及卧床时取下弹力腰围。

## 五、预防调护

1. 采用侧凸侧卧位，在侧凸节段下垫枕矫正侧弯，垫枕的高度视侧弯程度而定，坚持3个月可起到明显的矫正效果。

2. 保证足够的体育锻炼时间，全身的协调运动可以提高身体素质，有效预防发生脊柱侧凸的发生。

3. 合理休息及营养补充对于脊柱侧凸的预防调护至关重要，优质的睡眠能够消除机体的紧张状态，调节神经系统，加快新陈代谢，消除机体疲劳。

4. 卧床软硬适中，避免长期久坐，纠正不良坐姿。

【复习思考题】

简述脊柱侧弯的预防调护方法。

# 第十七章　眼科疾病

## 第一节　近视

近视（myopia）是眼在调节放松状态下，平行光线经眼的屈光系统后聚焦在视网膜之前的一种屈光状态。近视的病因，在高度近视中，遗传倾向较为明显，后天因素主要有长时间近距离用眼和户外活动的时间减少，睡眠不足、饮食失衡、用眼习惯不良均是近视的致病因素。根据散瞳后验光仪测定的等效球镜度数判断近视度数，可以将近视分为3类。轻度近视：≤ –300D；中度近视：–300D 至 –600D；高度近视：> –600D。

中医称本病为"能近怯远症"（《审视瑶函》），或"目不能远视"（《证治准绳》），至《目经大成》始称"近视"。

### 一、病因病机

《诸病源候论·目病诸候》曰："劳伤肝腑，肝气不足，兼受风邪，使精华之气衰弱，故不能远视。"《审视瑶函·内障》认为本病为"肝经不足肾经病，光华咫尺视模糊"及"阳不足，病于少火者也"，结合临床归纳如下。

1. 先天不足，肝肾两虚，神光衰弱，光华不能及远。

2. 饮食不节，后天失养，脾虚气弱，气血不足，眼肌失养，视物失调。

3. 竭视劳瞻，过用目力，久视伤血，神光失养，不能远视。

### 二、临床表现

**1. 自觉症状**

本病以视近清楚、视远模糊为主要临床表现，可伴夜间视力差、飞蚊症、视疲劳等。

**2. 眼部检查**

视力检查：远视力减退，近视力正常。眼底检查可见豹纹状眼底、近视弧形斑，严重者出现视网膜脱离。高度近视眼可出现眼球突出。

### 三、鉴别诊断

**1. 假性近视**

假性近视多发生于青少年，视力可在数周或 1 ~ 2 个月内下降，适当休息后又可得到某种程度的恢复，伴视物疲劳，"雾视法"使远视力提高，为假性近视或部分假性近视。鉴别真、假性近视最可靠的方法是睫状肌麻痹后验光。

### 2. 白内障早期

白内障早期可出现远视力下降，视近尚明，伴有眼前可见固定阴影，或视一为二等，裂隙灯检查可发现晶状体混浊。

## 四、中医治疗

### （一）辨证论治

#### 1. 肝肾两虚证

【证候】主症：能近怯远，视久疲劳，或伴眼前黑阴飘移，玻璃体浑浊，豹纹状眼底改变。次症：或有头晕耳鸣，腰膝酸软。舌脉：舌质淡，脉细弱。

【治法】滋补肝肾。

【方药】加减驻景丸。

【中成药】杞菊地黄丸、明目地黄丸、六味地黄丸、石斛夜光丸。

#### 2. 脾虚气弱证

【证候】主症：近视尚明，视远模糊，眼易酸涩、疲劳。次症：伴面色萎黄，神疲懒言，食少纳呆，肢体倦怠。舌脉：舌质淡，舌苔白，脉细弱。

【治法】益气健脾。

【方药】益气聪明汤或四君子汤加减。

【中成药】归脾丸、补中益气丸、人参健脾丸。

#### 3. 气血不足证

【证候】主症：视近清楚，视远模糊，视物易疲劳，或见视网膜呈豹纹状眼底。次症：或兼见面色不华，神疲乏力。舌脉：舌质淡，苔薄白，脉细弱。

【治法】补血益气。

【方药】八珍汤或当归补血汤加减。

【中成药】八珍丸、十全大补丸、当归补血口服液。

### （二）其他疗法

#### 1. 针灸疗法

（1）体针常用穴位分组　承泣、翳明；四白、肩中俞；头维、球后；睛明、光明、太冲；照海、丝竹空。每天针刺1组，10次为1个疗程。

（2）耳针　常取穴神门、肝、脾、肾、眼、目1、目2或在耳区寻找痛点。

（3）耳穴　常用穴位为眼、目1、目2、脑干、肝、脾、肾等，选取4～5穴，以王不留行籽贴于选穴处，每日2～3次，用手轻柔按压。

#### 2. 推拿疗法

（1）主穴取攒竹下3分，配穴取攒竹、鱼腰、丝竹空、四白、睛明，对准穴位适力按揉，每次10分钟。

（2）眼保健操，按揉攒竹穴、睛明穴、四白穴、太阳穴，刮上下眼眶。每个穴位4个8拍，每天坚持做2～3次。

**3. 外治法**

中药超声雾化熏眼，以野菊花、蒺藜子、金银花、连翘、蒲公英煎水雾化，每次 10 ～ 15 分钟，每日 2 ～ 3 次。

**4. 屈光矫正**

（1）验光配镜。

（2）屈光手术，如角膜屈光手术、晶状体屈光手术。

## 五、预防调护

**1. 视觉环境**

避免在过亮、过暗的光线下读写。

**2. 用眼姿势**

使用电子屏幕应稍低于视线。少儿读写姿势做到：眼睛与书本距离约一尺，胸前与桌子距离约一拳，握笔的手指与笔尖的距离约一寸。幼儿尽量不用手机、电脑等电子产品。

**3. 用眼习惯**

近距离用眼不宜持续时间过长，用眼 40 分钟左右应做户外活动，或凭窗远眺、闭目养神 10 ～ 15 分钟，休息眼睛。避免在走路、晃动的车厢内看书或使用电子产品。

**4. 合理膳食**

饮食有节，保证营养均衡，多吃蔬菜瓜果，以免缺乏铬、钙等微量元素，常吃富含维生素 A 的食物。

**5. 劳逸结合**

少儿课间做好眼保健操，并积极进行户外活动，预防近视，减缓近视发展。

**6. 定期检查视力**

关注少儿视力，及时发现近视，并定期检查，积极治疗。

**7. 优生优育**

重视优生优育，减少引起近视的遗传因素。

【复习思考题】

简述近视的预防调护方法。

# 第二节　干眼

干眼（dry eye）是多因素引起的慢性眼表疾病，是由泪液的质、量及动力学异常导致的泪膜不稳定或眼表微环境失衡，可伴有眼表炎症反应、组织损伤及神经异常，造成眼部多种不适症状和（或）视功能障碍。本病多双眼发病，发病率高，女性发病率高于男性，发病与年龄、性别、荧光屏接触时间、工作环境、吸烟、糖尿病，以及手术等因素关系密切。

本病属于中医学"白涩症"（《审视瑶函》）范畴，又名"干涩昏花症"（《证治准绳》）、"神水将枯症"（《审视瑶函》）、"神气枯瘁"（《目经大成》）。

## 一、病因病机

《审视瑶函》谓："气分隐伏之火，脾肺络湿热。"《证治准绳》言："乃火郁蒸于膏泽，故睛不清，而珠不莹润，汁将内竭。"即过劳、过虑、多思、耽酒恣燥、不忌房事之人易患此病。结合临床归纳如下。

**1. 肺阴不足**

风沙尘埃侵袭日久或久留于干燥环境等，化燥伤津，加之素有肺阴不足，内外合邪，燥热犯目所致。

**2. 肝经郁热**

平素情志不舒，郁火内生，津伤血壅，目失濡养。

**3. 气阴两虚**

久病或年老体衰，或过用目力，劳瞻竭视，导致气虚津亏，精血不足，目失滋养。

**4. 肝肾阴虚**

劳瞻竭视、过虑多思、房劳太过致肝肾亏虚，精血暗耗，目失濡泽；或劳作过度，或年老体衰，肝肾阴亏，不能敷布精微，充泽五脏，上荣于目而致目失濡养。

## 二、临床表现

**1. 症状**

眼部干涩、异物感、烧灼感，时有眼痒、眼红，畏光，甚至视物模糊，视疲劳，不耐烟尘或空调等环境。

**2. 体征**

睑缘充血、增厚、变形，或有黄色分泌物；结膜充血，或结膜上皮干燥皱缩；角膜上皮角化、混浊，甚则角膜溃疡，荧光素染色阳性。

泪河线宽度小于 0.3mm；泪膜破裂时间（BUT）小于 10 秒；泪液分泌实验结果低于 10 毫米 /5 分钟。

## 三、鉴别诊断

**1. 视疲劳**

视疲劳表现为视久眼部酸涩、胀痛，视物模糊，或伴头晕头胀。检测眼部，泪液分泌试验、角膜染色等检查正常，眼部休息后可消除。

**2. 过敏性结膜炎**

过敏性结膜炎以眼痒为主症，伴有眼红、流泪、灼热感、分泌物等，常易与干眼混淆。过敏性结膜炎表现为弥漫性的结膜充血、水肿及乳头、滤泡增生等体征。泪膜稳定性及泪膜破裂检查正常，糖皮质激素、抗组胺药常能缓解症状。

**3. 慢性结膜炎**

慢性结膜炎是因结膜感染导致的慢性炎症，以眼痒为主症，伴眼部异物感、眵多、结膜充血等，泪液分泌实验、泪膜破裂检查正常，结膜刮片细胞学检查可鉴别。

**4. 睑缘炎**

睑缘炎与干眼均有睑缘充血、变形、眼部干涩等。睑缘炎以睑缘或眦部灼热疼痛、刺痒难忍为主症，伴有眦部睑缘充血，或睫毛脱落、睑缘溃疡等。其病变部位仅限于睑缘，泪液分泌、泪膜稳定性等无异常。

## 四、中医治疗

### （一）辨证论治

**1. 肺阴不足证**

【证候】主症：眼干涩不爽，不耐久视，结膜充血，角膜或有点状混浊，病情反复难愈。次症：可伴口鼻干燥，便秘。舌脉：舌红，舌苔薄少津，脉细。

【治法】滋阴润肺。

【方药】养阴清肺汤。

**2. 肝经郁热证**

【证候】主症：目珠干涩，灼热刺痛，结膜轻度充血，或角膜点状混浊，或不耐久视。次症：口苦咽干，心烦易躁，或失眠多梦，大便干，小便黄。舌脉：舌红，舌苔薄黄或黄厚，脉弦滑数。

【治法】疏肝清热，养血润目。

【方药】丹栀逍遥散。

【中成药】黄连羊肝丸、明目蒺藜丸。

**3. 气阴两虚证**

【证候】主症：目内干涩不爽，双目频眨，羞明畏光，结膜轻度充血，不耐久视，视久则眼干加重，甚者视物昏矇，角膜或有混浊，病久难愈。次症：口干少津，神疲乏力，面白少华。舌脉：舌淡红，舌苔薄白，脉细。

【治法】益气养阴。

【方药】生脉散。

**4. 肝肾阴虚证**

【证候】主症：目珠干燥不泽，羞明畏光，视物模糊，眼涩疲劳。次症：咽干唇燥，头晕耳鸣，腰膝无力。舌脉：舌红，少苔，脉沉细。

【治法】补益肝肾，滋阴润目。

【方药】杞菊地黄丸。

【中成药】明目地黄丸、六味地黄丸、复明片 / 胶囊 / 颗粒、石斛明目丸。

### （二）其他疗法

**1. 针灸疗法**

睛明、上睛明、攒竹、四白、承泣、太阳、丝竹空、阳白等眼穴，每次选 3～4 穴，平补平泻手法，每日 1 次，每次留针 30 分钟，10 日为 1 个疗程。

**2. 耳针疗法**

常用穴位：肺、脾、胃、心肝、肾、眼、内分泌。每次取 3～4 穴，轻柔按压，每日数次，两耳交替进行。

**3. 超声雾化法**

根据证型，选择相关中药煎汤，置于超声雾化器中喷雾治疗患眼。

**4. 热敷和眼部按摩**

用湿热毛巾敷于眼部，约 3 分钟，然后按摩眼部周围穴位（四白、承泣、攒竹、睛明、鱼腰等），每日 2 次。主要用于睑板腺功能障碍者。

## 五、预防调护

1. 经常面对电脑屏幕者，应将计算机的屏幕放低，使眼睛朝下看，减少睑裂的暴露面积，从而使泪液蒸发减少。同时要养成经常眨眼的习惯，以利于眼表泪膜的形成。

2. 使用隐形眼镜时，持续配戴不超过 8 小时，禁止过夜配戴，眼部干涩者尽量戴框架眼镜。

3. 不滥用滴眼液。滴眼液大多含有防腐剂，长时间使用容易诱发干眼。

4. 保持环境湿度。干眼患者在空调环境中可使用空气加湿器。

5. 多食富含维生素 A 的食品，如胡萝卜、豆类、动物肝脏；少食辛辣煎炒及肥甘厚味之物，并戒烟慎酒。

6. 减少电子产品的使用，确保足够的睡眠。

7. 老年人可经常轻轻按摩眼周，促进泪腺分泌。

8. 眼睑的物理清洁：可用无刺激性的香波，或专用药液如硼酸水溶液清洗睑缘。

【复习思考题】

简述干眼的预防调护方法。

# 第十八章　耳鼻咽喉科疾病

## 第一节　变应性鼻炎

扫一扫，查阅本章数字资源，含PPT、音视频、图片等

变应性鼻炎（allergic rhinitis）即过敏性鼻炎，是指机体暴露于变应原后，主要由 IgE 介导的介质（主要是组胺）释放，并有多种免疫活性细胞和细胞因子等参与的鼻黏膜非感染性炎性疾病，以鼻痒、鼻塞、喷嚏、流涕为主要临床表现。本病为临床上较常见和多发的疾病，可常年发病，亦可呈季节性发作。据统计，变应性鼻炎在我国大陆地区人口中的患病率为 4%～38%，不同地区差异较大。

变应性鼻炎按症状发作时间可分为间歇性与持续性，按疾病严重程度可分为轻度与中重度。本病与中医学的"鼻鼽"相类似，又称"鼽嚏"等。

### 一、病因病机

本病病位在鼻，多因肺、脾、肾虚损，正气不足，腠理疏松，卫表不固，使得机体对外界环境的适应性降低所致。

**1. 肺气虚寒**

肺气虚寒，卫表不固，则腠理疏松，风寒乘虚而入，肺失宣降，水湿停聚鼻窍，遂致喷嚏、流清涕、鼻塞等，发为鼻鼽。

**2. 脾气虚弱**

脾为后天之本，脾气虚弱，则气血化生不足，清阳不升，水湿不化，鼻窍失养，易致外邪、异气侵袭而发为鼻鼽。

**3. 肾阳不足**

肾阳不足，则摄纳无权，气不归原，温煦失职，腠理、鼻窍失于温煦，则外邪、异气易侵，而发为鼻鼽。

**4. 肺经伏热**

肺经素有郁热，肃降失职，外邪上犯鼻窍，亦可发为鼻鼽。

### 二、临床表现

本病具有阵发性发作和反复发作的特点，典型症状为阵发性喷嚏、流清水样涕、鼻痒和鼻塞，可伴有眼部症状，包括眼痒、流泪、眼红和灼热感等，多见于花粉过敏患者。致病因素以室内过敏原（尘螨、蟑螂、动物皮屑等）为主者，症状多为常年发作。40% 的变应性鼻炎患

者可合并支气管哮喘，在有鼻部症状的同时，还可伴喘鸣、咳嗽、气急、胸闷等肺部症状。

变应性鼻炎发作时最主要的体征是双侧鼻黏膜苍白、肿胀，下鼻甲水肿，鼻腔有大量水样分泌物。眼部体征主要是结膜充血、水肿，有时可见乳头样反应。伴有哮喘、湿疹或特应性皮炎的患者有相应的肺部、皮肤体征。

### 三、鉴别诊断

变应性鼻炎需要与非变应性鼻炎鉴别。非变应性鼻炎是一类症状与变应性鼻炎相似的鼻炎，但没有变应原。最常见的非变应性鼻炎有血管运动性鼻炎和嗜酸细胞增多性非变应性鼻炎，另外也应与感染性鼻炎相鉴别。

**1. 血管运动性鼻炎**

血管运动性鼻炎又称特发性鼻炎，临床表现与变应性鼻炎相似，均可出现发作性喷嚏、流涕等。

（1）血管运动性鼻炎起病急，症状轻，病程多持续 1 个月以上。

（2）发病机制不明，可能与鼻黏膜自主神经功能障碍有关。诱发因素包括冷空气、强烈气味、烟草烟雾、挥发性有机物、摄入乙醇饮料、体育运动、强烈的情感反应等。

（3）血清 IgE 正常，过敏原检测阴性，嗜酸性粒细胞数正常。

**2. 非变应性鼻炎伴嗜酸性粒细胞增多综合征**

本病主要症状与变应性鼻炎相似，但症状较重，常伴有嗅觉减退或丧失。

（1）临床表现为打喷嚏、鼻痒、鼻阻塞、流清涕等症状。

（2）鼻腔检查无特征性改变，鼻腔黏膜或为慢性充血状，或为苍白水肿。

（3）变应原检测呈阴性，鼻激发试验呈阴性；嗜酸性粒细胞异常增多，其判断标准为分泌物中嗜酸性粒细胞数超过粒细胞和单核细胞数（除外上皮细胞）的 20%，外周血嗜酸性粒细胞数＞5%。

**3. 感染性鼻炎**

（1）感染性鼻炎由病毒或细菌感染引起，病程短，一般为 7～10 日。

（2）早期有喷嚏，流清涕，但程度轻，常伴有四肢酸痛、周身不适、发热等症状。发病高峰期鼻涕可变成黏液性或黏液脓性。

（3）变应原检测呈阴性，嗜酸性粒细胞数正常。急性细菌感染者，外周血白细胞总数及中性粒细胞数增加。

### 四、中医治疗

（一）辨证论治

**1. 肺气虚寒证**

【证候】主症：鼻痒，喷嚏，清水涕，鼻塞，嗅觉减退，鼻黏膜淡白或灰白，下鼻甲肿大光滑。次症：畏风怕冷，自汗，气短懒言，语声低怯，面色苍白，咳嗽痰稀。舌脉：舌质淡，舌苔薄白，脉虚弱。

【治法】温肺散寒，益气固表。

【方药】温肺止流丹或玉屏风散合桂枝汤。

【**中成药**】辛芩片、通窍鼻炎片/胶囊/颗粒、辛芩颗粒、玉屏风胶囊、玉屏风颗粒。

**2. 脾气虚弱证**

【**证候**】**主症**：鼻痒，喷嚏突发，清水涕多，鼻塞，鼻黏膜淡白，下鼻甲肿大。**次症**：面色萎黄无华，食少纳呆，腹胀便溏，倦怠乏力，少气懒言。**舌脉**：舌质淡胖，边有齿痕，舌苔薄白，脉弱。

【**治法**】益气健脾，升阳通窍。

【**方药**】补中益气汤。

【**中成药**】补中益气丸/颗粒、补中益气片/合剂/口服液、参苓白术丸/散。

**3. 肾阳不足证**

【**证候**】**主症**：鼻痒，喷嚏频发，清涕长流，鼻塞，鼻黏膜苍白肿胀。**次症**：形寒肢冷，腰膝酸软，面色苍白，小便清长，遗精早泄。**舌脉**：舌质淡，苔白，脉沉细。

【**治法**】温肾补阳，化气行水。

【**方药**】真武汤或右归丸合麻黄附子细辛汤。

【**中成药**】右归丸、金匮肾气丸或桂附地黄丸。

**4. 肺经伏热证**

【**证候**】**主症**：鼻痒，喷嚏，清水涕，鼻塞，鼻黏膜色红或暗红，下鼻甲肿胀。**次症**：咳嗽、咽痒、口干烦热。**舌脉**：舌质红，苔白或黄，脉数。

【**治法**】清宣肺气，通利鼻窍。

【**方药**】辛夷清肺饮。

【**中成药**】鼻炎康片、鼻炎片、辛夷鼻炎丸、苍耳子鼻炎滴丸。

（二）其他疗法

**1. 针刺疗法**

针刺印堂、百会、迎香、风府、风池、合谷、上星、足三里、肾俞、脾俞、肺俞、三阴交，行补法，留针15～20分钟。研究发现，针刺蝶腭神经节、内迎香可减少变应性鼻炎的发作次数，减轻其临床症状。

**2. 灸法**

选取印堂、上星、百会、禾髎、身柱、膏肓、命门、肺俞、肾俞、足三里、三阴交，艾条悬灸15～20分钟，至局部皮肤发热微红为度，每日1次，7～10次为1个疗程。

**3. 穴位贴敷**

选用冬病夏治方(白芥子30g，甘遂10g，延胡索10g，细辛10g，丁香10g，白芷10g，用生姜汁调拌)，选大椎、肺俞、肾俞、膏肓、膻中等。夏季三伏第一天贴，每次贴30～60分钟后除去。连续应用3个夏季。

**4. 吹鼻法**

碧云散吹鼻，每日3～4次。或用荜茇适量，研末，少许吹鼻内，每日2～3次。

**5. 涂敷法**

鹅不食草干粉，加入凡士林，制成100%药膏，涂入鼻腔，每日2～3次。

**6. 滴鼻法**

紫草、苍耳子(打碎)各30g，麻油或花生油浸过药面5小时，文火煎至苍耳子焦黄，去渣，以油滴鼻，1 天 3 次。

#### 7. 鼻腔熏洗法

白芷 15g，薄荷 3g，辛夷 12g，苍耳子 6g。煎水或煎内服汤药时，趁热气上腾熏鼻，1 天 1 次。

### 五、预防调护

1. 锻炼身体，增强体质，防止受凉。根据患者的身体状况、喜好等指导患者适当运动，避免剧烈的体育运动，可选择散步、做健身操、慢跑、爬山、太极拳等，通过体育锻炼，增强体质，减少复发。

2. 避免过食生冷、油腻、鱼虾等腥荤之物。变应性鼻炎患者体质多虚寒，因此应少食冰冻寒凉食品或寒性食物。根据变应原检查情况，避免进食过敏食物。

3. 加强劳动保护及个人防护，避免或减少尘埃、花粉等刺激。

4. 注意观察，寻找诱因，发现易发因素，应尽量去除或避免接触。

【复习思考题】

变应性鼻炎有哪些临床表现？

# 第二节　咽炎

咽炎（pharyngitis）是咽部黏膜、黏膜下组织的炎症，常为上呼吸道感染的一部分。本病由上呼吸道病变、气候环境变化、过敏等因素引起，临床主要表现为咽痛、咽干、咽痒、咽异物感等局部症状，严重影响患者的生活质量。本病为临床常见病、多发病，可发生于各年龄段，病程可长可短，亦可反复发作。

咽炎临床分为急性咽炎、慢性咽炎两大类。慢性咽炎根据不同的病理变化又分为慢性单纯性咽炎、慢性肥厚性咽炎和慢性萎缩性咽炎。本病属于中医学"喉痹"的范畴。

### 一、病因病机

咽炎的发生，常因气候急剧变化，起居不慎，风邪侵袭，肺卫失固；或外邪不解，壅盛传里，肺卫郁热；或温热病后，或久病劳伤，脏腑虚损，咽喉失养，或虚火上灼咽部所致。本病病位在咽喉，主要病因病机是风邪侵袭，肺卫失固，一般病情轻浅。因四时六气各异，或体质强弱、阴阳偏盛之不同，临床表现虚实寒热各异。

#### 1. 外邪侵袭

气候骤变，寒暖不调，风邪乘虚侵袭。《素问·风论》云："故风者，百病之长也，至其变化，乃为他病也，无常方，然致有风气也。"风热之邪壅遏肺系，肺失宣降，邪热上壅咽喉，发为喉痹；风寒之邪阻遏卫阳，不得宣泄，壅结咽喉，亦可发为喉痹。

#### 2. 肺胃热盛

外邪不解，壅盛传里，或过食辛热、醇酒厚味之类，肺胃蕴热，复感外邪，内外邪热搏结，蒸灼咽喉而为喉痹。

### 3. 肺肾阴虚

温热病后，或劳伤过度，耗伤肺肾阴液，咽喉失于滋养，加之阴虚水不制火，虚火上灼咽喉，发为喉痹。

### 4. 脾气虚弱

饮食不节，忧思或劳倦过度，损伤脾胃，或久病伤脾、过用寒凉，致脾胃虚弱，中焦升降失调，气血津液化生不足，咽喉失养，发为喉痹。

### 5. 脾肾阳虚

禀赋不足，或疲劳、房劳过度，或久病误治，以至脾肾阳虚，咽失温煦，寒湿凝痹为病，或肾阳虚，虚阳浮越于咽喉而为病。

### 6. 痰凝血瘀

情志不遂，气机不畅，气滞痰凝，或脾虚生痰，久病生瘀，或喉痹反复，余邪留滞，经脉瘀阻，使痰凝血瘀，结聚咽喉而为病。

## 二、临床表现

本病根据病程长短和病理改变性质的不同，临床表现可有不同的类型。

### 1. 急性咽炎

急性咽炎是临床常见的上呼吸道感染性疾病之一，为咽部黏膜和黏膜下组织的急性炎症，起病较急，发病开始阶段咽部主要为干燥、灼热，接着咽部出现疼痛。吞咽唾液时咽痛一般比进食时更为明显，可伴有发热、头痛、食欲不振和四肢酸痛等症状，可累及整个咽部，咽部淋巴组织也常被累及。急性咽炎发病率为 5%，多发于秋冬、冬春等季节交替之际，没有明显的地域性，在人群中分布极为广泛，男女老幼皆可患病。

### 2. 慢性咽炎

慢性咽炎为咽部黏膜、黏膜下及淋巴组织的弥漫性炎症，病程长、易复发，难以根治。临床常见咽部异物感、发痒、灼热、干燥、微痛、干咳等症状。慢性咽炎患者常可因卫外功能受损或过用寒凉药物而发病，可兼有胃脘胀满疼痛、嗳气、烧心反酸、恶心干呕、口干口苦等症状。

（1）慢性单纯性咽炎　主要病变部位为咽部黏膜层，病理变化为黏膜及黏膜下结缔组织增生，黏液腺可肥大，分泌功能亢进，黏液分泌增多。以咽部异物感、干痒、灼热感等为临床主要表现。该病病程较长，迁延不愈，且复发率较高。

（2）慢性肥厚性咽炎　是指咽部黏膜、黏膜下淋巴组织出现局限性或弥漫性炎症，病理表现为咽部黏膜充血增厚，黏膜及黏膜下有较广泛的结缔组织及淋巴组织增生，黏液腺周围的淋巴组织增生突起，在咽后壁上表现为多个颗粒隆起，呈慢性充血状。黏液腺内的炎性渗出物被封闭其中，在淋巴颗粒隆起的顶部形成囊状白点，破溃时可见黄白色渗出物。此型咽炎常累及咽侧索淋巴组织，使其增生肥厚，呈条索状，主要临床表现有咽部不适感，如恶心、干咳、异物感、灼热感、刺激感、轻度疼痛等。体检可见咽后壁有淋巴滤泡。

（3）慢性萎缩性咽炎　病理上初起为黏液腺分泌减少，分泌物稠厚而干燥，继因黏膜下层慢性炎症逐渐发生机化与收缩，压迫腺体与血管，使腺体分泌减少和营养障碍，致使黏膜及黏膜下层逐渐萎缩变薄。临床表现为咽部不适感、异物感、痒感、灼热感、干燥感或刺激感，还可有微痛。常在晨起时出现频繁的刺激性咳嗽，伴恶心。咳嗽时常无分泌物咳出，或仅有颗粒状或藕粉状分泌物。用嗓过度、气候突变、吸入干热空气或冷空气时加重。体检可见咽后壁上有干痂皮附着或有臭味。

## 三、鉴别诊断

本病须与急性扁桃体炎、急性疱疹性咽峡炎、白喉等鉴别。

**1. 急性扁桃体炎**

急性扁桃体炎是发生在腭扁桃体和淋巴结的一种急性非特异性炎症，具有以下特点。

（1）发病急、反复发作、病情进展快，临床以发热、咽痛、多伴吞咽困难、疼痛放射至耳根部为主要表现。

（2）多为细菌或病毒感染，如乙型溶血性链球菌、腺病毒等。此外，受凉、潮湿、过度劳累、烟酒过度、刺激性气体刺激咽喉等都是诱发因素。

（3）溶血性链球菌是主要致病因子。

（4）体检可见急性面容，咽部黏膜弥漫充血；腭扁桃体肿大，表面可见黄白脓点或隐窝处有渗出物，不易拭去；双侧下颌角淋巴结肿大、触痛。

（5）抗感染是主要治疗手段，青霉素为一线治疗药物。

**2. 急性疱疹性咽峡炎**

（1）本病临床表现为明显咽痛、发热，病程约一周。

（2）夏季多发，儿童多见，偶见于成年人。

（3）体检可见咽充血，软腭、悬雍垂、咽及扁桃体表面有灰白色疱疹及浅表性溃疡，周围有红晕，以后形成疱疹。

**3. 白喉**

白喉是白喉杆菌感染引起的急性呼吸道传染病，具有以下特点。

（1）主要临床表现为咽、喉、鼻等处黏膜充血、肿胀，并有灰白色假膜形成和全身毒血症状，严重者可并发心肌炎和周围神经麻痹。

（2）患者和白喉带菌者是传染源。在潜伏期末即开始从呼吸道分泌物中向外排菌，具有传染性。

（3）本病的潜伏期1～7日，多为2～4日。

（4）若细菌培养呈白喉杆菌阳性，并且毒力试验阳性，则可确诊。

## 四、中医治疗

本病以"清、泻、补、消"为治疗大法，即疏风清热，泻火解毒，利咽消肿，补益脾肾，祛痰化瘀。起病急者，多属肺胃之热证，治疗上应适当配合清热化痰利咽的药物。若久病不愈，反复发作，则因体质不同，可有阴虚、气虚、阳虚、痰瘀等不同证型。

（一）辨证论治

**1. 外邪侵袭证**

【证候】主症：咽部疼痛，吞咽不利。偏于风热者，咽痛较重，吞咽时痛增，咽部黏膜鲜

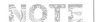

红、肿胀，或颌下有瘰核；偏于风寒者，咽痛较轻，咽部黏膜淡红。**次症**：偏于风热者，伴发热，恶寒，头痛，咳痰黄稠。偏于风寒者，伴恶寒发热，身痛，咳嗽痰稀。**舌脉**：偏于风热者，舌红，苔薄黄，脉浮数。偏于风寒者，舌质淡红，苔薄白，脉浮紧。

【治法】疏风散邪，宣肺利咽。

【方药】风热外袭者，可用疏风清热汤或银翘散。风寒外袭者，可选用六味汤。

【中成药】风热外袭者，可选用清咽滴丸、金健喷雾剂、咽立爽口含滴丸、甘桔清咽颗粒、利咽解毒颗粒。风寒外袭者，可选用九味羌活丸 / 颗粒、荆防颗粒。

**2. 肺胃热盛证**

【证候】**主症**：咽部疼痛较剧，吞咽困难，喉底颗粒红肿或有脓点，颌下有瘰核。**次症**：发热，口渴喜饮，口气臭秽，大便燥结，小便短赤。**舌脉**：舌质红，舌苔黄，脉洪数。

【治法】清热解毒，消肿利咽。

【方药】清咽利膈汤。

【中成药】六神丸、北豆根胶囊、喉咽清颗粒 / 口服液、梅花点舌丸 / 片 / 胶囊、清咽润喉丸、蓝芩颗粒 / 口服液。

**3. 肺肾阴虚证**

【证候】**主症**：咽部干燥，灼热疼痛不适，午后较重，或咽部哽嗌不利，黏膜暗红而干燥。**次症**：干咳痰少而稠，或痰中带血，手足心热，午后唇红颧赤，腰膝酸软，失眠多梦，耳鸣眼花。**舌脉**：舌红少津，脉细数。

【治法】滋养阴液，降火利咽。

【方药】偏肺阴虚者，可选用养阴清肺汤加减；偏肾阴虚者，可选用六味地黄丸。

【中成药】玄麦甘桔胶囊 / 颗粒、利咽灵片、鼻咽灵片、养阴清肺丸 / 颗粒 / 口服液、六味地黄丸。

**4. 脾气虚弱证**

【证候】**主症**：咽喉哽嗌不利或痰黏着感，咽燥微痛，咽黏膜淡红或微肿，喉底颗粒较多，或有分泌物附着。**次症**：口干而不欲饮或喜热饮，易恶心，时有呃逆反酸，若受凉、疲倦、多言则症状加重。平素倦怠乏力，少气懒言，胃纳欠佳，或腹胀，大便溏薄。**舌脉**：舌质淡红，边有齿印，苔白，脉细弱。

【治法】益气健脾，升清降浊。

【方药】补中益气汤。

【中成药】补中益气丸 / 颗粒、补中益气片 / 合剂 / 口服液、参苓白术丸 / 散 / 颗粒、六君子丸。

**5. 脾肾阳虚证**

【证候】**主症**：咽部异物感，微干微痛，哽嗌不利，咽部黏膜淡红。**次症**：痰涎稀白，面色苍白，形寒肢冷，腰膝冷痛，夜尿频而清长，腹胀纳呆，下利清谷。**舌脉**：舌质淡嫩，舌体胖，苔白，脉沉细弱。

【治法】补益脾肾，温阳利咽。

【方药】附子理中丸。

【中成药】附子理中丸 / 片、右归丸 / 胶囊。

**6. 痰凝血瘀证**

【证候】主症：咽部异物感，痰黏着感，灼热感，或咽微痛，咽干不欲饮，咽黏膜暗红，喉底颗粒增多或融合成片，咽侧索肥厚。次症：恶心呕吐，胸闷不适。舌脉：舌质暗红，或有瘀斑瘀点，苔白或微黄，脉弦滑。

【治法】祛痰化瘀，散结利咽。

【方药】贝母瓜蒌散。

【中成药】金嗓散结丸 / 胶囊 / 片 / 颗粒。

（二）其他疗法

**1. 针刺疗法**

实热证，选合谷、内庭、曲池，配天突、少泽、鱼际，每次 2 ～ 4 穴，泻法，每日 1 ～ 2 次。虚证，选太溪、鱼际、三阴交、足三里，平补平泻，留针 20 ～ 30 分钟，每日 1 次。

**2. 灸法**

主要用于体质虚寒者，可选合谷、足三里、肺俞等穴，悬灸或隔姜灸，每次 2 ～ 3 穴，每穴 20 分钟，10 次为 1 个疗程。

**3. 刺血法**

咽喉痛较重、发热者，可配合耳尖、少商、商阳穴点刺放血，以助泄热。

**4. 按摩**

于喉结旁开 1 ～ 2 寸，亦可沿颈部第 1 ～ 7 颈椎棘突旁开 1 ～ 3 寸，用食指、中指、无名指沿纵向平行线上下反复轻轻揉按，每次 10 ～ 20 分钟，10 次为 1 个疗程。

**5. 中药含服**

将中药制成丸剂或片剂进行含服，使药物直接作用于咽部以清热利咽，如六神丸、银黄含化片、西瓜霜含片、草珊瑚含片等，每日 3 ～ 4 次，每次 1 ～ 2 片。

**6. 含漱法**

用中药煎水含漱，如用金银花、连翘、薄荷、甘草各 10g 煎汤，反复漱口 3 分钟以上，连续应用，直至病愈。或用桔梗、甘草、菊花各 10g 煎汤，反复漱口 3 分钟以上，连续应用，直至病愈。

**7. 蒸汽或雾化吸入**

可将内服之中药煎水装入保温杯中，趁热吸入药物蒸汽，熏蒸咽喉。亦可将中药液置入超声雾化器中进行雾化吸入，如用连翘、板蓝根、野菊花、蒲公英、丹参、玄参等煎煮后的中药液进行雾化吸入，适用于肺胃热盛证。

**8. 中药代茶饮**

将内服中药通过冲泡、煎煮和使用滤包等方式作茶饮。常用药物包括胖大海、桑叶、菊花、杏仁、金银花、黄芩、麦冬、石斛、桔梗、天花粉等。

## 五、预防调护

1. 饮食有节，忌过食肥甘厚腻及生冷寒凉，戒除烟酒。咽部红肿疼痛者忌辛燥食物。

2. 积极治疗邻近器官的疾病以防诱发本病，如伤风鼻塞、鼻窒、鼻渊、龋齿等，同时减少或避免过度发音讲话等。

3. 多服用富含营养、有清润作用的食物，如萝卜、马蹄等。

4. 起居有常，避免熬夜，早睡早起，增强体质。注意保暖防寒，改善环境，减少空气污染。

5. 动静适宜，劳逸结合，保持心情舒畅，避免过度疲劳，减轻压力。

## 【复习思考题】

咽炎患者应如何预防与调护？

# 第三节  耳鸣

耳鸣是患者自觉耳内或头颅鸣响而周围环境中并无相应声源的病症。耳鸣多是一种主观症状，也常常是早期听力损害的表现。耳鸣在历代文献中有聊啾、蝉鸣、暴鸣、渐鸣等名称。《素问·脉解》载："所谓耳鸣者，阳气万物盛上而跃，故耳鸣也。"认为阴阳升降失常是耳鸣的病机特点。耳鸣可见于中耳炎症、外耳道异物、耳外伤、梅尼埃病、突发性耳聋、听神经瘤、噪音性耳聋、耳硬化症等疾病。

## 一、病因病机

本病病因多为饮食不节、睡眠不足、情绪因素等导致脏腑功能失调。本病病位在耳，与脾、肾、肝、胆密切相关，病机有虚实之分，实者多因风邪侵袭、痰湿困结或肝气郁结，虚者多因脾胃虚弱、心血不足或肾元亏损。

**1. 风邪侵袭**

寒暖失调，风邪乘虚而入，侵袭肌表，使肺失宣降，风邪循经上犯清窍，与气相击，导致耳鸣。

**2. 痰湿困结**

嗜食肥甘厚腻，痰湿内生，困结中焦，致枢纽升降失调，湿浊之气上蒙清窍，引起耳鸣。

**3. 肝气郁结**

肝喜条达而恶抑郁，情志不遂，致肝气郁结，气机阻滞，升降失调，导致耳鸣，肝郁日久可化火，肝火循经上扰清窍，亦可导致耳鸣。

**4. 脾胃虚弱**

饮食不节，损伤脾胃，或劳倦过度，或思虑伤脾，致脾胃虚弱，清阳不升，浊阴不降，引起耳鸣。

**5. 心血不足**

劳心过度，心血暗耗，或大病、久病之后，心血耗伤，或气虚心血化源不足，导致心血不足，不能濡养清窍，引起耳鸣。

**6. 肾元亏损**

恣情纵欲，损伤肾中元气，或年老肾亏，元气不足，精不化气，致肾气不足，髓海空虚，耳窍失养，导致耳鸣。

## 二、临床表现

患者自觉一侧或两侧耳内或头颅内外有鸣响的声音感觉，如蝉鸣声、吹风声、流水声、电流声、沙沙声、嗡嗡声等，而周围环境中并无相应声源，部分患者可有听力下降。耳聋患者以听力下降为主要症状。两者兼有者，为耳鸣耳聋。

## 三、鉴别诊断

本病须与幻听、体声及作为症状之一的耳鸣相鉴别。

### 1. 幻听与耳鸣

幻听与耳鸣均为无声源的声音感觉，二者对比，幻听为有意义的声感，如言语声、音乐声等，耳鸣为无意义的单调鸣响声。

### 2. 体声与耳鸣

体声存在客观的声源，如耳周围的血管搏动声、肌肉颤动声、呼吸气流声、头部关节活动声等，一般表现为有节奏的响声。耳鸣则为无声源的响声，一般表现为无节奏的持续鸣响。

### 3. 其他疾病引起

很多疾病也会出现耳鸣，如耳胀、脓耳、耵耳等，此时耳鸣仅作为该疾病的症状，不宜单独以耳鸣作为疾病诊断。

## 四、中医治疗

### （一）辨证论治

#### 1. 风邪侵袭证

【证候】主症：突起耳鸣，如吹风样，病程较短，可伴耳内堵塞感或听力下降。次症：恶寒发热、鼻塞、流涕、头痛、咳嗽。舌脉：舌质淡红，苔薄白或薄黄，脉浮。

【治法】疏风散邪，宣肺通窍。

【方药】芎芷散。

【中成药】正柴胡饮颗粒、九味羌活丸／颗粒、银翘解毒丸／片／胶囊／颗粒。

#### 2. 痰湿困结证

【证候】主症：耳鸣，耳中胀闷，常在饮酒或过食肥甘厚味后加重。次症：头重如裹，胸脘满闷，咳嗽痰多，口淡无味，大便不爽。舌脉：舌质淡红，苔腻，脉弦滑。

【治法】祛湿化痰，升清降浊。

【方药】涤痰汤或二陈汤。

【中成药】二陈丸、清气化痰丸。

#### 3. 肝气郁结证

【证候】主症：耳鸣如闻潮声或风雷声，时轻时重，耳鸣的起病或加重与情志抑郁或恼怒有关。次症：胸胁胀痛，夜寐不宁，头痛或眩晕，口苦咽干。舌脉：舌红，苔白或黄，脉弦。

【治法】疏肝解郁，行气通窍。

【方药】逍遥散。

【中成药】逍遥丸／颗粒、丹栀逍遥丸／片／胶囊、通窍耳聋丸。

**4. 脾胃虚弱证**

【证候】主症：耳鸣时轻时重，遇劳则甚，或在蹲下、站起时较甚，耳内偶有空虚或发凉感。次症：倦怠乏力，少气懒言，面色无华，纳呆，食后腹胀，大便时溏。舌脉：舌质淡红，苔薄白，脉弱。

【治法】健脾益气，升阳通窍。

【方药】益气聪明汤。

【中成药】益气聪明丸、补中益气丸/颗粒、参苓白术丸/散/颗粒、四君子丸/颗粒。

**5. 心血不足证**

【证候】主症：耳鸣如蝉，时轻时重，多在劳累或惊吓后加重。次症：惊悸不安，怔忡失眠，注意力不集中，面色无华。舌脉：舌质淡，苔薄白，脉细弱。

【治法】益气养血，宁心通窍。

【方药】归脾汤。

【中成药】归脾丸/合剂、归脾颗粒、八珍丸/片/胶囊/颗粒。

**6. 肾元亏损证**

【证候】主症：耳鸣如蝉，由轻趋重，夜间较甚，病程日久。次症：头昏目眩，腰膝酸软；或夜尿频多，畏寒肢冷，男子阳痿遗精，女子经少；或五心烦热，潮热盗汗，失眠多梦。舌脉：舌淡嫩，苔白，脉沉细无力，尺脉尤甚；或舌红少苔，脉细数。

【治法】滋养肝肾，填精益髓。偏阳虚者，补肾助阳；偏阴虚者，补肾滋阴。

【方药】肾阳虚者用右归丸，肾阴虚者用耳聋左慈丸。

【中成药】济生肾气丸、金匮肾气丸/片、六味地黄丸、补肾益脑片/丸/胶囊。

**（二）其他疗法**

**1. 针刺疗法**

局部取穴与远端辨证取穴相结合，局部可取耳门、听宫、听会、翳风为主，每次选取2穴。风邪侵袭者，可加外关、合谷、风池、大椎；痰湿困结者，可加丰隆、足三里；肝气郁结者，可加太冲、丘墟、期门；脾胃虚弱者，可加足三里、气海、脾俞；心血不足者，可加通里、神门；肾元亏损者，可加肾俞、关元、太溪。实证用泻法，虚证用补法，或不论虚实，一律用平补平泻法，每日针刺1次。

**2. 耳穴压豆**

取内耳、脾、肾、肝、神门、皮质下、肾上腺、内分泌等耳穴，用王不留行籽贴压以上穴位，不时按压以保持穴位刺激。

**3. 穴位注射**

可选用听宫、翳风、完骨、耳门等穴，药物可选用当归注射液、丹参注射液、维生素 $B_{12}$ 注射液、利多卡因注射液等，针刺得气后注入药液，每次每穴注入 0.5～1mL。

**4. 穴位敷贴**

将吴茱萸、乌头尖、大黄等分为末，温水调和，敷贴于涌泉穴，或单用吴茱萸末，用醋调和，敷贴于足底涌泉穴。

**5. 导引法**

（1）鸣天鼓法　调整好呼吸，用两手掌心紧贴两外耳道口，两手食指、中指、无名指、小指对称地横按在后枕部，再将两食指翘起放在中指上，然后将食指从中指上用力滑下，重重地叩击脑后枕部，此时可闻洪亮清晰之声，响如击鼓。先左手 24 次，再右手 24 次，最后双手同时叩击 48 次。

（2）鼓膜按摩法　将食指或中指插入外耳道口，使其塞紧外耳道，轻轻按压 1～2 秒再放开，一按一放，如此重复多次。也可用食指或中指按压耳屏，使其掩盖住外耳道口，持续 1～2 秒后再放开，一按一放，有节奏地重复多次。按摩后耳堵塞感可暂时减轻或缓解。

（3）营治城郭法　以两手按耳轮，一上一下摩擦，每次做 15 分钟。

## 五、预防调护

### 1. 预防

坚持适当的体育锻炼，保持心情舒畅，防止七情内伤。劳逸结合，避免体力、脑力和心理的过度劳累。起居有常，顺应天时，尤忌房劳过度，保持良好的睡眠。注意饮食调理，忌食辛辣炙煿、肥甘厚味之物。睡前忌饮浓茶、咖啡、酒等，戒烟。避免使用耳毒性药物，如氨基糖苷类抗生素、袢利尿剂等，如因病情需要必须使用，应严密监测听力变化。

### 2. 调护

已罹患耳鸣者应当积极施治，解除对耳鸣不必要的紧张和误解，可防止耳鸣的加重。避免处于过分安静的环境下，适度的环境声有助于减轻耳鸣的困扰。睡前可用中药浴足，或以手用力揉擦两足底涌泉穴，引火归原，减轻耳鸣，促进睡眠。

【复习思考题】

耳鸣与幻听、体声如何鉴别？

# 第十九章 口腔科疾病

## 第一节 牙髓炎

扫一扫，查阅本章数字资源，含PPT、音视频、图片等

牙髓炎（pulpitis）是发生于牙髓的、以牙齿疼痛为主症的炎性病变，属于中医学"齿痛"范畴。本病临床可分为可复性牙髓炎、不可复性牙髓炎和逆行性牙髓炎三种类型，其中以不可复性牙髓炎最为常见，又可按发病分为急性牙髓炎与慢性牙髓炎。牙髓位于牙髓腔内，包含细胞、血管、神经、淋巴和结缔组织。牙髓炎多由细菌感染引起，也可由物理、化学、免疫等因素刺激所致。牙髓炎的临床表现多样，从无自发痛病史、对温度刺激有一过性疼痛，到剧烈疼痛，或近期无明显症状，但有长期自发痛病史等等。牙髓炎可发生于各年龄段，儿童和抵抗力低下的人群易感。本病治疗及时、得当，牙可恢复其生理形态和正常功能，预后良好。若延误治疗或误诊，疾病会进一步恶化，预后较差。

### 一、病因病机

牙髓炎是由外邪侵袭，胃火炽热，与积热相结，循经上炎，灼伤牙齿，或禀赋不足，脏腑虚损，脉络失荣，虚火上炎，损伤牙髓所致。本病病位在牙髓，主要病理因素为寒、热、虚三个方面。

**1. 风寒外袭**

风寒之邪，侵伤牙体，寒凝不散，阻滞脉络，气血不畅，不通则痛，故而牙痛。

**2. 风热侵袭**

外感风热之邪，内入阳明，循经上炎，伤及牙体，邪气不散，气血凝滞，瘀阻脉络，不通则痛，引发牙痛。

**3. 胃热上蒸**

胃火素盛，又过食辛辣厚腻之品，耗伤阴液，引动内火，新火与积热相结，循经上炎，伤及牙体，损及脉络，而致牙痛。

**4. 虚火上炎**

先天禀赋不足，素体虚弱；或久病伤正，脏腑虚损；或年老体弱，肝肾俱亏，以致虚火上炎，灼伤牙齿，髓体失荣，致牙体疼痛。

### 二、临床表现

牙髓炎根据临床表现可分为以下三类。

### 1. 可复性牙髓炎

可复性牙髓炎临床特征为患牙受到冷热等刺激时会出现一过性疼痛，去除刺激后立刻缓解，且无自发性疼痛病史；疼痛持续时间短，且发作次数少；探诊敏感，无露髓孔。可复性牙髓炎是牙髓组织炎症的早期表现，若能去除刺激因素并及时治疗，牙髓可恢复到正常状态。

### 2. 不可复性牙髓炎

可复性牙髓炎没有得到及时治疗，牙髓继续充血，合并感染，发展为不可复性牙髓炎。根据其临床特征和感染途径又可分为急性牙髓炎和慢性牙髓炎。

（1）急性牙髓炎

急性牙髓炎根据病理变化过程可分为急性浆液性牙髓炎和急性化脓性牙髓炎。

1）急性浆液性牙髓炎　表现为自发性、阵发性、放射性的剧烈疼痛，夜间疼痛加重，入睡后疼醒。初期遇冷刺激疼痛，随着炎症的加重，热刺激使血管扩张，炎性渗出物增多，牙髓腔内压力升高而疼痛加剧，且去除刺激后疼痛仍会延续较长时间。患者不能明确定位指出疼痛的患牙。

2）急性化脓性牙髓炎　表现为自发性、阵发性的剧烈跳痛，常于夜间疼痛加重。遇冷刺激时，血管收缩，炎性渗出物减少，牙髓腔内压力下降而疼痛缓解，遇热刺激疼痛加剧，患者往往不能定位疼痛。

（2）慢性牙髓炎

慢性牙髓炎是临床上最常见的牙髓炎症，由于其临床症状不典型，难以引起患者重视，常引起误诊。慢性牙髓炎可根据髓腔穿通与否及暴露牙髓的状况分为以下三型。

1）慢性闭锁型牙髓炎　近期无明显自发痛，但有长期的冷、热刺激痛和自发痛病史，温度刺激可引起疼痛。患牙龋洞内探诊感觉较为迟钝，无穿髓孔。牙髓活力电测试的反应多为迟缓性反应，或表现为迟钝。牙髓继发感染，髓腔压力增大又得不到引流时可急性发作，表现为急性牙髓炎的症状。

2）慢性溃疡型牙髓炎　多无自发痛，当食物嵌入龋洞或受到温度刺激时，可引发剧烈疼痛。检查发现牙髓已暴露，用探针探查穿髓孔时，轻探不痛，重探疼痛剧烈。牙髓活力电测试反应指标高于正常。露髓孔被食物残渣堵塞，髓腔压力增大时，也可出现急性牙髓炎的症状。

3）慢性增生型牙髓炎　又称"牙髓息肉"，好发于青少年，多无自发痛，检查发现患牙有大而深的穿髓孔，洞内有与牙髓相连且易出血的息肉。牙髓活力电测试反应指标高于正常。

4）逆行性牙髓炎　牙周炎时，深牙周袋内的细菌及毒素通过根尖孔、根管或牙本质小管逆行进入牙髓，故引起牙髓的急慢性炎症。患牙有较长时间的牙周病病史，具有牙龈肿痛、咬合无力或咬合痛、口臭及牙松动等牙周炎症状，同时具有急性牙髓炎的自发性、阵发性疼痛，夜间痛甚，温度刺激痛等症状。检查患牙形态正常，无穿髓孔或其他牙体硬组织疾病，存在深达根尖区的牙周袋、牙周脓肿、不同程度的松动、Ⅲ度以上的根分叉病变。

## 三、鉴别诊断

### 1. 可复性牙髓炎与深龋的鉴别

深龋无自发性疼痛，且去除刺激后疼痛立即消失。

**2. 急性牙髓炎与三叉神经痛、急性上颌窦炎、急性龈乳头炎的鉴别**

（1）急性牙髓炎与三叉神经痛的鉴别　三叉神经痛以闪电样、刀割样、难以忍受的阵发性锐痛为特征，有引起疼痛的"扳机点"，温度刺激不改变疼痛。

（2）急性牙髓炎与急性上颌窦炎的鉴别　急性上颌窦炎患侧面部有持续性胀痛，上颌窦前壁压痛，牙体组织正常，伴有头痛、鼻塞、脓涕等感冒症状，温度刺激不影响疼痛。

（3）急性牙髓炎与急性龈乳头炎的鉴别　急性龈乳头炎有明显自发性的胀痛，对温度刺激敏感，疼痛多可定位，检查牙体组织正常，可发现龈乳头充血、水肿、探触痛明显且易出血。

**3. 慢性闭锁型牙髓炎与干槽症的鉴别**

干槽症患者有患侧近期拔牙史，检查可见牙槽窝内骨暴露、有臭味，温度刺激不引起疼痛。

**4. 慢性增生型牙髓炎与牙龈息肉、牙周膜息肉的鉴别**

用探针仔细探查息肉蒂部，以判断息肉的来源，可借助 X 片以协助诊断。

# 四、中医治疗

中医提倡生活起居有常，加强体育锻炼，注意口腔卫生，养成健康规律的饮食习惯，忌食辛辣，定期口腔检查。中医治疗以缓急止痛为治疗原则，并配合具体辨证论治。

## （一）辨证论治

**1. 外感风寒证**

【证候】主症：牙痛轻微，遇冷痛甚，得热痛减。次症：牙龈淡红不肿，时恶风寒，头痛，口不渴。舌脉：舌淡红，苔薄白，脉浮紧。

【治法】疏风散寒止痛。

【方药】麻黄附子细辛汤。

【中成药】小青龙颗粒、葛根汤颗粒。

**2. 外感风热证**

【证候】主症：牙痛剧烈，受热痛甚，得凉则减。次症：牙龈肿胀，不能咀嚼，口渴喜冷饮。舌脉：舌红，苔薄白或微黄而干，脉浮数。

【治法】疏风清热止痛。

【方药】银翘散。

【中成药】银翘解毒颗粒／胶囊／片／丸、风热清口服液、黄连上清片。

**3. 胃热上蒸证**

【证候】主症：牙痛剧烈，持续较久，遇热加剧，遇冷痛减。次症：口渴口臭，尿黄，便秘。舌脉：舌红，苔黄厚，脉洪数或滑数。

【治法】清胃泻热止痛。

【方药】清胃散。

【中成药】清胃黄连丸、牛黄清胃丸。

**4. 虚火上炎证**

【证候】主症：牙齿隐痛，午后或夜间加重。次症：可见口干，头晕目眩，耳鸣，五心烦热，腰膝酸软。舌脉：舌红，少苔，脉细数。

【治法】滋阴降火止痛。

【方药】知柏地黄丸。

【中成药】知柏地黄丸、补肾固齿丸。

（二）其他疗法

**1. 针刺疗法**

选下关、颊车、地仓、四白、合谷、迎香等腧穴，毫针刺，用泻法。风热牙痛，配风池、外关；胃火牙痛，配内庭、二间；虚火牙痛，可针刺太溪、行间。中强度刺激，留针 10～20 分钟。

**2. 耳针疗法**

取上颌、下颌、牙痛点、上屏尖、神门。毫针刺，用强刺激。

## 五、预防调护

1. 牙髓炎患者应尽早诊治，以改善预后、提高生活质量，经口腔科诊治后应注意随访。长时间、规律的随访有助于医师掌握病情、评估疗效及决定后续治疗方案。术后应以月为单位随访患者，并维持数年以上。

2. 在治疗期间，应注意保护口龈，密切观察，避免牙齿受刺激。牙龈炎患者应注意日常口腔护理并掌握正确的刷牙方式，长期合理的刷牙方式可有效清除异物、杀灭细菌，预防疾病的发生及进展。

3. 在饮食方面，应忌食辛辣刺激、口味偏激及坚硬食物。过食刺激之品可直接刺激牙龈、牙髓并在体内化痰化火，食用或咀嚼坚硬食物易导致牙釉质受损，继发龋损并直接刺激牙髓，均易于诱发病情并有碍于本病治疗。

【复习思考题】

简述急性牙髓炎的临床表现。

# 方剂索引

五画

## 六画

## 八画

## 九画

NOTE

## 十一画

NOTE

## 十四画及以上